U0188862

Challenging Arterial Reconstructions
100 Clinical Cases

挑战性动脉重建 100 例

原著 [美] Sachinder Singh Hans

主审 陈 忠

主译 李 震 常光其 张 玮

中国科学技术出版社

·北 京·

图书在版编目（CIP）数据

挑战性动脉重建 100 例 /（美）萨坎特·辛格·汉斯（Sachinder Singh Hans）原著; 李震，常光其，张玮主译. — 北京：中国科学技术出版社，2023.6

书名原文：Challenging Arterial Reconstructions:100 Clinical Cases

ISBN 978-7-5236-0222-5

Ⅰ.①挑… Ⅱ.①萨… ②李… ③常… ④张… Ⅲ.①血管外科学 Ⅳ.① R654.3

中国国家版本馆 CIP 数据核字（2023）第 077099 号

著作权合同登记号：01-2023-2291

First published in English under the title

Challenging Arterial Reconstructions: 100 Clinical Cases

edited by Sachinder Singh Hans

Copyright © Springer Nature Switzerland AG 2020

This edition has been translated and published under licence from Springer Nature Switzerland AG.

All rights reserved.

策划编辑	王久红　焦健姿
责任编辑	王久红
文字编辑	张　龙
装帧设计	华图文轩
责任印制	徐　飞

出　　版	中国科学技术出版社
发　　行	中国科学技术出版社有限公司发行部
地　　址	北京市海淀区中关村南大街 16 号
邮　　编	100081
发行电话	010-62173865
传　　真	010-62179148
网　　址	http://www.cspbooks.com.cn

开　　本	889mm×1194mm　1/16
字　　数	598 千字
印　　张	24
版　　次	2023 年 6 月第 1 版
印　　次	2023 年 6 月第 1 次印刷
印　　刷	北京盛通印刷股份有限公司
书　　号	ISBN 978-7-5236-0222-5/ R·3088
定　　价	298.00 元

（凡购买本社图书，如有缺页、倒页、脱页者，本社发行部负责调换）

译者名单

主　审　陈　忠　首都医科大学附属北京安贞医院

主　译　李　震　郑州大学第一附属医院

　　　　常光其　中山大学附属第一医院

　　　　张　玮（Wayne W. Zhang）

　　　　　　　美国西雅图 VA 医学中心

译　者　（以姓氏汉语拼音为序）

　　　　蔡高坡　郑州大学第一附属医院血管与腔内血管外科

　　　　曹　辉　郑州大学第一附属医院血管与腔内血管外科

　　　　陈雨田　郑州大学第一附属医院血管与腔内血管外科

　　　　崔　进　中山大学附属第一医院血管外科

　　　　杜世昌　郑州大学第一附属医院血管与腔内血管外科

　　　　郭春光　郑州大学第一附属医院血管与腔内血管外科

　　　　化召辉　郑州大学第一附属医院血管与腔内血管外科

　　　　焦周阳　郑州大学第一附属医院血管与腔内血管外科

　　　　李　闯　郑州大学第一附属医院血管与腔内血管外科

　　　　李菲菲　郑州大学第一附属医院血管与腔内血管外科

　　　　李　旭　郑州大学第一附属医院血管与腔内血管外科

　　　　李梓伦　中山大学附属第一医院血管外科

　　　　连　冲　郑州大学第一附属医院血管与腔内血管外科

　　　　刘仕睿　郑州大学第一附属医院血管与腔内血管外科

　　　　罗云鹏　郑州大学第一附属医院血管与腔内血管外科

　　　　马百涛　郑州大学第一附属医院血管与腔内血管外科

　　　　马　珂　郑州大学第一附属医院血管与腔内血管外科

　　　　马志岭　郑州大学第一附属医院血管与腔内血管外科

　　　　宁俊杰　中山大学附属第一医院血管外科

　　　　秦翠杰　郑州大学第一附属医院血管与腔内血管外科

　　　　秦　晶　郑州大学第一附属医院血管与腔内血管外科

　　　　秦原森　中山大学附属第一医院血管外科

　　　　单金涛　郑州大学第一附属医院血管与腔内血管外科

　　　　石　毅　中山大学附属第一医院血管外科

孙利坤　郑州大学第一附属医院血管与腔内血管外科
汪　睿　中山大学附属第一医院血管外科
王冬清　郑州大学第一附属医院血管与腔内血管外科
王斯文　中山大学附属第一医院血管外科
王折存　中山大学附属第一医院血管外科
吴伟滨　中山大学附属第一医院血管外科
夏　磊　郑州大学第一附属医院血管与腔内血管外科
徐　鹏　郑州大学第一附属医院血管与腔内血管外科
薛文豪　郑州大学第一附属医院血管与腔内血管外科
岳永强　郑州大学第一附属医院血管与腔内血管外科
张林枫　郑州大学第一附属医院血管与腔内血管外科
张　麒　郑州大学第一附属医院血管与腔内血管外科
张　帅　郑州大学第一附属医院血管与腔内血管外科
张　勋　郑州大学第一附属医院血管与腔内血管外科
周保宁　郑州大学第一附属医院血管与腔内血管外科
周　昱　中山大学附属第一医院血管外科
朱　亮　郑州大学第一附属医院血管与腔内血管外科

学术秘书　曹　辉　郑州大学第一附属医院血管与腔内血管外科
李梓伦　中山大学附属第一医院血管外科
化召辉　郑州大学第一附属医院血管与腔内血管外科
李磊鑫　郑州大学第一附属医院血管与腔内血管外科

内容提要

　　本书引进自 Springer 出版社，由国际知名血管外科专家 Sachinder Singh Hans 教授领衔编写。著者精选了其团队治疗过的 100 个经典病例，有成功，也有曲折，每个病例都充满挑战。书中介绍了血管外科及腔内技术重建的各种复杂病例，涉及颈动脉、锁骨下动脉、无名动脉、主动脉、髂动脉、内脏动脉及肢体动脉等，几乎囊括了全身的外周动脉血管。本书前半部分主要介绍了应用外科技术进行相关血管修复、重建的手术方式选择、方案设计、材料选择、手术过程及技术要点；而后半部分则主要是应用血管腔内技术进行上述工作的介绍。本书内容丰富，条理清晰，重要的手术步骤均配有精美的手术照片或示意图，同时附有详尽的说明，使读者仿佛亲临手术现场，可供国内血管外科、心外科及介入科等相关专业医师在临床实践中借鉴参考。

中文版序一

血管外科的学科发展逐渐从外科手术修复向腔内治疗转变，但是外周血管疾病的复杂性，决定了一名优秀的血管外科医师必须同时掌握血管外科的开放手术及腔内治疗技术，这样才能在面对一些困难或复杂病例时做到游刃有余，选择最佳的治疗方案。

本书收录的 100 个临床病例是 Sachinder Singh Hans 教授及其同事总结自身的治疗经验，从诸多动脉重建病例中选择的具有挑战性的病例，几乎囊括了所有外周动脉疾病的开放手术与腔内修复，主要包括胸腹主动脉瘤、髂动脉瘤、内脏动脉瘤及缺血性病变、外周动脉瘤及狭窄与闭塞病变等，此外，还包括各种并发症需要二次修复的病例，并在部分章节邀请了同行专家从不同角度对病例给予点评。著者在血管疾病开放修复与介入治疗方面有很深的造诣，选取的病例并不拘泥成功案例，从中我们能够更好地汲取经验、反思教训。

《诗经》有云，"如临深渊，如履薄冰。"具有挑战性的病例通常更加复杂多变，有些病例甚至属于急危重症，需要迅速做出正确评估并及时处理。这对临床医师的技术能力及心理素质都是极大的考验。因此，只有经验丰富、技术精湛的临床决策者才能从容应对这些困难病例，但 Sachinder Singh Hans 教授在书中也提到，如果病例的复杂程度超出临床决策者的能力范围，转诊也不失为一种更好的选择。

推荐本书给那些致力于外周动脉疾病治疗的临床医生。书中对大部分复杂外周动脉疾病的处理都有所体现，有很好的借鉴价值。本书的译者都是临床经验丰富的血管外科专科医生，希望读者能够从中获益。在此对本书中译本的出版表示热烈祝贺，并特别推荐给大家。

中国科学院院士

中华医学会外科学分会血管外科学组终身名誉组长

中文版序二

血管外科是外科学的重要分支。可以说，现代血管外科是随着微创医学发展而转型，并逐步形成了一个崭新的学科。如今，血管外科采用传统外科手术所占的比例越来越低，血管腔内治疗所占的比例则越来越高。血管腔内治疗虽具有独特的优势，但仍然不能全部取代传统的外科手术。在某些情况下，传统手术和复合手术在血管疾病中仍起着决定性作用。换句话说，传统外科手术仍是血管外科医师必备的基本功。

本书由郑州大学第一附属医院腔内血管外科和中山大学附属第一医院血管外科的临床一线医师联合翻译，是他们合作翻译的又一部实用性专著。书中汇集了针对这100例复杂、具有挑战性的动脉疾病开展的开放和腔内手术的详细诊疗过程。与那种专注于循证医学的著作或论文不同，本书是以专科医师的临床经验和体会为主，主要包括主动脉瘤、内脏动脉瘤和外周动脉瘤的治疗难题，并涉及感染性、炎症性和破裂动脉瘤并发症的实际处理过程。

Challenging Arterial Reconstructions:100 Clinical Cases 汇集了美国血管外科领域专家的智慧，是他们临床经验的结晶。每位著者都投入了大量精力和时间，并结合了最新进展和自身的临床经验。书中内容丰富，体现了目前血管外科的领先技术，是近年来难得的一部高水平专业著作。

相信中译本也会受到大家的青睐。同时希望国内同行也能在百忙之中挤出时间来编写同类高水平的专著，以培养更多人才，更好地推动本专业的发展，造福患者。

中华医学会外科学分会血管外科学组前任组长
复旦大学附属中山医院原院长　　王玉琦

中文版序三

　　随着我国人口老龄化的不断加剧，越来越多的人被外周血管疾病困扰，对其正常生活造成了严重影响。由郑州大学第一附属医院李震教授、中山大学附属第一医院常光其教授和美国西雅图 VA 医学中心张玮教授组织翻译的这部 *Challenging Arterial Reconstructions: 100 Clinical Cases*，收录了围绕血管系统的 100 个具有挑战性的病例。本书图文并茂，深入剖析每个病例的治疗要点，从局部解剖到手术技巧、从术前准备到术后注意事项，以及手术中可能遇到的各种困难情况，由浅入深，全面细致地讲解了血管外科开放手术与血管腔内治疗所需掌握的理论和外科技巧。这 100 个病例汇集了美国顶级血管外科专家的智慧与临床经验，译者团队经过反复研读后，将这些危重病例的诊治过程进行了精准翻译，这对我国血管外科临床诊治来说十分实用，能够为血管外科及相关专科开展临床工作提供良好的借鉴。

　　随着影像技术的发展与基本医疗保险的普及，血管外科疾病的检出率逐年增加。伴随高检出率而来的是这些危重疑难病例，虽然大大增加了手术难度，但越来越多的血管治疗新技术被应用于临床，也使得这些危重疑难病例被不断攻克。我相信中译本的出版能够为我国从事血管疾病诊疗的同道提供参考，给患者带来福音。特此推荐本书，希望读者能够从中获益。

中华医学会外科学分会血管外科学组名誉组长

中山大学附属第一医院原院长　　王深明

原书序

衡量一个人的最终标准，不是看他在舒适和顺利时候的立场，而是他在面临挑战和正义时候的立场。

——Martin Luther King, Jr.

具有挑战性的手术对患者的器官或生命来说是危险的，但却能够检验外科医生的技术和判断力。对于外科医生来说，真正的挑战是做出正确的诊断，提前预测潜在的问题，精心计划，以最小的风险和最大的收益完成一台成功的手术，合理地使用医疗资源，以达到持久的效果。无论情况多么复杂，外科医生都必须头脑清醒，保持冷静，找到最安全、最简单的有效方法来解决问题，并按计划进行。

Challenging Arterial Reconstructions: 100 Clinical Cases 由 Sachinder Singh Hans 教授撰写，记录了一位外科医生一生的经验。著者是一位训练有素的血管外科和腔内血管医生，100 个病例（只有 6 个病例有同事参与）均由著者完成。Hans 教授毕业于密歇根州罗亚尔奥克和博蒙特医院，目前担任密歇根州克林顿镇亨利·福特·马科姆医院血管和腔内血管公共服务系统的医学主任，曾任密歇根州沃伦奥克兰医院（马科姆校区）阿森松马科姆的血管外科主任。

本书就像一座金矿，收录了丰富有趣的血管手术实践病例，几乎包含了所有血管外科和腔内血管手术的专业知识。书中所述包括主动脉瘤、内脏动脉瘤和外周动脉瘤患者的外科难题，以及真菌性、炎症性、破裂动脉瘤和主要并发症（如主动脉 - 十二指肠瘘、移植物感染或腔静脉感染损伤）的专家处理意见，全面涵盖了开放性主髂动脉原位重建和解剖外重建。本书介绍了颈动脉手术的困难病例，讨论了颈动脉体瘤的治疗，并描述了很少使用但关键时刻非常有用的下颌骨关节半脱位手法。

书中介绍了有充分证据支撑的优秀外科实践病例，如随访 30 年主动脉 - 股动脉移植物的病例，以及使用拼接静脉移植物进行下肢远端血供重建的病例。读者将了解如何处理罕见的腘动脉外膜囊性疾病、腘动静脉瘘或静脉瘤。超过 1/3 的篇幅致力于介绍腔内血管的介入治疗，包括动脉瘤、症状性动脉瘤和破裂性动脉瘤的支架移植修复术、胸段腔内修复术和腘动脉瘤的支架修复术。介入科专家可能对那些需要颈动脉支架置入的挑战性病例比较感兴趣，如放疗、对侧闭塞或之前做过开放性手术的患者。本书以腹股沟下血管内重建、内脏和肾脏支架置入，以及腘动脉动静脉瘘患者的专家治疗病例作为结束。

威斯康星大学医学和公共卫生学院外科学教授 Charles W. Acher 博士在部分病例中发表了极具价值的专家评论。书中有关诊疗过程及病理图像均通过照片呈现。本书实用性强，特别适合临床医生在对类似挑战性病例进行外科手术或腔内介入治疗之前进行简短地回顾。

推荐本书给所有刚刚学习或定期进行开放手术或腔内血管介入治疗的医生。但是请记住，你的患者面临的挑战性取决于你的判断力和能力。如果你的能力可以治疗你的患者，请给予患者合理的治疗；如果你需要咨询你的同事或其他专业人士，请不要拖延；如果你觉得这一挑战超出了你的专业知识范围，请将患者转至适当的专科治疗。记住你作为一名医生的誓言：你致力于照顾你的患者，就像你希望有人治疗你的家人一样。

书中介绍的这些病例表明，在很多情况下，有能力的血管专家可以恰当地处理一些罕见和有挑战性的疾病。在某些情况下，由于需要即时决定术中问题、当时的状态及距离等，转诊不失为一种更好的选择。所有这些情况的合适处理方法在书中均有呈现，因此本书非常值得阅读借鉴。

Peter Gloviczki, MD, FACS

Roberts Professor and Chair (Emeritus)

Division of Vascular and Endovascular Surgery

Mayo Clinic, Rochester, MN, USA

Editor in Chief, Journal of Vascular Surgery

译者前言

随着社会进步及人民生活水平逐步提高，我国人群的平均寿命明显延长，与发达国家一样逐步进入老龄社会。随着诊断技术的进步，周围血管疾病的发病率及检出率也在逐年增加。同时，患者对医疗质量及微创手术或治疗舒适度的要求也越来越高。时逢新材料、新器械、新设备不断推陈出新，促使血管腔内治疗技术快速发展，我们欣喜地看到绝大多数血管外科疾病都能被微创腔内技术解决。虽然近年来外科开放手术在血管外科手术中的应用越来越少，但也要认识到外科技术经常是解决疑难血管疾病的关键技术与保障，与腔内技术相辅相成，可以为患者提供更优质、更安全的诊疗体验。

医学是一门经验科学，技术的进步有赖于大量临床经验的积累。本书著者 Sachinder Singh Hans 教授长期致力于复杂血管外科疾病的诊断与治疗，兼具精湛的外科及腔内手术技术，在世界范围内久负盛名。其基于多年的血管外科腔内及外科治疗经验，不断探索总结，将其宝贵的心得体会加以凝聚而编写成书。本书专注于外周血管的外科及腔内重建治疗，以丰富的病例将 Sachinder Singh Hans 教授团队最先进的经验毫无保留地介绍给广大读者。全书精心筛选了 100 个病例，从外科到腔内，从颈动脉、主动脉到内脏动脉和肢体动脉，几乎涵盖了所有外周血管疾病的血管重建治疗技术，充分展现了著者精湛的血管重建技术，特别是外科开放手术与腔内治疗的相互辅助，给复杂血管疾病的治疗提供了新的思路。成功的经验值得学习和推广，而在此过程中遭遇的并发症与波折对读者来说同样会有收获。在书中，Sachinder Singh Hans 教授团队不吝将这些"失败"病例展示给大家，并加以详尽剖析，为读者在相似病例的治疗中少走弯路提供了宝贵的经验教训。在本书编写过程中，Sachinder Singh Hans 教授团队还邀请血管外科、介入科及相关专业资深专家对病例诊疗过程进行了点评，为读者进一步开阔了此类疾病的治疗思路。希望本书能够对从事血管外科疾病诊治的同道有所帮助。

本书由郑州大学第一附属医院血管与腔内血管外科及中山大学附属第一医院血管外科临床一线医师联合翻译完成。他们有着丰富的血管重建诊疗与手术经验，但由于中外术语规范及语言表述习惯有所差异，中译本中可能存在一些疏漏之处，恳请读者不吝指正。

原书前言

100 例挑战性动脉重建的经验教训

血管重建的不可预测性使得在选择治疗方法时，一个非常小的判断错误或在进行开放手术或腔内血管重建时的一个技术错误，都可能导致最终的不良结果。考虑到这一点，本书介绍了著者自 1980 年 1 月至 2019 年 12 月期间遇到的 100 个具有挑战性的病例。这些病例是从著者 7000 例血管重建（血管腔内和开放手术）登记在册的病例中挑选出来的。这些血管重建手术主要在 2 家中型（每家约 350 张床位）教学医院进行，这些医院代表了美国血管外科的"真实"经验。本书中的病例选择基于困难或复杂的开放手术或腔内血管技术。血管重建的自然史通常会导致二次重建，二次重建要复杂得多，因此文中包含了大量的二次重建病例。

我清楚地意识到，本书中的某些病例对经验丰富的血管外科医生来说可能不够复杂，但对许多刚开始接触血管外科的训练者来说，这些具有挑战性的动脉重建病例能够在他们的临床实践中发挥很大的作用。书中既有好的结果，也有不满意的结果，并总结了从不好的结果中吸取的教训。某些晚期血管重建（分支主动脉内移植物、Ⅱ型开放性修复和Ⅲ型胸腹主动脉瘤修复）不在我的执业范围内。

为了保持患者选择、技术和干预后护理的一致性，书中介绍的病例均是从我经手的血管手术病例中选择的。由经验丰富的血管外科医生选择的其他治疗方案可能同样有效，因此我的方法并不是治疗这些患者的唯一方法。我要感谢许多医生，他们也参与了患者的治疗（如病例 1、病例 20、病例 41、病例 72、病例 80、病例 100）。

书中有部分病例添加了该领域主要专家的特邀评论，旨在为复杂病例的治疗提供另一种观点。感谢特邀评论的撰稿人及时反馈评论，并客观地评估了病例处理。Mary Lee 医生是我们的首席外科住院医师（2020 年开始进行血管研究），她参与了病例选择，非常感谢她的贡献。

非常感谢我的患者及其家属，感谢他们在生命最艰难的时刻依旧对我们保持耐心和理解。还要感谢医院的工作人员、护理人员和我们的血管介入实验室，感谢他们在治疗患者方面做出的巨大贡献。我特别感谢 Connie Walsh、Lillie Gaurano 和 Richard Hruska（Springer）的大力支持和帮助。特别感谢 Shagufta Din，使得所有章节都能及时有效的完成。我的妻子 Bijaya Hans 博士是一名介入放射科医生。在我完成本书的过程中，她给我提供了很大的帮助和灵感，尽管编写本书占用了我陪伴家人的时间。

我真诚地希望血管外科医生能够从书中有关我成功或失败的经验教训中有所收获。

Sachinder Singh Hans
Clinton Township, MI, USA

目 录

第一篇　腹主动脉瘤开放修复术 ·· 001

病例 1　肾上主动脉近端吻合口假性动脉瘤 ·· 002

病例 2　主动脉-肾动脉旁路术修复肾旁型腹主动脉瘤 ························ 007

病例 3　合并腹腔干动脉闭塞和粗大肠系膜下动脉的腹主动脉瘤修复术 ···· 011

病例 4　异位盆腔肾脏患者的腹主动脉瘤修复术 ································· 015

病例 5　双下腔静脉腹主动脉瘤开放修复术 ······································ 018

病例 6　腹主动脉霉菌性动脉瘤 ·· 021

病例 7　开放腹主动脉和髂动脉瘤修复术在肝硬化患者中的应用 ··········· 024

病例 8　腹主动脉-髂动脉瘤修复术中的静脉损伤 ····························· 026

病例 9　腹主动脉瘤修复术后继发性主动脉十二指肠瘘 ······················ 028

病例 10　炎症性腹主动脉瘤开放修复术 ·· 031

病例 11　右肝下入路治疗合并脊柱侧弯的炎性主动脉瘤 ····················· 033

病例 12　巨大症状性腹主动脉瘤 ·· 036

病例 13　慢性淋巴细胞白血病腹主动脉瘤 ······································· 039

病例 14　以睾丸疼痛为表现的炎性腹主动脉瘤 ································· 043

病例 15　Ⅶ因子缺乏患者腹主动脉瘤修复术 ···································· 045

第二篇　破裂腹主动脉瘤开放修复术 ·· 047

病例 16　破裂腹主动脉瘤合并胰腺炎和十二指肠梗阻的开放手术治疗 ···· 048

病例 17　破裂腹主动脉瘤合并马蹄肾 ·· 050

病例 18　肾周腹主动脉瘤破裂 ··· 052

病例 19　支架置入术后的腹主动脉瘤破裂合并下腔静脉撕裂 ··············· 057

病例 20　腹主动脉瘤破裂开放手术后的人工血管感染 ······················ 060

第三篇　完整与破裂髂动脉瘤开放修复术 ·· 065

病例 21　开放手术治疗髂总动脉瘤 ··· 066

病例 22　开放手术治疗破裂髂总动脉瘤 ·· 069

病例 23　开放手术治疗髂总动脉感染性动脉瘤 ································· 072

病例 24　开放手术治疗髂内动脉瘤破裂 ··· 076

第四篇　股动脉及股动脉吻合口动脉瘤开放修复术 ·· 079

病例 25　股动脉吻合口动脉瘤包裹性破裂 ··· 080

病例 26　开放手术治疗右股总动脉瘤 ·· 082

第五篇　腘动脉瘤的开放修复术 ·· 084

病例 27　右腘动脉瘤包裹性破裂开放修复术 ··· 085

病例 28　巨大复发性腘动脉瘤的开放修复术 ··· 088

第六篇　锁骨下动脉 – 腋动脉瘤开放修复术 ··· 091

病例 29　巨大症状性锁骨下动脉 – 腋动脉瘤的开放治疗（锁骨部分移除）·············· 092

第七篇　颈动脉瘤开放修复术 ·· 095

病例 30　下颌骨半脱位法辅助修复颅外段颈动脉瘤 ··· 096

第八篇　肠系膜上动脉瘤开放修复术 ·· 100

病例 31　肠系膜上动脉瘤的开放修复术 ·· 101

第九篇　颈动脉体瘤切除术 ··· 103

病例 32　颈动脉切除治疗恶性颈动脉体瘤 ·· 104

病例 33　伴有下颌关节半脱位的大型颈动脉体瘤的切除 ···································· 107

第十篇　颈动脉内膜切除术 ··· 110

病例 34　颈动脉内膜切除术后涤纶补片感染 ··· 111

病例 35　近期发生轻微卒中患者接受颈动脉内膜切除术 ···································· 114

病例 36　下颌关节半脱位助力高位颈动脉狭窄患者行颈动脉内膜切除术 ··············· 116

病例 37　颈动脉内膜切除术中因插入转流管致斑块栓塞引起的脑卒中 ·················· 118

病例 38　颈动脉内膜切除术后脑出血 ·· 121

病例 39　颈动脉内膜切除术治疗放疗导致的症状性颈动脉狭窄 ·························· 124

病例 40　颈动脉内膜切除术后非惊厥性癫痫持续状态 ······························· 128

病例 41　颈动脉内膜切除术后取出大脑中动脉 M_1 段的斑块栓子 ·················· 131

病例 42　颈动脉内膜切除术治疗复发性颈动脉狭窄 ································· 135

病例 43　颈动脉支架置入术治疗急性脑卒中 ······································· 138

病例 44　近期因不稳定斑块引起的小卒中患者的颈动脉内膜切除术 ················· 141

第十一篇　主动脉 - 股动脉人工血管旁路术 ································· 144

病例 45　二次主动脉 - 双侧股动脉旁路术 ··· 145

病例 46　马蹄肾患者的主动脉 - 股动脉移植 ······································· 148

病例 47　螺旋静脉移植治疗放射性右髂总动脉和髂外动脉闭塞 ····················· 151

病例 48　主动脉 - 双侧股动脉人工血管旁路感染 ··································· 153

病例 49　主动脉 - 股动脉旁路移植：30 年随访病例 ······························· 156

病例 50　主动脉 - 双侧股动脉旁路移植治疗肾下主动脉闭塞 ······················· 159

病例 51　多次动脉重建术后股动脉移植物外露 ····································· 162

病例 52　主动脉 - 股动脉旁路移植术后的早期及晚期并发症 ······················· 167

第十二篇　主动脉 - 肠系膜动脉血管旁路术 ································· 171

病例 53　慢性肠缺血急性发作的肠系膜动脉血供重建 ······························· 172

第十三篇　腹股沟韧带下动脉血管旁路术 ··································· 176

病例 54　股动脉 - 腓动脉旁路术治疗不稳定心绞痛患者的严重肢体缺血 ············· 177

病例 55　止血带辅助下股动脉 - 腓动脉旁路术治疗严重钙化性疾病 ················· 180

病例 56　远端股动脉 - 胫后动脉旁路术治疗陈旧性坏疽 ··························· 183

病例 57　自体拼接静脉旁路移植术再次重建腹股沟动脉 ··························· 186

病例 58　拼接头静脉再次行股动脉 - 胫后动脉旁路术 ····························· 190

第十四篇　腘动脉外膜性囊性疾病 ··· 193

病例 59　复杂的腘动脉外膜囊肿的治疗 ··· 194

第十五篇　腘动脉假性动脉瘤及动静脉瘘 ··································· 198

病例 60　关节镜术后腘动脉假性动脉瘤伴动静脉瘘 ······························· 199

第十六篇　腹主动脉瘤腔内修复术 202

病例 61　AorfixTM 支架在瘤颈严重成角患者 EVAR 术中的应用 203

病例 62　EndoAnchors 在短瘤颈患者 EVAR 手术中的应用 207

病例 63　EVAR 术后内漏的多次干预 210

病例 64　马蹄肾患者 EVAR 术中瘤颈破裂 213

病例 65　主动脉 - 单髂动脉支架置入和股股旁路移植后腹股沟处移植物外露 217

病例 66　使用右髂动脉分支 EXCLUDER® 支架对腹主动脉瘤、

双侧髂总动脉瘤和左髂内动脉瘤进行腔内修复术 221

病例 67　动脉瘤腔内修复术伴晚期置入物分支支架闭塞 225

第十七篇　破裂腹主动脉瘤腔内修复术 228

病例 68　破裂腹主动脉瘤的腔内修复术 229

病例 69　Endologix 支架腔内修复后出现伴有 Ⅲ 型内漏的破裂腹主动脉瘤 233

病例 70　Ⅰb 型内漏所致腹主动脉瘤破裂 238

病例 71　继发于 Ⅰa 型内漏的腹主动脉瘤破裂 241

病例 72　腔内修复破裂腹主动脉瘤 1 例 245

第十八篇　腹主动脉瘤开放修复术后巨大髂动脉及髂内动脉瘤腔内修复术 250

病例 73　腹主动脉瘤开放修复术后左髂动脉吻合口巨大动脉瘤的腔内修复术 251

病例 74　腹主动脉瘤开放修复术后巨大髂内动脉瘤的腔内修复术 253

第十九篇　腹主动脉瘤腔内修复术后髂内动脉瘤腔内修复术 255

病例 75　既往接受过动脉瘤腔内修复术的患者的髂内动脉瘤腔内修复术 256

第二十篇　胸主动脉瘤腔内修复术 259

病例 76　症状性腹主动脉瘤腔内修复术后且合并胸主动脉瘤修复术后Ⅰb 型内漏 260

病例 77　无锁骨下动脉血供重建的右锁骨下动脉破裂动脉瘤的腔内修复术 264

第二十一篇　腘动脉瘤腔内修复术 268

病例 78　膝关节置换术后腘动脉瘤支架内血栓的处理 269

病例 79　巨大破裂腘动脉瘤腔内修复术 ⋯⋯⋯⋯⋯⋯⋯⋯⋯⋯⋯⋯⋯⋯⋯⋯⋯ 274

第二十二篇　脾动脉瘤腔内修复术 ⋯⋯⋯⋯⋯⋯⋯⋯⋯⋯⋯⋯⋯⋯⋯⋯⋯⋯⋯⋯ 277

病例 80　脾动脉瘤腔内修复术 ⋯⋯⋯⋯⋯⋯⋯⋯⋯⋯⋯⋯⋯⋯⋯⋯⋯⋯⋯⋯⋯⋯ 278

第二十三篇　颈动脉支架置入术 ⋯⋯⋯⋯⋯⋯⋯⋯⋯⋯⋯⋯⋯⋯⋯⋯⋯⋯⋯⋯⋯⋯ 281

病例 81　肌内膜增生所致颈动脉狭窄的支架置入术 ⋯⋯⋯⋯⋯⋯⋯⋯⋯⋯⋯⋯ 282

病例 82　放射引发症状性颈动脉狭窄的支架置入术 ⋯⋯⋯⋯⋯⋯⋯⋯⋯⋯⋯⋯ 285

病例 83　颈动脉的静脉移植物狭窄支架置入术 ⋯⋯⋯⋯⋯⋯⋯⋯⋯⋯⋯⋯⋯⋯ 289

病例 84　对侧颈内动脉闭塞的同侧颈内动脉狭窄支架置入术 ⋯⋯⋯⋯⋯⋯⋯ 292

病例 85　Ⅲ型主动脉弓患者双侧颈动脉狭窄的颈动脉支架置入与二次内膜切除手术 ⋯⋯ 294

第二十四篇　髂动脉支架置入术 ⋯⋯⋯⋯⋯⋯⋯⋯⋯⋯⋯⋯⋯⋯⋯⋯⋯⋯⋯⋯⋯⋯ 297

病例 86　经肱动脉入路治疗髂动脉慢性完全闭塞性病变 ⋯⋯⋯⋯⋯⋯⋯⋯⋯ 298

病例 87　覆膜支架置入治疗髂总动脉闭塞：12 年随访结果 ⋯⋯⋯⋯⋯⋯⋯⋯ 300

病例 88　覆膜支架置入治疗开胸术后急慢性髂动脉缺血 ⋯⋯⋯⋯⋯⋯⋯⋯⋯ 302

病例 89　髂动脉支架内血栓的处理 ⋯⋯⋯⋯⋯⋯⋯⋯⋯⋯⋯⋯⋯⋯⋯⋯⋯⋯⋯ 305

病例 90　髂动脉支架置入术并发髂动脉破裂 ⋯⋯⋯⋯⋯⋯⋯⋯⋯⋯⋯⋯⋯⋯⋯ 309

第二十五篇　主动脉 – 髂动脉支架置入术 ⋯⋯⋯⋯⋯⋯⋯⋯⋯⋯⋯⋯⋯⋯⋯⋯⋯ 311

病例 91　主动脉支架置入治疗肠系膜下动脉水平的孤立性主动脉狭窄 ⋯⋯⋯ 312

病例 92　支架覆盖双侧髂动脉并延伸至髂总动脉治疗远端近闭塞的主动脉病变 ⋯ 315

第二十六篇　腹股沟韧带下动脉疾病的腔内治疗 ⋯⋯⋯⋯⋯⋯⋯⋯⋯⋯⋯⋯⋯ 318

病例 93　腔内治疗伴有足跟溃疡的腹股沟动脉闭塞性疾病 ⋯⋯⋯⋯⋯⋯⋯⋯ 319

病例 94　股动脉 – 胫动脉原位静脉旁路狭窄的血管成形术 ⋯⋯⋯⋯⋯⋯⋯⋯ 324

第二十七篇　肠系膜缺血性疾病的腔内治疗 ⋯⋯⋯⋯⋯⋯⋯⋯⋯⋯⋯⋯⋯⋯⋯ 330

病例 95　放射性肠系膜上动脉狭窄合并小肠缺血的处理 ⋯⋯⋯⋯⋯⋯⋯⋯⋯ 331

病例 96　肠系膜上动脉支架内再狭窄 ⋯⋯⋯⋯⋯⋯⋯⋯⋯⋯⋯⋯⋯⋯⋯⋯⋯⋯ 335

病例 97　症状性腹腔干动脉和肠系膜上动脉闭塞性疾病的腔内治疗 ·············· 338

第二十八篇　肾动脉支架置入术 ·············· 341

病例 98　肾动脉支架置入术治疗肾血管性高血压的孤立肾患者 ·············· 342

第二十九篇　锁骨下动脉支架置入术 ·············· 345

病例 99　锁骨下动脉支架置入术治疗左手指缺血 ·············· 346

第三十篇　后天获得性动静脉瘘 ·············· 349

病例 100　腋动脉后天获得性动静脉瘘 ·············· 350

附录　自测习题及答案 ·············· 353

第一篇　腹主动脉瘤开放修复术
Open Repair of Intact Abdominal Aortic Aneurysm

病例 1　肾上主动脉近端吻合口假性动脉瘤　　　　　　　　　　　　　　　　/ 002

病例 2　主动脉 - 肾动脉旁路术修复肾旁型腹主动脉瘤　　　　　　　　　　/ 007

病例 3　合并腹腔干动脉闭塞和粗大肠系膜下动脉的腹主动脉瘤修复术　　　/ 011

病例 4　异位盆腔肾脏患者的腹主动脉瘤修复术　　　　　　　　　　　　　/ 015

病例 5　双下腔静脉腹主动脉瘤开放修复术　　　　　　　　　　　　　　　/ 018

病例 6　腹主动脉霉菌性动脉瘤　　　　　　　　　　　　　　　　　　　　/ 021

病例 7　开放腹主动脉和髂动脉瘤修复术在肝硬化患者中的应用　　　　　　/ 024

病例 8　腹主动脉 - 髂动脉瘤修复术中的静脉损伤　　　　　　　　　　　　/ 026

病例 9　腹主动脉瘤修复术后继发性主动脉十二指肠瘘　　　　　　　　　　/ 028

病例 10　炎症性腹主动脉瘤开放修复术　　　　　　　　　　　　　　　　/ 031

病例 11　右肝下入路治疗合并脊柱侧弯的炎性主动脉瘤　　　　　　　　　/ 033

病例 12　巨大症状性腹主动脉瘤　　　　　　　　　　　　　　　　　　　/ 036

病例 13　慢性淋巴细胞白血病腹主动脉瘤　　　　　　　　　　　　　　　/ 039

病例 14　以睾丸疼痛为表现的炎性腹主动脉瘤　　　　　　　　　　　　　/ 043

病例 15　Ⅶ因子缺乏患者腹主动脉瘤修复术　　　　　　　　　　　　　　/ 045

病例 1　肾上主动脉近端吻合口假性动脉瘤
Symptomatic Proximal Anastomotic Pseudoaneurysm of Suprarenal Aorta

【病史与体格检查】

患者男性，37 岁，因"腰腹部疼痛不适 3 周"于 1981 年 2 月 13 日入院。9 年前因视物模糊 2 周首次就诊于眼科，血压 240/140mmHg，合并Ⅳ级视网膜病变。同年，诊断为原发性恶性高血压，24h 尿 VMA 为 9.2μmol（正常），右侧肾静脉肾素测定为 4000ngE/h，左侧测定为 5900ngE/h（正常上限 275ngE/h）。静脉肾盂造影显示左肾盂输尿管连接处梗阻导致左肾轻度积水。1972—1980 年，患者的血压得到了很好的控制。患者于 1973 年 5 月出现右侧偏瘫，右侧受累，言语困难，3～6 个月后恢复，长期服用普萘洛尔 30mg，每日 4 次，氢氯噻嗪 50mg，每日 2 次，螺内酯 25mg，每日 1 次，胍乙啶 10mg，每日 1 次。

1 年前患者因父亲重病的压力自行停止服药，后来出现了精神错乱和幻觉。他被收治进精神科，诊断为急性精神病。

患者身高 173cm，体重 40.8kg。心脏检查显示心尖搏动位于锁骨中线外。肺部未见异常。腹部检查发现一个巨大的搏动性腹主动脉瘤，很难判定其上极。股动脉、腘动脉和足背动脉搏动正常。

实验室检查显示血红蛋白 12.5 g/dl，红细胞压积 37.8%，尿素氮 23mg/dl，肌酐 1.4mg/dl。

胸部 X 线显示心脏肥大；心电图显示左心室肥厚。主动脉超声显示有一个横径 10～12cm 的巨大腹主动脉瘤。经右股动脉行逆行主动脉造影显示巨大腹主动脉瘤，靠近肾动脉的起始处（图 1-1）。

患者于 1981 年 2 月 22 日接受手术，主动脉前壁可见一个巨大、薄壁的动脉瘤（图 1-2）。游离左肾静脉，结扎左睾丸静脉，血管阻断带环绕过左肾静脉。近端主动脉阻断钳置于左肾静脉上方，阻断肾动脉以远。在髂总动脉水平阻断动脉瘤远端。动脉瘤体巨大，直径 10cm，含有大量血栓（图 1-3）。切除动脉瘤，并用主动脉 - 双侧髂动脉涤纶移植物（18mm×9mm）进行重建。

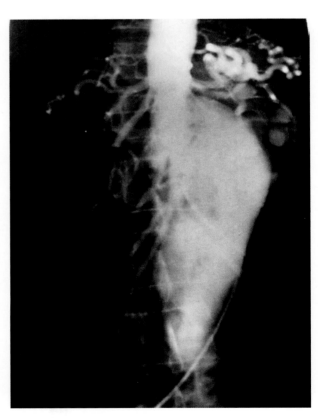

▲ 图 1-1　主动脉造影显示巨大腹主动脉瘤

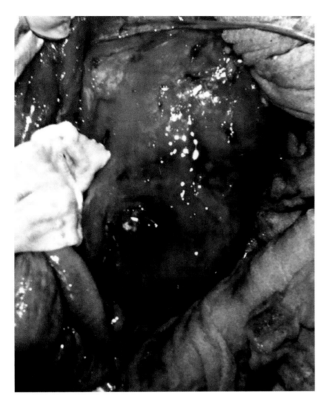

▲ 图 1-2　动脉瘤术中照片

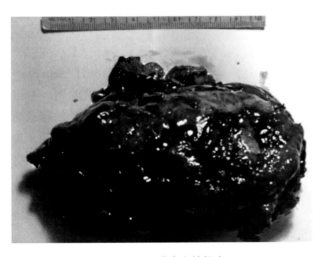

▲ 图 1-3　术中血栓标本

患者于术后第 7 天出院，恢复良好。

13 年后，患者出现了持续数周的背部疼痛，入院接受了 CTA 检查。CTA 显示从膈肌向下延伸至腹腔干和肠系膜上动脉段主动脉形态正常。后下段主动脉管腔扩张至约 10cm 大小，并在吻合口处形成巨大的假性动脉瘤。右肾动脉可见增

强，但左肾动脉未见对比剂充盈。先前置换的主动脉 - 双侧髂动脉移植物从动脉瘤延伸到双侧髂动脉，管腔通畅。在右髂动脉移植物吻合口远端，髂动脉轻微扩张，血流正常。

血管造影显示一个巨大的肾动脉旁假性动脉瘤，腹腔前后径 / 横径 10cm×10cm。右肾动脉起源于动脉瘤颈附近。左肾动脉疑似起源于动脉瘤，可能已闭塞。主动脉 - 双侧髂动脉移植物功能完好。

【诊疗过程】

患者再次接受手术，左侧朝上体位行腹膜后外侧切口。放置动脉导管、Swan-Ganz 导管、Foley 导管，预置脊髓引流管。

腹膜后切口由先前的脐下方正中旁切口向胸部的第 10 根肋骨外侧切开。打开胸腔，在横膈膜胸壁附着点外侧约 2cm 处以圆形切口打开。继续游离腹膜后至主动脉内侧。肾脏和输尿管在切口中间的部分被抬高，然后在切口的后面进行解剖，直至主动脉。

辨认膈下主动脉。充分游离下肺韧带，以显露主动脉。通过游离横膈上方主动脉前后组织，以控制主动脉近端。

随后，将肾下巨大的搏动性肿块解剖出来，解剖主动脉裂孔，游离膈肌角。继续游离确定腹腔干动脉的起源。

接下来，辨认左肾动脉，并游离至其主动脉起始处，切断肾动脉，以完整显露动脉瘤侧面。

引流脑脊液（约 50ml），并经引流管向椎管中推注罂粟碱。接下来，于横膈膜上方放置阻断钳，阻断主动脉后，用电刀和手术剪切开假性动脉瘤。在动脉瘤下方吻合口处假性动脉瘤部位，发现旧主动脉移植物，动脉瘤内部有一条断裂的缝合线。移植物已完全与主动脉脱离，动脉瘤腔包绕移植物的游离端。

辨认右肾、左肾和肠系膜上动脉（superior mesenteric artergy，SMA）开口，置入 Fogarty 导管于开口处，有助于控制出血。然后将冰乳酸林格溶液注入肾动脉和 SMA，以帮助保护肾脏和肠

道。对近端主动脉进行游离清创，发现可以将移植物吻合至主动脉 SMA 和右肾动脉开口处。遂应用 3-0 Prolene 缝合线，吻合 20mm 的 Gortex 人工血管。将 SMA 和右肾动脉端侧吻合于主动脉壁。

近端吻合完成后，在近端吻合口处放置血管夹。移动阻断钳于右肾动脉远端的腹主动脉，恢复腹腔干动脉、SMA 和右肾的血流，阻断时间共 33min。将涤纶移植物按适当的长度进行修整，应用 3-0 Prolene 缝合线以端端吻合方式连续缝合涤纶移植物与远端腹主动脉。

在吻合术完成之前，进行排气，吻合口处打结，恢复腿部血流。

一个 6mm 的 PTFE（W. L. Gore, Newark, DE）侧支移植物，在置入患者体内之前已经缝合在移植物上，修剪到适当的长度，然后将末端吻合至左肾动脉末端。左肾体积很小，约 8cm，但肾动脉通畅，1mm 的探针很容易穿过肾动脉的第一支。应用 6-0 Prolene 缝合线端端连续吻合肾动脉与侧支移植物。缝合完毕后，左肾恢复血流。肾动脉的两个分支都有良好的多普勒血流信号。

患者术中出现凝血功能障碍的迹象，补充凝血因子，并对患者进行了暖疗。止血成功后，3-0 Vicryl 缝合线间断缝合，将动脉瘤囊包裹于主动脉移植物上。胸膜在胸主动脉上方以 3-0 Vicryl 缝合线间断闭合。横膈膜则以 2-0 Prolene 缝合线水平褥式闭合。关闭横膈膜后，肋间隙用 2 号双 PDS 缝合线缝合，胸管通过手术切口上方的前切口放置。将 1 根 32F 胸管置于后方，并用 2-0 丝线固定。胸管放置到位后，再系紧肋间缝线，接近横膈膜。

肾动脉、腹腔干动脉、肠系膜上动脉均有明显搏动。敷料包扎，胸管与水封瓶连接。患者随后转移到重症监护室，病情稳定。患者术后恢复满意出院，4 年后失访。

【讨论】

与髂动脉和股动脉吻合口处动脉瘤相比，腹主动脉瘤（abdominal aortic aneurysm，AAA）修复术后近端吻合口处假性动脉瘤并不常见。Hallet 等报道了中位随访 6.1 年的 9 例吻合口处动脉瘤，其中 3 例为近端主动脉吻合口处动脉瘤[1]。Conrad 等报道了 6 例内脏动脉瘤，在 152 例患者中，其中 3 例进行了开放修复，并于随访期间接受了影像学检查[2]。

在一项回顾性研究中，208 例肾下主动脉瘤开放修补术后存活的患者中，6 例（2.9%）出现了近端主动脉吻合口旁假性动脉瘤[3]。Crawford 等报道了 AAA 开放修复的长期结果。在 15 年的随访中，26 例（3.2%）患者出现晚期并发症，其中 23 例患者出现吻合口假性动脉瘤，其余 3 例患者出现继发性主动脉肠瘘[4]。在开放性 AAA 修补术后，吻合口动脉瘤或相邻内脏段和（或）髂动脉的动脉瘤扩张发生率在随访 5 年、10 年和 15 年时分别为 1%、5% 和 20%。因此，开腹修复术后应每 5 年进行 1 次腹部和盆腔 CTA 检查。

并不是所有近端吻合口旁假性动脉瘤患者都需要修复。此类动脉瘤的修复取决于其大小（> 5.5cm）和并发症。如有需要，首选腹膜后侧翼入路。在吻合口旁假性动脉瘤的治疗中，分支内移植物血管内修复的作用尚不明确。在接受 IV 型胸腹主动脉瘤（thoracoabdominal aortic aneurysm，TAAA）修复的患者中，远端吻合术期间，可以对左肾进行持续冷灌注[5, 6]。当肾上主动脉阻断时间超过 30min 时，通常会发生缺血后肾利尿。患者应进行足够的容量置换。术后，所有接受脑脊液引流治疗的患者都要维持至少 24h 的脊髓保护治疗[5, 6]。这个病例说明了影像学随访及充分治疗高血压的重要性。在此病例中，在第一次手术前，不受控制的血压可能导致肾旁动脉瘤迅速增大，并可能是近端吻合口旁假性动脉瘤进展的主要原因。

【评论】（来自 Charles W. Acher, MD 医生）

这例患者令人惊讶的是，他第一次修复动脉瘤时的年龄是 37 岁。即使有如此严重的恶性高血压（在 10 年前就被诊断和治疗过），在这个年龄段，如果没有一些潜在的遗传分子疾病（我们现在可以对其进行检测，但在 2 次动脉瘤修复时都没有检测到），动脉瘤是很少见的。虽然没有提及吸烟史，但大多数患者都有吸烟史。1980 年，他停止服药后出现精神代偿失调，很可能是高血压脑病，也可能是其他疾病造成的，但这也引发了一个问题，即他在最初动脉瘤手术前后的 10 年间，对血压的控制是如何持续的？1973 年，在诊断出高血压的一年后，他无疑是高血压中风。此外，在 1981 年，他已经患有高血压肾病，肾功能减退，可能因动脉瘤相关的厌食症而营养不良，BMI 为 $14.1kg/m^2$。所有这些因素可能导致了 13 年后的动脉瘤 / 假性动脉瘤。

1994 年对他的动脉瘤和假性动脉瘤的修复似乎完美无缺，并证明了一些要点，这些要点即使在现在，在计划和执行如此复杂的修复手术时也是很重要的，技术是当时的领先水平，当时大多数中心都没有使用脊髓引流管。1989 年，我们报道了当时最大的 40 例 TAAA 患者的临床研究，自 1986 年以来的经验显示脊髓损伤减少了 80%，但直到 1999 年 Coselli 的随机试验，脊髓引流才被普遍接受[7]。在那个年代我们会做脑脊液引流，但在今天这样的手术中，我们可能会避免脊髓引流，而是使用脊髓保护方案，即低温（32～33℃）、近端高血压、类固醇和纳洛酮，加上应用血液（血液回收 / 血库）和新鲜冰冻血浆（fresh frozen plasme，FFP）进行积极的容量复苏。在大多数情况下，我们会对真正的 Crawford Ⅳ型 TAAA 进行脊髓引流。1994 年，用冰盐水冷却肾脏也不是标准做法，但这是保护肾脏的最佳策略。我们一直主张快速肾脏冷却（超过 2～4min），在每个肾脏中注入 300～400 LR（12.5g 肝素和肝素 1000U/L）[6]。在 0.8% 患者中，这对永久性透析依赖性肾衰竭具有非常好的保护作用，Lamaire 和 Coselli 的随机试验证实了这一点[8]。此外，我认为，如果肾动脉未如术前影像所示闭塞，那么检查左肾并进行血管重建以最大限度地保护肾脏是很重要的。中度低温（32～33℃）的冷肾灌注非常重要，这是主动脉重建期间的终末器官（肾、

肠、肝）保护方法[9]。我们不会通过主动加热来逆转体温过低，并允许患者在 ICU 中自行恢复体温数小时。这种有意的低温并未导致出血或术后出血风险增加，因为我们在手术期间非常积极地进行了容量和凝血因子置换，直到第二天患者都在以 75ml/h 的速度滴注 FFP。我们认为，在更广泛的替代手术中，这种低温对脊髓有保护作用，直到 Etz 和 Griepp 定义的轴向侧支网络改善了脊髓的血流[10]。在这种情况下，对于部分的主动脉置换并不重要，但对于我们不直接灌注的肠道和肝脏来说很重要。

自 1994 年以来，还有一些其他的技术要点发生了变化，当时我们以与所述的几乎相同的方式进行了开胸和缝合。如果切口位于第 7 肋间隙或更低的位置，我们现在选择腹膜外显露，并且在过去 20 年中，我们使用 0 号双 PDS 缝合线连续缝合闭合膈肌，而不使用间断缝合的方法。在第 5 和第 6 肋间隙切口中，我们可能仍然需要对横膈膜的最后 1/3 进行间断缝合，在接近胸壁后，结扎横膈膜。除了胸管外，我们还用一个 10 flat JP 引流管引流腹膜后，并用 ReliaVac 储液器保持恒定的 -80mmHg 的吸力，以减少液体和血液在腹膜后的积累，并有一个单向阀，因此储液器内容物不会回流到引流管。与手术修复同样重要的是我们部门标准化的麻醉流程。所有这些病例都是由心血管麻醉师完成的，他们遵循的是根据基础科学和经验制订的方案，并随着具有强大科学基础的新信息的出现而经过共识修改。术后 ICU 治疗方案对优化心脏功能、血流动力学、供氧和组织灌注也很重要。这些方案术前已经与麻醉师、外科医生和重症监护室医生的进行了充分沟通并达成共识。

看完这个病例后，让我们想起了那些我们成功治疗的患者，我们想知道他们脱访后发生了什么。所有这些工作都带来了更长久更好的生活吗？这也让我们明白了为什么我们如此努力地与这些患者保持联系，以便更好地了解我们的努力是从长期来看是成功还是失败。

参考文献

［1］ Hallett JW, Marshall DM, Petterson TM, Gray DT, et al. Graft-related complications after abdominal aortic aneurysm repair: reassurance from a 36-year population-based experience. J Vasc Surg. 1997;25(2):277–84; discussion 285–286.

［2］ Conrad MF, Crawford RS, Pedraza JD, Brewster DC, et al. Long-term durability of open abdominal aortic aneurysm repair. J Vasc Surg. 2007;46(4):669–75.

［3］ Crawford ES, Saleh SA, Babb JW, Glaeser DH, Vaccaro PS, Silvers A. Infrarenal abdominal aortic aneurysm: factors influencing survival after operation performed over a 25-year period. Ann Surg. 1981;193(6):699–709.

［4］ Biancari F, Ylönen K, Anttila V, Juvonen J, Romsi P, Satta J, Juvonen T. Durability of open repair of infrarenal abdominal aortic aneurysm: a 15-year follow-up study. J Vasc Surg. 2002;35(1):87–93.

［5］ Shepard AD. Proximal abdominal aortic aneurysm repair in endovascular reconstruction. In: Hans SS, Shephard AD, Weaver MR, Bove PG, Long GW, editors. Endovascular and open vascular reconstruction: a practical approach. Boca Raton: CRC Press; 2018. p. 213–20.

［6］ Wynn MM, Acher C, Marks E, Engelbert T, Acher CW. Post operative renal failure in thoracoabdominal aortic aneurysm repair with simple cross-clamp technique and 4°C renal perfusion. J Vasc Surg. 2015;61(3):611–22.

［7］ Acher CW, Wynn MM, Archibald J. Naloxone and spinal fluid drainage as adjuncts in the surgical treatment of thoracoabdominal and thoracic aneurysms. Surgery. 1990;108(4):755–61; discussion 61–2.

［8］ Coselli JS, LeMaire SA, Koksoy C, Schmittling ZC, Curling PE. Cerebrospinal fluid drainage reduces paraplegia after thoracoabdominal aortic aneurysm repair: results of a randomized clinical trial. J Vasc Surg. 2002;35(4):631–9.

［9］ Koksoy C, LeMaire SA, Curling PE, et al. Renal perfusion during thoracoabdominal aortic operations: cold crystalloid is superior to normothermic blood. Ann Thorac Surg. 2002;73(3):730–8.

［10］ Etz CD, Kari FA, Mueller CS, Brenner RM, Lin HM, Griepp RB. The collateral network concept: remodeling of the arterial collateral network after experimental segmental artery sacrifice. J Thorac Cardiovasc Surg. 2011;141(4):1029–36.

病例 2 主动脉 – 肾动脉旁路术修复肾旁型腹主动脉瘤

Repair of Juxtarenal Abdominal Aortic Aneurysm with Aortorenal Bypass

【病史与体格检查】

患者男性，68岁，因腹主动脉瘤（腹腔前后径/横径5.0cm）于2005年2月接受了开放式修复术。动脉瘤位于肾旁，伴双侧髂总动脉瘤（2.8cm）和左髂内动脉瘤（2.0cm）（图2-1A）。术前主动脉造影显示左下极副肾动脉（图2-1B）。并发症包括心房扑动史、高血压和双下肢静脉血栓形成后综合征。

【诊疗过程】

通过腹正中切口显露AAA，应用Bookwalter牵开器和游离松解Treitz韧带后将左肾静脉紧靠下腔静脉结扎。动脉瘤位于左肾动脉水平，呈囊状，向左侧隆起。用电灼法切开膈肌左脚，双侧髂总动脉瘤随着髂内动脉和髂外动脉起始部位的移动而移动。全身肝素化后，在左肾动脉上方和右肾动脉下方阻断主动脉。近端吻合采用

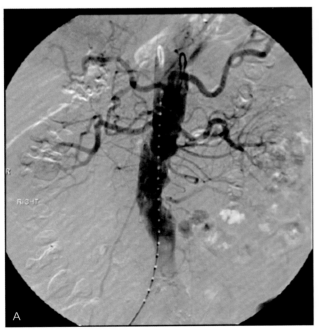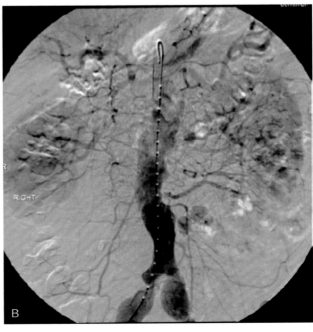

▲ 图2-1 主动脉造影显示腹主动脉瘤和双侧髂动脉瘤，伴左下极副肾动脉。由于腹主动脉瘤内有大量的血栓，所以造影只显示充满对比剂的瘤腔

22mm×11mm 针织涤纶人工血管移植物（Meadox, Boston Scientific, Marlborough, MA）分两层进行，第一层是用 3-0 心血管聚丙烯（Ethicon, Somerville，NJ）缝合线衬以棉质垫片做间断水平褥式缝合，第二层是连续缝合。当近端阻断钳松开时，在吻合口的 7 点钟位置出血过多，在近端几厘米处再次使用阻断钳导致主动脉撕裂损伤。通过涤纶血管的左支引入 24 号 Foley 球囊导管，并在腹腔上水平充盈起来。左肾动脉从主动脉壁起始处横断，缝合结扎肾动脉近端残端，应用 3-0 Prolene 缝合线衬以棉质垫片在主动脉左侧壁上行水平褥式缝合。应用生物胶（Cryolife, Kennesaw, GA）进行止血。用 5-0 聚丙烯缝合线和涤纶垫片，将 6mm PTFE 人工血管移植物（W. L. Gore, Newark, DE）在主动脉血管移植物分叉上方的左侧与其吻合，远端与左肾动脉残端行端端吻合。使用 5-0 CV 聚丙烯缝合线将左下极副肾动脉重新移植于主动脉人工血管的左支。切除左髂内动脉瘤，用 4-0 CV 聚丙烯缝合线控制背面出血。由于左髂外动脉钙化严重，主动脉分支血管左分支以端侧吻合的方式与左股总动脉吻合。切开左髂总动脉瘤，切除部分瘤壁，结扎左髂外动脉近端。

在右侧，髂总动脉瘤切除后，将主动脉分支血管右分支端端吻合于髂总动脉分叉处。术中患者回输血液回收器中的 600ml 血液，并补充 1 个单位的浓缩红细胞。患者术后出现呼吸衰竭，通过通气支持得以改善。

患者于术后第三天拔除气管插管，有短暂的肾功能不全。术后主动脉造影显示主动脉 - 髂动脉和股动脉人工血管通畅，主动脉 - 左肾动脉旁路血管通畅（图 2-2 和图 2-3）。患者恢复良好，于术后 8 年接受左股动脉吻合口动脉瘤（直径 3.5cm）修补术。2017 年，该患者因阿尔茨海默病并发症去世。

【讨论】

肾旁 AAA 的手术修复是一项具有技术挑战性的手术。在不需要对右髂总动脉远端进行游离探查的情况下（如本例患者存在 2.5cm 的右髂动脉瘤），左侧腹膜后入路越来越多地用于近端复合动脉瘤的开放修复，这些患者需要探查肾动脉近端的主动脉，行主动脉重建，马蹄形肾存在下的 AAA 或炎症性 AAA，由于近端主动脉钳夹导致肾动脉上方的主动脉撕裂，因此需要同时进行肾

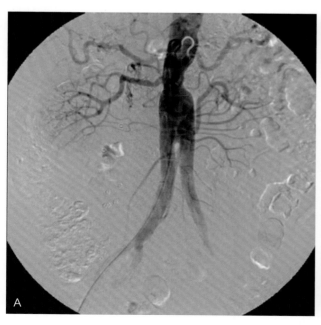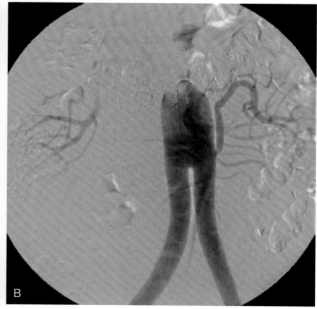

▲ 图 2-2　主动脉造影显示主动脉分叉移植物和主动脉 - 左肾动脉旁路移植物通畅

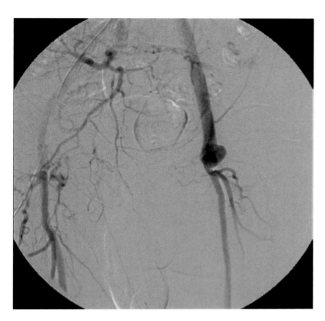

▲ 图 2-3　左股动脉人工血管吻合处动脉瘤形成

动脉旁路术[1]。由于肾血管性高血压的医疗管理有所改善，伴有开放式 AAA 修复的肾动脉旁路术很少被使用。为了通过经腹腔入路解剖探查肾上主动脉，往往需要游离左肾静脉或结扎靠近下腔静脉的左肾静脉，保留性腺和肾上腺静脉作为肾静脉流出道。游离保留左肾静脉，常需要结扎肾上腺静脉和性腺静脉。此外，需要切开横膈左脚以显露主动脉近端。

随访主动脉造影显示近端吻合良好，主动脉 – 左肾动脉旁路通畅，左下极副肾动脉闭塞（图 2-2），左股总动脉吻合处动脉瘤累及移植物和股动脉。尽管并非总是可行，但由于股动脉吻合术可能会增加手术部位感染、淋巴囊肿和吻合口动脉瘤的晚期发生率，所以应首选管状移植物（主动脉 – 主动脉）或主动脉 – 髂动脉吻合术[1]。通过置入 8mm 针织涤纶移植物修复左股总动脉瘤。通常选择第 9 或第 10 肋间隙左侧入路，对于累及内脏动脉的Ⅳ型胸腹动脉瘤首选第 9 肋间隙入路，对于肾旁腹主动脉瘤则首选第 10 肋间隙入路[1]。随着近端主动脉阻断时间的延长，可发生肾缺血、内脏缺血和偶尔的脊髓缺血[1]。内脏旁动脉瘤开放修复术时，肾动脉重建与急性肾衰竭和死亡率的增加相关[2, 3]。将肾缺血时间降至 40min 以下对

于降低急性肾损伤风险非常重要。在于肾动脉或腹腔动脉上方阻断主动脉前，需要优化患者的血流动力学。可在主动脉阻断前 30min 给予甘露醇 25g，尽管其对预防肾功能不全的益处尚未得到证实。Deery 等依据新英格兰注册血管外科组报道，提出复杂 AAA 修复（定义为需要肾动脉或腹腔动脉上方阻断）的围术期死亡率较高（3.2%，而标准的肾下 AAA 修复为 1.2%）[4]。根据他们的研究结果，肾脏或内脏缺血可独立预测心脏、呼吸和肾脏并发症[4]。

【评论】（来自 Timothy J. Nypaver 医生）

肾旁动脉瘤的开放修复手术治疗，突出了许多术中和术后的挑战和并发症，这些都可能发生在标准的开放修复术中。此外，肾旁动脉瘤现在经常通过血管内手段进行治疗，使用开窗移植物和替代技术，包括通过烟囱或开窗移植物重建肾动脉，将锚定区向更近端延伸并保留肾动脉[5]。这使得血管外科医生和受训者的手术机会减少，而在本例中清晰体现出执业血管外科医师对于术中补救措施的实施越来越不熟悉。对此困难病例应该感谢术者，通过以下关键操作处理了肾动脉近端阻断部位的撕脱：近端球囊控制出血（通过血管移植物插入），撕脱肾动脉移植重建，保留副肾动脉，以及成功处理出血的近端吻合口。这是通过少量输血和对存在的动脉瘤（髂总动脉瘤和髂内动脉瘤）完全手术纠正和治疗来完成的。因此，患者获得了长久生存期，直到 12 年后因非主动脉原因死亡。这个病例也间接体现了血管腔内修复的潜在好处，因为它具有较小的创伤，降低了手术风险和并发症发生率。虽然该患者从这一具有挑战性的手术治疗中恢复，出现了短暂性呼吸衰竭（3 天）和可逆性肾功能不全，但其他体弱或有更严重的并发症患者，可能无法做到这一点。因此，无论是血管内入路还是开放入路，血管外科医生都应该认真考虑，以便为合适的患者选择合适的手术方式。虽然手术方法都是互补的，但正如标准的肾下腹主动脉瘤手术一样，腔内修复将成为肾旁动脉瘤最常用和最受欢迎的方法[6]。

作者恰当地指出了左侧腹膜后入路的显著优点。如果对肾旁或肾上动脉瘤、内脏动脉旁Ⅳ型胸腹动脉瘤、近端Ⅰ型内漏或其他与肾下腔内修复相关的并发症进行开放式修复，则首选左侧腹膜后入路。如有必要，可解剖并显露右肾动脉前端 1～2cm 处，此外，可将右髂总动脉向远端显露，以便与髂总动脉的中远端吻合，或者轮流将髂总动脉与旁路支结扎，然后将其引至股动脉水平。腹膜后入路腹主动脉瘤修补，术后 24h 内的预估失血量和液体需求量更低 [7]。此外，左侧腹膜后入路可以更容易地进入肾上、肠系膜上和腹腔上水平，所有手术均可通过同一视觉平面进行。一旦对肾旁动脉瘤选择开放修复，决定是腹膜内还是腹膜后入路通常取决于外科医生的偏好和经验，另外如本例所示，也需考虑是否合并右髂动脉病变。

参考文献

［1］ Shepard AD. Proximal abdominal aortic aneurysm repair. In: Hans SS, Shepard AD, Weaver MR, Bove PG, Long GW, editors. Endovascular and open vascular reconstruction: a practical approach. Boca Raton: CRC Press; 2018. p. 213–20.

［2］ Ultee KHJ, Soden PA, Zettervall SL, McCallum JC, Siracuse JJ, Alef MJ, Vascular Study Group of New England. Perioperative effect of concomitant procedures during open infrarenal abdominal aortic aneurysm repair. J Vasc Surg. 2016;64(4): 934–940.e1.

［3］ Wooster M, Back M, Patel S, Tanious A, Armstrong P, Shames M. Outcomes of concomitant renal reconstruction during open paravisceral aortic aneurysm repair. J Vasc Surg. 2017;66(4): 1149–56.

［4］ Deery SE, Lancaster RT, Baril DT, Indes JE, et al. Contemporary outcomes of open complex abdominal aortic aneurysm repair. J Vasc Surg. 2016;63(5):1195–200.

［5］ Lee JT, Greenberg JI, Dalman RL. Early experience with the snorkel technique for juxtarenal aneurysms. J Vasc Surg. 2012; 55:935–46.

［6］ Soler R, Bartoli MA, Faries C, et al. Fenestrated endovascular aneurysm repair and open surgical repair for the treatment of juxtarenal aortic aneurysms. J Vasc Surg. 2019;70(3):683–90.

［7］ Nypaver TJ, Shepard AD, Reddy DJ, et al. Repair of pararenal abdominal aortic aneurysms: an analysis of operative management. Arch Surg. 1993;128:803–13.

病例 3　合并腹腔干动脉闭塞和粗大肠系膜下动脉的腹主动脉瘤修复术

Abdominal Aortic Aneurysm Repair in a Patient with Celiac Artery Occlusion and a Large Inferior Mesenteric Artery

【病史与体格检查】

患者男性，75 岁，因慢性背痛和腹部巨大搏动包块而行腹部 CTA 检查。影像结果显示一个直径 7.4cm 的肾下腹主动脉瘤（AAA），腹腔动脉狭窄 80%，肠系膜上动脉（SMA）狭窄 40%，以及粗大的肠系膜下动脉（IMA），腹腔干和肠系膜下动脉之间有侧支血管形成（图 3-1）。患者未出现任何肠缺血的症状。既往有高血压、嗜烟史。

【诊疗过程】

患者在复合手术室接受腔内或开放式修复。术前主动脉造影显示上腹部一条粗大的侧支动脉与 IMA 连通（图 3-2）。由于 EVAR 手术覆盖

IMA 后有发生肠梗死的风险，我们决定选择开放式修复手术。通过腹正中切口，探查 AAA，可发现一条粗大的侧支动脉与 IMA 相连。

采用 20mm 人工血管移植物对 AAA 进行开放式修复。游离 IMA 开口处及近端，离断 IMA 后移植于涤纶移植物上（图 3-3）。术后除出现短暂性心房颤动和脑病外，病情基本平稳。术后 CTA 显示人工血管移植满意，IMA 开口轻至中度狭窄，血流通畅（图 3-4）。6 个月后，患者在门诊复查，情况良好。

【讨论】

开放式或腔内动脉瘤修复术后的结肠缺血并发症很少见。既往曾行结肠切除术，IMA 粗大伴

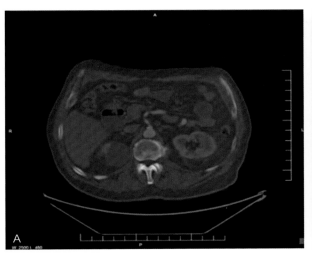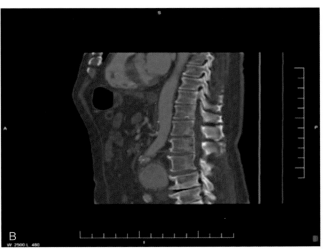

▲ 图 3-1　CTA 显示髂动脉狭窄，巨大 AAA 伴轻度狭窄 SMA

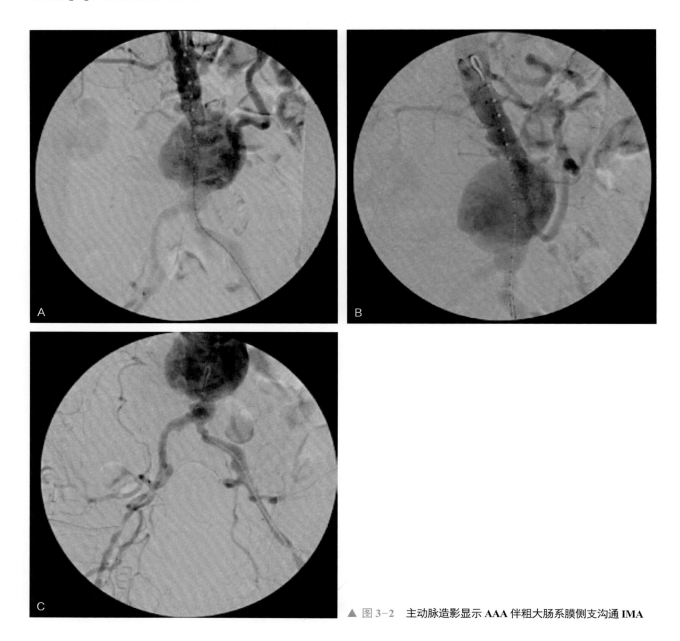

▲ 图 3-2 主动脉造影显示 AAA 伴粗大肠系膜侧支沟通 IMA

Riolan 环，或者伴有腹腔干动脉和 SMA 闭塞性的患者，接受开放式 AAA 修补术更有可能因结扎 IMA 而发生可怕的缺血性结肠炎并发症。这类患者即使接受腔内修复，因 IMA 的覆盖也可能导致缺血性结肠炎。在 Lee 等最近的一项回顾性研究中，AAA 开放式修复期间 IMA 再置入与缺血性结肠炎的发生率较高相关[1]。然而，所研究的患者群体并没有显示肠系膜侧支增粗，提示需要重建 IMA。在此病例中，患者腹腔干与肠系膜下

动脉之间有一个粗大侧支。IMA 移植被认为是预防肠缺血的良好选择。该患者的粗大侧支不是连接中结肠（SMA 分支）和 IMA 的 Riolan 弓。这个粗大的侧支是从腹腔干动脉到 IMA 左结肠上动脉的新侧支。对于高危患者，偶尔可以在人工支架上行单一开窗以保留 IMA[2]。

【评论】（来自 Mitchell Ross Weaver 医生）
该病例说明了充分评估患者解剖结构的重要

性，而不仅仅是确定是否有足够的近端和远端锚定区，以及是否有足够的血管直径用于输送支架装置。覆盖肠系膜下动脉是所有商用腹主动脉支架系统不可避免的。即使如此，临床相关的术后肠系膜缺血发生率也非常低。在腹主动脉瘤的开放手术修复中，肠系膜下动脉通常被结扎，除非它在术前是通畅的，并且在主动脉重建后无明显渗血。然而，在这种情况下，考虑到肠系膜下动脉的直径，腹腔干和肠系膜上动脉的闭塞性疾病，我们必须考虑，如果肠系膜下动脉没有保持血流，肠系膜缺血和肠梗死发生的风险。

对于这名患者，通过开放式主动脉瘤修复和肠系膜下动脉移植，保持了肠系膜下动脉的通畅性。虽然每个患者的解剖结构都是不同的，但在一些患者中，其他的选择可能是对腹腔干或肠系膜上动脉进行腔内或开放干预，以保留足够的肠系膜血流。本病例强调了手术方案的重要性，并注意到手术（无论是开放式还是血管内手术）引起的解剖变化所造成的生理影响。

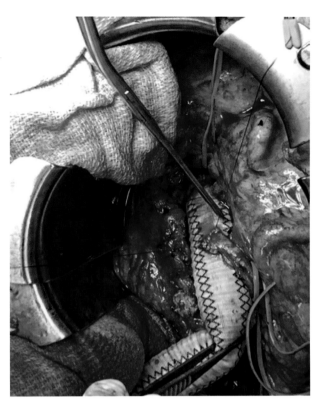

▲ 图 3-3　术中图像显示 IMA 纽扣式吻合于人工血管上

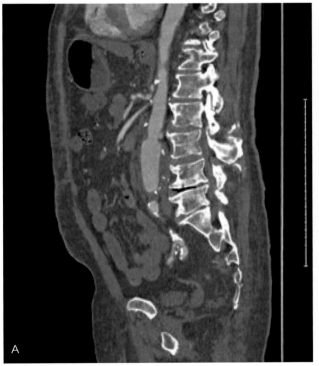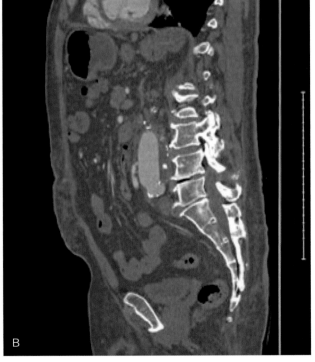

▲ 图 3-4　术后 CTA 图像显示主动脉移植物通畅，移植 IMA 吻合口处轻度狭窄

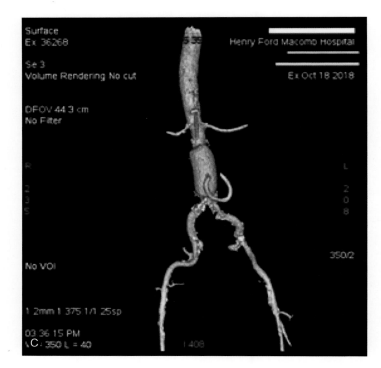

◀ 图 3-4（续） 术后 CTA 图像显示主动脉移植物通畅，移植 IMA 吻合口处轻度狭窄

参考文献

［1］ Lee KB, Lu J, Macsata RA, Patel D, Yang A, Ricotta JJ, Amdur RL, Sidawy AN, Nguyen BN. Inferior mesenteric artery reimplantation does not decrease the risk of ischemic colitis after open infrarenal abdominal aortic aneurysm repair. J Vasc Surg. 2019;69(6):1825–30.

［2］ Correa JC, Mantese V, Jacobs DL. Stent graft treatment of abdominal aortic aneurysm with preservation of the inferior mesenteric artery. J Vasc Surg. 2014;60(4):118–9.

病例 4 异位盆腔肾脏患者的腹主动脉瘤修复术
Abdominal Aortic Aneurysm Repair in a Patient with a Pelvic Kidney

【病史与体格检查】

患者男性，66 岁，白种人，体检发现腹主动脉瘤，平时无明显症状，既往有慢性阻塞性肺疾病。超声检查腹主动脉横向直径为 8cm，此外，还提示盆腔中线处有一包块。逆行主动脉造影显示动脉瘤位于肾下，左肾和左肾动脉正常，而右肾位于盆腔内，其血供可能来源于腹主动脉分叉或髂总动脉（图 4-1），动脉造影尚不能明确。肺功能检查显示合并严重的阻塞性肺功能不全，胸部 X 线检查显示轻度阻塞性肺疾病。

【诊疗过程】

探查时发现动脉瘤瘤颈部较短，横向直径为

8cm。异位于盆腔的右肾，其供血动脉起源于略扩张的髂总动脉开口的前上方 1cm 处，动脉瘤随其一起跳动。右肾静脉与右髂总静脉相连。在左肾动脉下方阻断主动脉，全身肝素化后切除动脉瘤。位于盆腔中右肾的 2 条肾动脉分别游离后与双侧髂总动脉套带备用，将 19mm×9.5mm USCI 编织的主动脉 - 髂支分叉涤纶移植物与主动脉吻合。动脉瘤打开后，肝素化的冰生理盐水灌注右肾动脉。近端吻合口用 4-0 Prolene 缝合线进行吻合。远端双侧髂总动脉及其近端附着的肾动脉与两侧的髂支分别以 4-0 Prolene 缝合线进行吻合（图 4-2）。总阻断时间为 30min。术后扫描显示左肾和右肾血流正常（图 4-3）。患者在 8 天后出院，

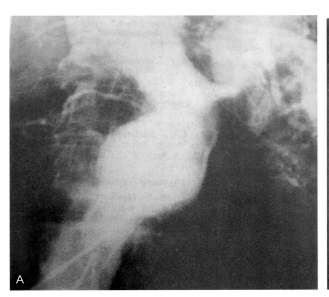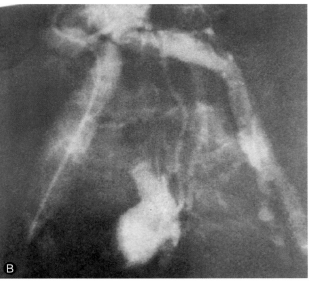

▲ 图 4-1 主动脉造影显示腹主动脉瘤、盆腔异位右肾及其来自主动脉或髂总动脉的供血动脉

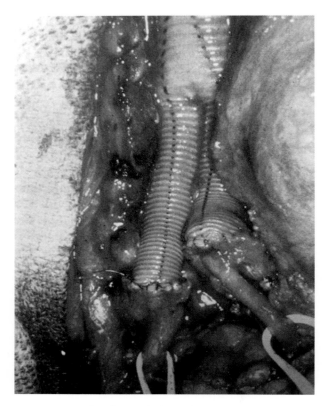

▲ 图 4-2　手术图像显示涤纶移植物置入到位，套带的 2 条异位右肾动脉与双侧髂总动脉分别与主动脉髂支吻合

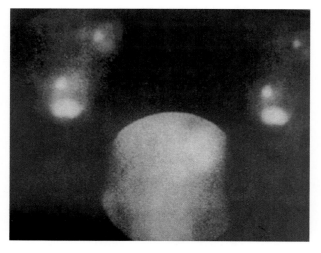

▲ 图 4-3　扫描显示盆腔右肾及左肾葡萄糖酸盐血流正常，碘马尿酸钠摄取正常

恢复良好。

【讨论】

CTA 和术前动脉造影是对此类病例进行仔细

手术规划的必要诊断程序[1]。异位肾在盆腔中随盆腔向下旋转。仔细游离解剖辨认出 2 条通向盆腔肾的肾动脉，起源于双侧髂总动脉的起始处。盆腔肾动脉的充分游离使缺血时间缩短到 40min 以内成为可能。如果在切除动脉瘤时，发现通往盆腔肾的动脉起源于动脉瘤本身或髂总动脉的分支，则应将其移植到人工血管上[1]。类似的情况也可能发生在有腹主动脉瘤和肾移植病史的患者中。Campbell 等使用原位肾灌注技术成功地对一名年轻肾移植患者进行了动脉瘤切除。体外肾灌注是危险的，因为它有损伤肾实质、输尿管和阻断血供的风险。Sterioff 和 Parks 描述了肾移植患者行动脉瘤切除术时，可使用从主动脉近端到髂总动脉的分流作为向移植肾供血的手段[2]。在动脉硬化血管中，这种方法在技术上可能存在困难，并且有可能导致远端栓塞。如果盆腔肾的血液供应来自髂总动脉的远端部分，腋动脉 - 股动脉转流是一种有效的替代方法。Shons 等在切除 1 例糖尿病患者霉菌性腹主动脉瘤时，使用腋动脉 - 股动脉旁路术来保存移植肾的功能[3]。

Schneider 和 Cronenweff 描述了在 AAA 和髂动脉瘤修复过程中对异位于盆腔的肾脏行暂时性灌注[4]。在完成远端两个髂支吻合后，通过"双近端夹紧"技术和放置从主动脉人工血管到盆腔肾动脉的临时转流管来改善盆腔肾缺血[4]。亦有报道利用定制开窗血管支架，修复了 1 例患有多种并发症并异位盆腔肾的巨大 AAA 患者[5]。我们成功地对 1 例患有主动脉髂动脉瘤和先天性盆腔孤立肾的患者实施了杂交手术技术，通过分支涤纶移植物将右髂外动脉移植到 2 条肾动脉（到孤立肾），然后进行下腹部动脉弹簧圈栓塞和标准的血管内动脉瘤修复[6]。

在我们的患者中，盆腔肾的动脉开口靠近髂总动脉的起点，因此，腋动脉 - 股动脉移植无法维持肾脏灌注。在主动脉夹闭前进行全身肝素化，动脉瘤打开后用冰的肝素化盐水冲洗肾动脉，并重新建立通向肾脏的动脉血流，这些都是保留肾功能的重要步骤。

【评论】（来自 Mitchell Ross Weaver 医生）

当需要修复腹主动脉瘤时，盆腔肾或马蹄肾等肾脏异常情况的存在可能是一个巨大的挑战。改变解剖结构的几个因素导致了这一结局。这些因素包括在骨盆内定位，空间有限，不仅仅是 1 条肾动脉需要重建，通常是多条需要重建，以及输尿管的异常走向，这可能会增加其损伤的风险。因此，必须仔细研究术前影像学，确定肾动脉的重建方式，并采用最有利经腹膜或腹膜后的入路。需要考虑的其他辅助措施包括使用冷肾灌注或临时肾分流，以避免在上述情况下可能出现的长时间肾缺血的影响。

参考文献

［1］ Campbell DA Jr, Lorber MI, Arneson WA, Kirsh MM, Turcotte JG, Stanley JC. Renal transplant protection during abdominal aortic aneurysmectomy with a pump-oxygenator. Surgery. 1981;90:559–62.

［2］ Sterioff S, Parks L. Temporary vascular bypass for perfusion of a renal transplant during abdominal aneurysmectomy. Surgery. 1977;82(5):558–60.

［3］ Shons AR, DeShazo CV, Rattazzi L, Najarian JS. Renal transplantation with blood supply by axillofemoral bypass graft. Am J Surg. 1976;132(1):97–9.

［4］ Schneider JR, Cronenwett JL. Temporary perfusion of a con-genital pelvic kidney during abdominal aortic aneurysm repair. J Vasc Surg. 1993;17(3):613–7.

［5］ Majumder B, Perera AH, Browning N, MacGregor M, Chapman A. Fenestrated endograft as a new perspective for the treatment of infrarenal abdominal aortic aneurysm with a congenital pelvic kidney-a case report and review of literature. Ann Vasc Surg. 2017;45:266.e1–4.

［6］ Malinowski MJ, Al-Nouri O, Hershberger R, Halandras PM, Aulivola B, Cho JS. Abdominal aortic aneurysm associated with congenital solitary pelvic kidney treated with novel hybrid technique. Ann Vasc Surg. 2014;28(6):1566.e7–10.

病例 5　双下腔静脉腹主动脉瘤开放修复术
Open Repair of Abdominal Aortic Aneurysm in a Patient with Double Inferior Vena Cava

【病史与体格检查】

患者男性，58 岁，体检发现腹主动脉瘤（直径 6.5cm），既往有充血性心肌病及糖尿病病史。此外，患者右侧踇趾、第二足趾和左侧第五足趾有零散分布的斑点。右股动脉搏动轻微减弱，但左股动脉搏动消失。右腘、胫后和足背动脉也无法触及。胸部 X 线片显示心脏肥大，心电图显示左心室肥厚伴 ST 段改变。腹部超声提示存在横径 6.5cm 的 AAA。主动脉造影显示动脉瘤延伸至右髂总动脉近端，右髂总动脉远端轻度狭窄。此外，左髂总动脉闭塞，髂外动脉和髂内动脉侧支代偿显影（图 5-1）。腹股沟下方的股动脉虽然直径较小，但没有任何闭塞性疾病。由于存在巨大的腹主动脉瘤和严重的髂动脉闭塞性疾病，患者于 1982 年 11 月 11 日接受了开放式主动脉重建。

【诊疗过程】

左腔静脉与右腔静脉在动脉瘤颈部汇合，形成 1 条共同的静脉通道。2 条肾静脉在同一水平汇合。动脉瘤的左侧壁突出在左腔静脉的后方。小心移动动脉瘤颈部（图 5-2）。游离左侧腔静脉的上部，并套带留用。切除腔静脉之间的动脉瘤，并置入主动脉分叉移植物（18mm×9mm Verisoft, Meadox）（图 5-3 和图 5-4）。主动脉移植物的右髂支与右髂总动脉分叉处吻合，左髂支与左股总动脉端侧吻合。患者术后病情平稳，于术后第 8 天出院，情况良好。

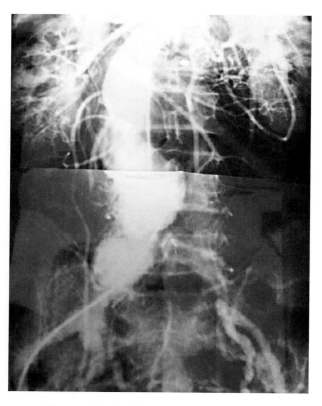

▲ 图 5-1　腹主动脉造影显示 AAA 及左髂动脉闭塞

【讨论】

双下腔静脉在一般人群中的发生率为 0.3%～0.5%[1, 2]。下腔静脉的发育是一个复杂的过程，涉及 3 对静脉通道，如后主静脉、下主静脉和上主静脉。Chuang 等[3] 将下腔静脉肾后段简单分为 4 种类型：A 型，永久右后主静脉型（下腔静脉后输尿管）；B 型，永久右下主静脉型（正常下腔静脉）；C 型，永久左下主静脉型（左下腔静脉）；BC 型，

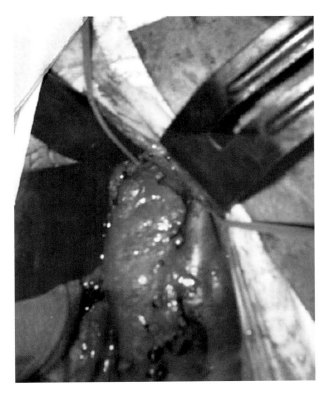

▲ 图 5-2　术中左下腔静脉

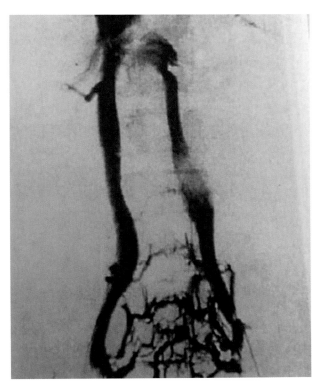

▲ 图 5-4　术后下腔静脉造影显示双下腔静脉

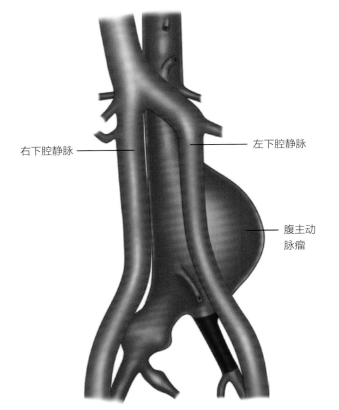

右下腔静脉　　　　　左下腔静脉

腹主动脉瘤

▲ 图 5-3　术中所见示意

永久右上、下主静脉和左上和下主静脉型（双下腔静脉）。

在正常情况下，左肾静脉是由肾静脉颈的腹侧支延续和背侧支后退形成。背侧支的保留导致主动脉后左肾静脉的形成，而背侧和腹侧支的保留导致环主动脉静脉的形成。下腔静脉肝段缺失伴奇静脉或半奇静脉延续常与先天性心脏病、无脾和多脾症有关[3]。对血管外科医生来说，详细了解与 AAA 相关的各种静脉异常非常重要，因为在探查时可能会意外发现这些异常。Lindblad 在对闭塞性疾病进行主髂动脉重建时意外发现双 IVC 和 AAA[1]。Dupont 报道了一位 AAA 患者出现孤立的左腔静脉[2]。他对右肾静脉上方的动脉瘤进行了近端控制。双下腔静脉更为常见，10 倍于孤立的左腔静脉[2]。在肾静脉的上方，下腔静脉是单一的，即使在肾静脉下方出现双下腔静脉，也在右侧，就像我们的病例中出现的那样。术前通过 CTA 筛查先天性下腔静脉异常可降低术中静脉损伤的发生率[3-5]。在大多数双下腔静脉患者中，游离左下腔静脉后，足以进行开放式 AAA 修复。在 AAA 修复过程中，左腔静脉损伤后，有重建和不重建的报道，但很少需要重建 [3, 4]。

对于有双下腔静脉的患者，动脉瘤颈部的显露必须非常小心，因为左腔静脉在靠近动脉瘤上部的地方向右前方交叉。双腔静脉分支的一个小裂口术中也可导致严重的出血。不慎结扎成对的静脉通道可导致血栓形成，随后出现四肢水肿和静脉高压的后遗症。当动脉瘤延伸到该腔静脉的后方和外侧的 3.0cm 时，需要游离左侧腔静脉。髂动脉游离相对简单。术后经双侧股静脉入路的静脉造影显示双下腔静脉的详细解剖分布（图 5-4）。

【评论】（来自 Graham W. Long 医生）

作者描述了 1982 年行 AAA 开放式修复术时，意外发现双重下腔静脉。他描述了术前评估和为保证手术顺利进行所采取的措施。

本例患者接受了超声和主动脉造影相结合的术前评估。尽管如此，这种方法的一个潜在问题是无法评估伴随的病变，如肿瘤、炎性肿块和静脉异常。本例为双下腔静脉，但更常见的变异包括主动脉后肾静脉或主动脉周围静脉环。在目前的动脉瘤血管内修补术中，几乎所有 AAA 动脉瘤都要在术前进行 CTA，这使得上述考虑变得没有意义。

熟悉下腔静脉的解剖变异对血管外科医生来说很重要，原因有二：第一，辨认出左下腔静脉可以防止被结扎和随后的左腿静脉血栓并发症发生；第二，左下腔静脉斜穿过主动脉，并在主动脉颈处与左肾静脉汇合。这会阻碍动脉瘤颈部的近端控制，需要小心地移动这些静脉结构，以允许阻断钳的放置。这通常包括结扎腰静脉以防止撕脱和出血。

血管外科医生必须为影响手术进行的解剖变异做好准备，Hans 博士本次报道了特殊的双下腔静脉病例对我们有很好的参考价值。

参考文献

[1] Lindblad L. Duplicated inferior vena cava in a patient with an abdominal aortic aneurysm. Ann Chir Gynecol. 1978;67:30–2.

[2] Chuang VP, Mena CE, Hoskins PA. Congenital anomalies of the inferior vena cava. Review of embryogenesis and presentation of a simplified classification. Br J Radiol. 1974;47:206–13.

[3] Dimic A, Markovic M, Cvetkovic S, Cinara I, Koncar I, Davidovic L. Abdominal aortic surgery in the presence of inferior vena cava anomalies: a case series. Ann Vasc Surg. 2017; 39:137–42.

[4] Radermecker MA, Van Damme H, Kerzmann A, Creemers E, Limet R. Association of abdominal aortic aneurysm, horseshoe kidneys, and left-sided inferior vena cava: report of two cases. J Vasc Surg. 2008;47(3):645–8.

[5] Truty MJ, Bower TC. Congenital anomalies of the inferior vena cava and left renal vein: implications during open abdominal aortic aneurysm reconstruction. Ann Vasc Surg. 2007; 21(2):186–97.

病例 6 腹主动脉霉菌性动脉瘤

Mycotic Aneurysm of the Abdominal Aorta

【病史与体格检查】

患者男性，53 岁，因寒战和持续 2 周的高热（38.9～39.5℃）于 1981 年 10 月 8 日就诊于南麦库姆医院。伴随有下背和左下腹部疼痛，行走时加重。既往 60 包 / 年吸烟史。入院时体温 39.2℃，心率 120 次 / 分，血压 130/80mmHg。胸部听诊弥漫性干啰音伴水泡音。腹部脐左侧可见搏动性无压痛肿块。实验室数据显示血红蛋白为 12.9gm/dl，红细胞压积 36%，白细胞计数 17 300/cm³（左移），红细胞沉降率 54mm/h。胸部 X 线检查无明显异常。腹部超声和 CT 可见一个横径 5.0cm 的肾下腹主动脉瘤（AAA）。两次血培养示大肠埃希菌阳性，开始抗生素治疗（头孢唑林钠和妥布霉素）。逆行主动脉造影显示肾下腹主动脉囊状动脉瘤（图 6-1）。

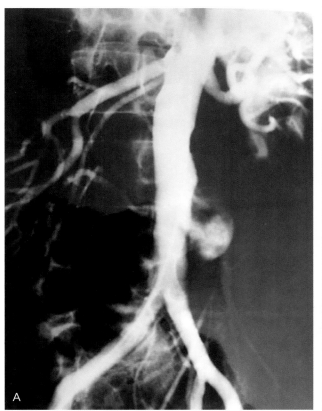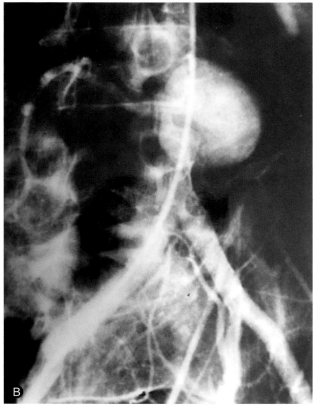

▲ 图 6-1 主动脉肾下囊状动脉瘤

【诊疗过程】

患者于 1981 年 12 月 16 日接受了动脉瘤的开放式修复手术。肾下腹主动脉瘤伴有主动脉前淋巴结肿大，动脉瘤左侧壁硬化和水肿。主动脉前淋巴结大肠埃希菌培养呈阳性。阻断主动脉近端和远端后，打开动脉瘤，可见夹层动脉瘤表现，真腔较小，假腔较大（图 6-2）。夹层累及肾动脉开口以下 2.0cm 处，远端累及在腹主动脉 - 髂动脉分叉处停止。完全切除动脉瘤，并用 16.0mm×8.0mm Verisoft（Meadox）Dacron 人工血管移植物置换。动脉瘤壁培养大肠埃希菌呈阳性，组织病理学检查显示动脉瘤壁有急性和慢性炎症改变。

患者静脉注射 6 周抗生素（头孢唑林钠和妥布霉素）后，于 1982 年 1 月 4 日出院，改为口服头孢氨苄继续治疗。

患者于 1982 年 2 月 26 日因阿司匹林服用过量，伴严重背痛、低热（37.2～37.8℃）再次入院。随访主动脉造影显示人工血管功能正常（图 6-3），无吻合口破裂。腰骶部的 X 线检查显示 L_2、L_3、L_4 骨髓炎，骨扫描呈阳性（图 6-4）。虽然患者左股动脉和静脉血培养呈阴性，但仍继续静脉注射抗生素治疗。第 3 腰椎活检未发现任何微生物。在静脉注射抗生素 4 周后患者不再发热，整体情况有所改善，虽肾功能轻微恶化。在注射抗生素治疗 12 周后，患者背痛减轻，于 1982 年 5 月 15 日出院。

【讨论】

Hsu 等报道了 19 例患者感染的主动脉瘤，沙门氏菌是最常见的致病微生物 [1]。感染主动脉经过广泛清创、用涤纶移植物或补片进行原位置换和延长静脉抗生素疗程取得了良好的结果。

腹主动脉的霉菌性动脉瘤很少见。对于高热、无主动脉壁钙化、影像学表现为囊状动脉瘤的患

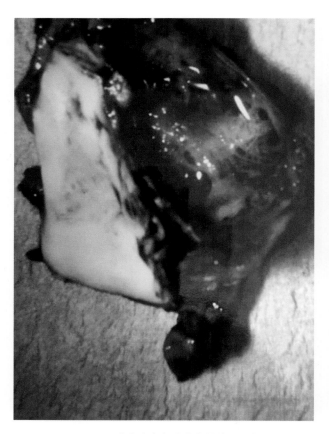

▲ 图 6-2　动脉瘤内主动脉夹层的手术标本

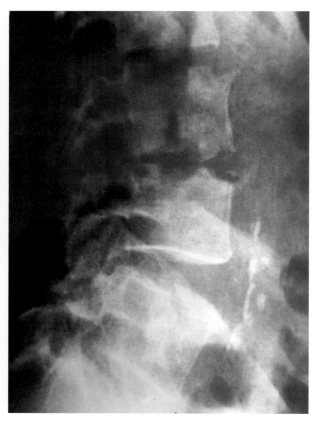

▲ 图 6-3　显示 L_2、L_3、L_4 骨髓炎

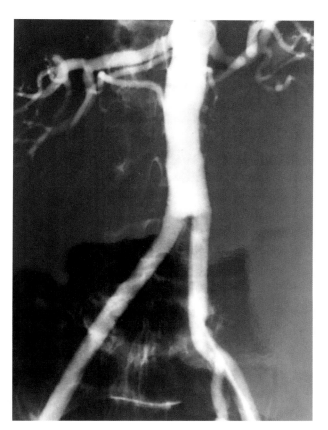

▲ 图 6-4　人工涤纶血管置换后主动脉造影

者，应怀疑可能为此类动脉瘤。从动脉瘤壁及其内容物和主动脉前淋巴结中分离出大肠埃希菌，从血液中分离出同样的微生物，表明患者有广泛性菌血症，但无法确定原始感染的来源。无药物滥用或细菌性心内膜炎史。脊柱骨髓炎的病因不明确。患者在随后的 5 年中状态良好，随后失访。

感染的腹主动脉瘤如果没有及时发现，可能会危及生命。Scher 等建议行主动脉切除和解剖外旁路搭桥术[2]。该患者相对年轻，没有任何菌血症的主要来源的证据，在抗生素覆盖下，我们决定切除动脉瘤，用原位涤纶移植物取代它。目前，作者更倾向于用利福平浸泡的假体移植。在目前临床实践中，利福平浸泡的涤纶移植物、冷冻保存的静脉移植物或使用深静脉（股腘静脉）自体重建是首选的重建方法[2-4]。

最近，在瑞典的一项全国性研究中，Sorelius 等证实了血管内动脉瘤修复（EVAR）是首选的治疗方式，因为与直接开放修复相比，血管内动脉瘤修复可以改善短期生存，且不会增加严重感染相关并发症的发生率或再手术率[5]。

参考文献

［1］ Hsu RB, Tsay YG, Wang SS, Chu SH. Surgical treatment for primary infected aneurysm of the descending thoracic aorta, abdominal aorta, and iliac arteries. J Vasc Surg. 2002; 36:746–50.

［2］ Scher LA, Brener DJ, Goldenkranz RJ, et al. Infected aneurysm of abdominal aorta. Arch Surg. 1980;115:1975–8.

［3］ Muller BT, Vegeuer OR, Grabitz K, Pillny M, Thomas L, Sandmann W. Mycotic aneurysms of the thoracic and abdominal aorta and iliac arteries; experience with anatomic and extraana-tomical repair in 33 cases. J Vasc Surg. 2001;33(1):106–13.

［4］ Nypaver TJ. Primary and secondary aorto enteric fistula. In: Hans SS, Shephard AD, Weaver MR, Bove PG, Long GW, editors. Endovascular and open vascular reconstruction: a practical approach. Boca Raton: CRC Press; 2018. p. 257–62.

［5］ Sorelius K, Wanhainen A, Furebring M, Bjork M, et al. Nationwide study of the treatment of mycotic abdominal aortic aneurysm comparing open and endovascular repair. Circulation. 2016;134(23):1822–32.

病例 7 开放腹主动脉和髂动脉瘤修复术在肝硬化患者中的应用

Open Abdominal Aortic and Iliac Aneurysm Repair in a Patient with Cirrhosis of the Liver

【病史与体格检查】

患者男性，75 岁，于 2005 年 5 月因肾下囊状腹主动脉瘤（5.5cm）就诊，双侧髂总动脉瘤 3.0cm，右髂内动脉瘤 2.5cm。2004 年初诊主动脉 CTA 检查示主动脉瘤横径为 4.0cm。既往冠状动脉疾病、心房颤动（服用华法林）和左下肢深静脉血栓形成史。术前心肌显像提示冠状动脉左前降支供血区域缺血。冠状动脉造影显示左中前降支狭窄约 60%。

【诊疗过程】

2005 年 5 月 4 日，患者接受了经腹部正中入路，腹主动脉瘤（AAA）、双侧髂总动脉瘤及右髂内动脉瘤开放修复术。术中发现小结节性肝硬化和门静脉高压。沿着 Toldt 白线切口移动乙状结肠，显露左髂总动脉瘤及其髂外动脉和下腹部动脉分支，因门静脉高压，盆腔区域静脉出血过多。

动脉瘤位于肾旁。在左肾动脉上方，右肾动脉下方阻断主动脉，近端吻合口使用 4-0 CV Prolene 缝合线间断水平褥式缝合，外层则应用连续缝合。右髂总动脉瘤延伸至右髂内动脉 1cm 处，并伴有层状附壁血栓。用 3-0 CV 聚丙烯缝合线（Ethicon, Somerville, NJ）结扎右下腹动脉瘤，并以连续缝合的方式将 18mm×9mm 针织涤纶移植物与右髂外动脉端端吻合。在切除左髂总动脉瘤

前壁后，人工血管左分支与左髂总动脉分叉处端端吻合，保留左髂内动脉血流。动脉瘤修复期间进行楔形肝活检，脂肪肝表现。患者术后病情较为复杂，合并稀释性凝血功能障碍、呼吸系统并发症、轻度腹水伴碱性磷酸酶、胆红素和 SGPT 升高。患者术后恢复满意，住院 18 天后出院至康复病房，肝酶水平逐渐改善。患者于 2011 年死于直肠癌低位前切除术。

【讨论】

Marrocco-Trischetta 等报道了 25 例在活检证实肝硬化的情况下进行开放式 AAA 修复的患者，并没有观察到肝硬化患者与对照组围术期并发症的差异[1]。然而，肝硬化患者术中失血量、手术时间和住院时间增加。从他们的研究中得出结论，在代偿性肝硬化中，开放式 AAA 修复可以安全进行。然而，MELD 评分 > 10 分的肝硬化患者预期寿命缩短，该亚组患者不建议开放修复手术。最近，Chu 等报道了在长期预后较差的肝硬化患者中，EVAR 和 TEVAR 的短期疗效很好[2]。作者对 7 例肝硬化患者行开放式 AAA 修复术，其中 2 例出现 AAA 破裂，均在围术期死亡。接受开放式修复而无破裂的患者术中出血量增加，肝功能检查显示患者出现短暂性肝功能不全，住院时间延长，但均存活。

参考文献

［1］ Marrocco-Trischetta MM, Kahlberg A, Astore D, Tshiombo G, Mascia D, Chiesa R. Outcome in cirrhotic patients after elective surgical repair of infrarenal aortic aneurysm. J Vasc Surg. 2011;53:906–11.

［2］ Chu A, Chen C, Lyn Y, Lin M, Wu VC, Ting P, Chen S. A population – based analysis of endovascular stent graft therapy in patients with liver cirrhosis. J Vasc Surg. 2019; 69:1395–404.

病例 8　腹主动脉 – 髂动脉瘤修复术中的静脉损伤
Major Venous Injury During Repair of Abdominal Aortic and Iliac Aneurysm

【病史与诊疗过程】

患者男性，62 岁，拟于 2009 年 9 月 3 日行腹主动脉瘤（AAA）（直径 6cm）、右髂总动脉瘤（直径 4cm）和左髂总动脉瘤（直径 3cm）的开放式修复术（图 8-1）。患者既往病史包括稳定的冠状动脉疾病、高血压和高脂血症。经腹腔正中切口腹膜入路进行手术。近端于肾动脉下方阻断主动脉，并阻断控制双侧髂外动脉和髂内动脉。将 18mm×9mm 涤纶移植物与腹主动脉瘤颈处吻合。在游离右髂总动脉瘤时，发现其管壁黏附于右髂总静脉上，导致右髂总静脉意外损伤。在髂静脉撕裂部位的近端和远端加压控制出血后，用 5-0 聚丙烯缝合线（Ethicon Somerville, NJ）缝合静脉

前壁。远端髂总动脉分支上方将 9mm 人工血管分支与游离好的髂总动脉分别端端吻合。由于右股动脉搏动不理想，将人工血管分支与右股动脉端侧吻合。在左侧，切除髂总动脉分叉上方的动脉瘤后，将人工血管左分支与左髂总动脉吻合。因右髂总静脉意外出血，术中输注 2 个单位浓缩红细胞。

9 月 6 日，患者出现右腿肿胀，发现右股总静脉和近端股浅静脉血栓形成。患者接受静脉肝素抗凝治疗，并接受华法林治疗 6 个月，右下肢肿胀逐渐改善。患者最后一次复查在 2018 年 9 月，情况令人满意，术后腹部和骨盆 CTA 显示无异常（图 8-1）。

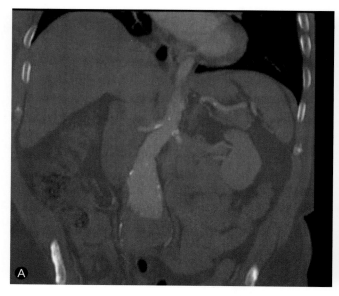
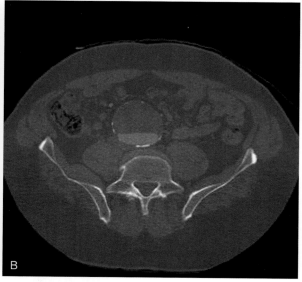

▲ 图 8-1　腹主动脉瘤并双侧髂总动脉瘤，右髂总静脉粘连

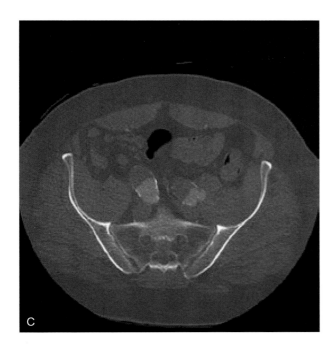

▲ 图 8-1（续）　腹主动脉瘤并双侧髂总动脉瘤，右髂总静脉粘连

【讨论】

术中主要静脉损伤虽然不常见，但对主动脉重建后患者的预后有负面影响。髂静脉损伤是所有主要静脉损伤中最常见的，在 AAA 破裂的修复中更常见。导致此类损伤的其他因素包括炎性主动脉瘤、动脉周围炎症和大髂动脉瘤[1]。髂静脉损伤后，患者深静脉血栓形成的发生率增加，患者应接受双下肢静脉评估。如果没有抗凝禁忌证，患者应抗凝 6 个月。在开放式主动脉重建过程中发现 18 例重要静脉损伤（1.9%），包括下腔静脉（< 4）、髂静脉（< 10）和左肾静脉（< 3）。在 18 例重要静脉损伤（定义为意外失血量约500ml）中，7 例发生在开放式 AAA 破裂修复过程中，9 例发生在腔内 AAA 修复过程中（$P =$0.001）[1]。作者于 1988 年曾遇到 1 例患者，继发于肝素诱导的血小板减少症，在未破裂腹主动脉瘤行开放修复术中并没有损伤髂静脉，术后发生了下肢深静脉血栓合并致死性肺栓塞。

参考文献

[1]　Hans SS, Vang S, Sachwani-Daswani G. Iatrogenic major venous injury is associated with increased morbidity of aortic reconstruction. Ann Vasc Surg. 2018;47:200–4.

病例 9 腹主动脉瘤修复术后继发性主动脉十二指肠瘘

Secondary Aortoduodenal Fistula Following Abdominal Aortic Aneurysm Repair

【病史与体格检查】

患者男性，74 岁，因体重减轻、厌食、背痛 3 个月就诊。既往病史有明显的高血压、高脂血症、肾结石和双下肢深静脉血栓形成后综合征。既往手术史包括分期双侧颈动脉内膜切除术，并于 2014 年应用 18mm 人工血管开放修复肾旁腹主动脉瘤（AAA）。为了便于主动脉近端控制，结扎了靠近下腔静脉的左肾静脉。术后肾脏核扫描显示左肾功能正常。随访 3 年半，无症状。患者于 2017 年 10 月因继发脓肿拔除了一颗牙齿。2018 年 1 月复查发现其牙齿卫生状况不佳，下肢无凹陷水肿，伴有色素沉着。患者无发热，心率 108 次 / 分，白细胞计数为 11 600/cm³（正常 4000～11 000/cm³），中性粒细胞多态性为 84%（正常＜75%）。红细胞沉降率为 57mm/h（正常 0～10mm/h），C 反应蛋白为 15.9mg/dl（正常＜0.6mg/dl）。腹部和骨盆的计算机断层血管造影显示腹主动脉术后改变，近端吻合处瘤腔内积液和少量气体存在。腹主动脉囊状外翻，在与十二指肠紧贴的近端吻合处含有气体，并伴有脂肪淤积（图 9-1）。¹¹¹In 标记的白细胞扫描（图 9-2）显示中线摄取异常，提示主动脉移植物感染，摄取增加与脓肿的发展一致。患者因出现直肠出血，被紧急送往手术室。

【诊疗过程】

使用球囊导管（Z-MED, Braun）控制近端主

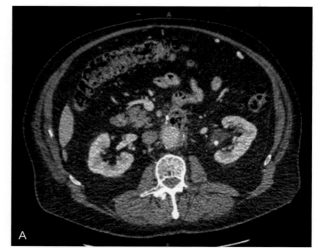

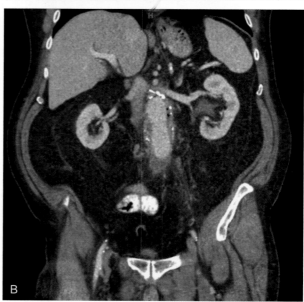

▲ 图 9-1 CTA 显示移植物周围有液体，近端吻合口附近气泡

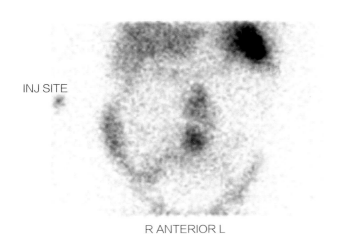

INJ SITE

R ANTERIOR L

▲ 图 9-2　中线 In 阳性摄取（核扫描）提示脓肿形成

动脉。剖腹探查发现十二指肠第三和第四段附近肠系膜下有一肿块，与主动脉移植物近端吻合处相黏附。十二指肠有一个小穿孔，黏附在涤纶移植物的近端吻合口处。

人工血管移植物周围的脓性物质培养结果为星形链球菌阳性。十二指肠穿孔处分两层闭合。用 3.0cm 聚丙烯缝合线（Ethicon, Somerville, NJ）闭合近端主动脉残端。使用 8mm GORE® INTERING® PTFE（W. L. Gore Newark, DE）进行腋动脉 – 双侧股动脉旁路术。然而，患者在术后因多系统器官功能衰竭死亡。有可能是星形链球菌在拔牙时由脓肿转移至涤纶移植物中，但这种继发感染无法证实。

【讨论】

继发性主动脉肠瘘是 AAA 修复术最可怕的并发症之一，在所有主动脉重建中发生率为 0.5%～1.2%。其处理的一个重要考虑因素包括患者的血流动力学状况和远端吻合口的位置（远端主动脉、髂动脉或股动脉）。由 CTA 评估的主动脉瘤颈状态将决定是否有足够的瘤颈用于近端吻合重建。主动脉肠瘘患者通常在肾下 AAA 修复术后 2～3 年出现胃肠道出血，最初可能表现为黑粪（前兆出血）。初始大出血并不常见。高达 50% 的患者可能出现败血症。胃肠道和假体移植物之间的沟通可能涉及吻合口（真正的主动脉肠瘘）或移植物体或肢体（假体肠糜烂）。在主动脉

肠瘘中，出血来自主动脉，而在人工假体肠糜烂中，出血则来自肠壁边缘。食管胃十二指肠镜检查需要注意十二指肠的远端部分，尽管用十二指肠内镜观察到移植物材料是非常罕见的。

CTA 显示肠壁周围液体增厚，伴有炎症和脂肪积存。假体周围区域也可能存在空气和形成假性动脉瘤[1]。对于血流动力学稳定的患者，在确诊后或对诊断有强烈怀疑后，外科医生可以选择两种不同的治疗方案：①分期或双侧同期腋双股移植，然后进行感染主动脉移植物切除；②冷冻保存的同种异体移植物；③利福平浸泡后的涤纶移植物。在进行置换前，需要清除移植物周围的炎症组织，以及覆盖近端吻合口的网膜蒂皮瓣。

患者应使用广谱抗生素，以应对多种微生物感染。通过中线切口，显露腹主动脉段，并在开始全身肝素化和甘露醇输注后控制近端。在髂动脉或股动脉水平控制远端。对于相对稳定的患者，在显露主动脉 – 肠沟通部位之前，应准备一个新的利福平浸泡过的移植物。如果瘘管部位出现出血，应立即进行近端或远端阻断[2,3]。当主动脉肾下段显露时，近端阻断钳从腹腔干水平上移动至肾下位置，以减少内脏和肾脏的缺血时间[2,3]。根据肾动脉下方主动脉的炎症变化，肾上阻断可能更合适。对近端肾周主动脉进行清创，并进行近端吻合。肠壁瘘口用盐水浸泡过的海绵隔离。将阻断钳向近端吻合口远端移动，以检查止血情况。完成剩余主动脉周围组织的清创，对感染的移植物进行完全切除。在先前的远端吻合的基础上，对髂动脉进行远端吻合。十二指肠瘘口通过两层缝合进行清创和闭合[2,3]。

如果受感染的移植物延伸到远端股动脉处，首先行腹股沟切口，显露移植物和股浅动脉的起始处，腹膜后的新隧道是理想的，但在实践中可能很难完成，否则有损伤髂静脉和输尿管的风险。缝匠肌旋转皮瓣是在髂前上棘起始处横切一块肌肉后形成的，这能促进了新的移植物和腹股沟吻合口的覆盖。两个腹股沟切口均采用创面负压引流[2,3]。

对于高危患者，双侧腋动脉 – 股动脉旁路术

伴移植物切除更为安全。这种方法减少了腹部手术的范围，减少了与骨盆和下肢动脉阻断时间延长相关的缺血 - 再灌注损伤[2]。在进行双侧腋动脉 - 股动脉旁路移植术后，患者分期切除受感染的移植物，修复十二指肠缺损，并在 3 天后缝合主动脉残端。主动脉残端用三层不间断聚丙烯缝合线水平褥式缝合，然后是第二层连续缝合线缝合。在大多数患者中，腋动脉 - 双侧股动脉移植物的远端与股浅动脉近端吻合。对于高危患者，腔内修复也是确切的方法。

血流动力学不稳定的患者可以立即从急诊室送往复合手术室。在超声引导下进行经皮穿刺，然后在股动脉中放置大的鞘管。然后推进近端主动脉球囊封堵人工血管以获得近端控制。如果血管内修复可行，则可行确切修复。如果没有，则进行腹正中切口，并于腹腔上水平进行控制。如果污染有限，可利用利福平浸泡后的涤纶移植物在清创后进行重建。如果患者情况不佳，结扎主动脉、移除移植物、清创后再行解剖外移植物转流是比较合适的。

参考文献

[1] Hans SS, Acho RJ. Patients with unexplained weight loss, anorexia, and back pain. JAMA Surg. 2019;154:185–6.

[2] Nypaver T. Primary and secondary aorto-enteric fistula. In: Hans SS, Shephard AD, Weaver MR, Bove PG, Long GW, editors. Endovascular and open vascular reconstruction: a practical approach. Boca Raton: CRC Press; 2018.

p. 257–62.

[3] Kakkos SK, Bicknell CD, Tsolakis IA, Bergqvis TD. Helenic co-operative group of aortic surgery. Editor's choice – management of secondary aorto-enteric fistula and other abdominal aorto-enteric fistula: a review and pooled data analysis. Eur J Vasc Endovasc Surg. 2016;52:770–86.

病例 10　炎症性腹主动脉瘤开放修复术
Open Repair of an Inflammatory Abdominal Aortic Aneurysm

【病史与体格检查】

患者男性，80 岁，腹部和盆腔 CTA 检查发现腹主动脉瘤（6.5cm×6.1cm）、右髂总动脉瘤（3.6cm×3.4cm）和左髂内动脉瘤（2.5cm）。CT 扫描还显示 AAA 壁增厚并伴反应性改变。合并有高血压、高脂血症和痛风。既往手术史包括 1995 年腰椎椎板切除术和 1996 年二次椎板切除术。

【诊疗过程】

2011 年 5 月 5 日，患者接受了 AAA、右髂总动脉瘤和左髂内动脉瘤的开放式修复术。麻醉医师术前预置了硬膜外导管。术中发现为炎性主动脉瘤，因此十二指肠的第 3 和第 4 段与 AAA 的右侧壁未进行游离。在游离松动 Treitz 韧带，和左肾静脉套带后，显露主动脉瘤颈部。切除主动脉前壁后，采用 18mm×9mm 涤纶移片与 3-0 CV 聚丙烯缝合线进行主动脉颈近端吻合。远端解剖显露左髂外动脉和髂内动脉的开口处。在游离左髂总动脉活动期间，髂外静脉和髂总静脉的连接处撕裂导致大量出血。由于过度的炎症反应（图 10-1 和图 10-2），决定缝闭左髂总动脉，并将主动脉分叉移植物的左支与左股总动脉端侧吻合。右侧因髂总动脉瘤体积较大，髂总动脉分叉处无足够的瘤颈（右髂外动脉开口和髂内动脉开口相隔至少 1.5cm）。结扎右髂内动脉，并将主动脉分叉移植物的右支与右髂外动脉端端吻合。患者在手术室接受了 6 个单位浓缩红细胞和 2 个单位的新鲜冰冻血浆。患者在恢复室拔管后出现截瘫，开始给予静脉注射激素治疗，由于血小板计数低，出血风险较大，未行脊髓脑脊液引流。患者后期出现骶部压疮，在对臀部进行大范围清创后，进行了下一步的物理和职业治疗。患者的运动功能有所改善，但仍只能在轮椅上活动。脊髓 MRI 显示脊髓圆锥区缺血性改变并伴有水肿，遂被转移到康复机构接受进一步治疗，3 年后死于截瘫并发症。

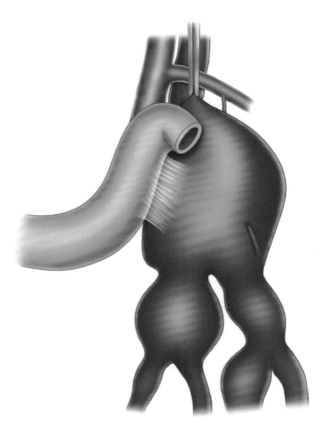

▲ 图 10-1　手术示意

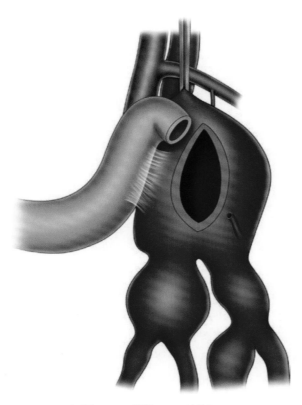

▲ 图 10-2　炎性 AAA 前壁切口

【讨论】

　　肾下主动脉重建后出现截瘫是多因素的，主要因素是根大动脉闭塞（位于 $T_9 \sim T_{12}$ 水平的占 75%，$T_5 \sim T_8$ 水平的占 15%，$L_1 \sim L_2$ 水平的占 10%）。动脉粥样硬化栓塞、肾上阻断、休克和盆腔动脉循环中断是其他重要因素，在该患者中盆腔动脉循环中断似乎是最主要的因素。该患者左髂内动脉瘤广泛血栓形成，术中又结扎了右髂内动脉，最终导致脊髓锥区的动脉供应丧失。在这名患者中，从主动脉分叉移植物的右髂支到右髂内动脉的行旁路转流可能会避免这种并发症发生。

　　Gloviczki 等描述了脊髓缺血性损伤的 6 种类型[1]：Ⅰ 型，脊髓远端完全梗死，表现为病变远端的完全运动和感觉丧失；Ⅱ 型，脊髓前部 2/3 梗死（前动脉或脊髓动脉综合征），表现为松弛性截瘫，伴有疼痛和温度感丧失，同时保持振动感和本体感觉；Ⅲ 型，腰骶神经根梗死，脊髓中有或无斑块状梗死，表现为运动功能保留，但存在不对称缺陷；Ⅳ 型，单侧腰骶丛梗死，表现单侧腰神经丛病变；Ⅴ 型，脊髓节段性梗死，表现痉挛性截瘫；Ⅵ 型，后段性梗死 1/3 的脊髓（脊髓后动脉综合征）表现为振动感和本体感觉丧失，运动功能保留。

　　在某些情况下，介入手术后可能会出现延迟截瘫。应邀请神经科和康复科急会诊。患者通常需要专业的物理或职业治疗（包括膀胱和肠道护理），并应立即采取措施，防止压疮溃疡和下肢肌肉挛缩。

　　来自欧洲合作者关于腹主动脉瘤支架修复技术（EUROSTAR）数据库的数据显示，5%～10%的 AAA 具有炎症成分。据报道，高达 54% 的炎症性 AAA 患者，首次临床表现往往是输尿管梗阻导致的肾积水。炎症性 AAA 患者通常有慢性腹痛和体重减轻的症状，并伴有血沉、CRP 和白细胞计数的升高。Wieker 等报道了炎性 AAA 开放修复术后围术期并发症的发生率约为 33.9%[2]。术后，随访 CT 显示，大多数患者动脉瘤周围炎症减轻。这些患者需要长期监测输尿管、肾盂积水和主动脉肠瘘的进展情况。AAA 动脉瘤修复后脊髓缺血也有报道[3]。

参考文献

［1］ Gloviczki P, Cross A, Stenson AW, Carr M, Bower TC, Pariolero PC, Hellet JW, Toomey BJ, Cherry KJ. Ischemic injury to spinal cord or lumbar sacral plexuses after aorto iliac reconstruction. Am J Surg. 1991;162:131–6.

［2］ Wieker CM, Vonstien P, Massoni CB, Rangier F, Bockler D, Geisbusch P. Long-term results after open repair of inflammatory infrarenal aortic aneurysms. J Vasc Surg. 2019;69:440–7.

［3］ Berg P, Koffman D, VanMarrewijk CJ, Buth J. Spinal cord ischemia after stent graft treatment for infrarenal abdominal aortic aneurysms. Analysis of the Eurostar database. Eur J Vasc Endovasc Surg. 2001;22(4):342–7.

病例 11　右肝下入路治疗合并脊柱侧弯的炎性主动脉瘤

Right Subhepatic Approach for Inflammatory Aortic Aneurysm in a Patient with Scoliosis

腹膜外入路越来越多地被用于肾旁和胸腹主动脉瘤的修复。严重脊柱侧弯的患者在显露时可能会出现特殊的问题，而选择错误的切口可能会加剧这一问题。

【病史与体格检查】

患者女性，85岁，因食欲不振和体重下降6个月入院。1983年曾置入永久性心脏起搏器。查体右上腹部发现一个巨大的搏动性肿块，伴有右侧腰椎侧弯。24h动态超声心电图显示起搏器心率为72次/分，偶尔出现室性早搏和ST段压低。胸部X线片提示轻度充血性心力衰竭。腹部超声检查显示腹主动脉瘤横径为9cm。充血性心力衰竭应用地高辛（洋地黄类）、氨力农和呋塞米治疗。二维超声心动图显示左心室扩张，射血分数30%。通过右股动脉入路进行腹主动脉造影显示巨大的肾下腹主动脉瘤，由于脊柱侧弯导致主动脉瘤颈严重成角（图11-1）。

【诊疗过程】

采取腹部正中切口便于显露和切除左侧卵巢浆液囊肿。动脉瘤的颈部位于肝脏下方，通过游离胆囊和十二指肠的第一和第二部分之间粘连接近瘤体。十二指肠降部、横部和升部的致密粘连提示为炎性主动脉瘤。向上牵拉肝脏露出下腔静脉和左肾静脉。显露门静脉、胆管下部和胰头的一小部分并向左牵拉，以控制主动脉的近端瘤颈

部（图11-2）。于十二指肠降部右侧，肾动脉开口正下方阻断主动脉近端。部分切除动脉瘤，主动脉前侧壁和左侧壁与十二指肠粘连的部位未进行游离。将19mm×9.5mm人工血管分叉移植物倾斜置于十二指肠和主动脉瘤壁下方，其远端右分支与右髂总动脉吻合。左髂动脉瘤切除后，将人工血管置于乙状结肠肠系膜下方，远端左分支与左髂总动脉分叉吻合（图11-3）。

术后继续给予氨立农治疗，充血性心力衰竭

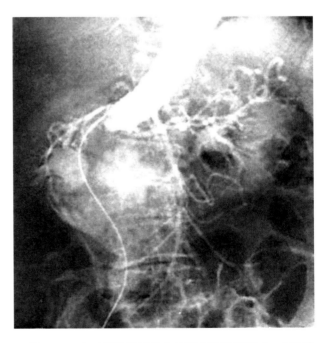

▲ 图 11-1　主动脉造影显示大的腹主动脉瘤形成，主动脉瘤颈部向右外侧成角，内有大量血栓

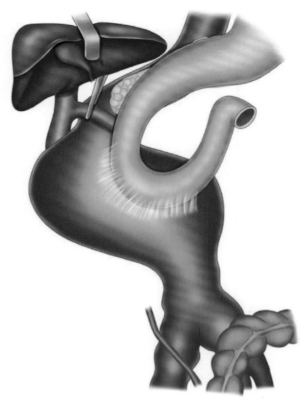

▲ 图 11-2　局限性 Treitz 韧带切开后显示十二指肠降部右侧主动脉瘤颈

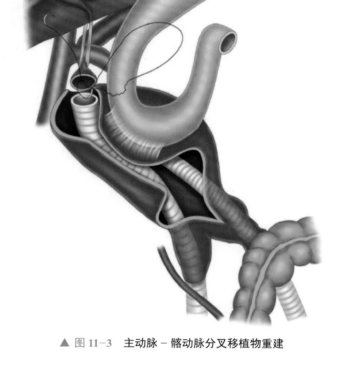

▲ 图 11-3　主动脉 - 髂动脉分叉移植物重建

逐渐好转。第 2 天，患者出现阵发性心房颤动，经静脉维拉帕米和普鲁卡因胺后得以控制。术后第 3 天，患者又出现 2 次独立的室性心动过速，考虑为心脏除颤的反应，增加起搏器频率用以应对。患者病情逐步好转，起搏器频率由 100 次 / 分降至 75 次 / 分，于术后第 14 天出院。

【讨论】

轻度脊柱侧弯患者的主动脉瘤通常可以经腹切口在十二指肠升部左侧显露。该患者脊柱向右侧弯曲的程度，导致主动脉成角和原先的解剖关系扭曲[1]。

炎症性 AAA 具有三种特征：动脉瘤壁增厚、动脉瘤周围广泛的纤维化及与周围结构（如小肠和输尿管）紧密粘连。炎性主动脉瘤破裂的风险通常被认为低于非炎性动脉瘤。梗阻性尿路疾病的发病率约为 20%。在大多数患者中，炎症性 AAA 的开放手术治疗可导致炎症过程的消退。与

非炎性动脉瘤相比，开放式修复与早期发病率、输血需求增加和住院时间延长有关，死亡率相似。炎性 AAA 患者需要长期随访，以监测输尿管积水肾病和继发性主动脉肠瘘。Nitecki 等报道，炎症性 AAA 有很强的家族聚集性，目前吸烟可能在炎症过程中起着重要作用[2]。与非炎性动脉瘤相比存活率相似。53% 的患者腹膜后炎症过程完全缓解，但 47% 的患者在开放式 AAA 修复后存在持续性炎症反应。这导致输尿管阻塞（32%）和单侧或双侧肾动脉阻塞，由此引起肾萎缩。腹膜后 1 区血肿累及近端下腔静脉、门静脉或右上腹的主要动脉分支，在升结肠外侧切开腹膜并将其向内侧牵拉，然后切开十二指肠 Treitz 韧带，可以很好地描述右至左内侧内脏旋转[3]。在开放式 AAA 修复中，这种技术不是必要的；然而，本报道中描述的患者因为有严重的腰椎侧弯，导致近主动脉和肾下主动脉解剖结构异常，而需要采取此技术以改善显露。

参考文献

［1］ Hans SS. Right subhepatic approach for inflammatory aortic aneurysm in a patient with scoliosis. J Vasc Surg. 1992; 16(1):129–30.

［2］ Nitecki SS, Hallett AW, Stenson AW, Ilstrup DM, Bower TC, Cherry KJ, Gloviczki P, Pairolero PC. Inflammatory abdominal aortic aneurysm: a case/control study. J Vasc Surg. 1996; 23:860–9.

［3］ Ballard J. Surgical exposure in aortic surgery. Springer; 2000. pp. 79–100.

病例 12 巨大症状性腹主动脉瘤
Large Symptomatic Abdominal Aortic Aneurysm

【病史与体格检查】

患者男性，52 岁，因背部疼痛入院，腹部可触及搏动性包块。增强 CT 显示肾下 AAA 横径 9.5cm，主动脉瘤颈成 90°，脂肪堆积（图 12-1 至图 12-3）。

【诊疗过程】

由于患者不适合行腔内动脉瘤修复术，遂被送往手术室行症状动脉瘤的急诊开放修复手术。通过腹部中线切口，游离主动脉瘤颈部后，行肾下主动脉阻断术。左髂总动脉动脉瘤样扩张。患者的腹主动脉瘤后壁破裂，由前脊韧带闭合，动脉瘤部分切除后使用 18mm×9mm 针织涤纶移植物进行重建。重建完成后准备关闭腹膜后间隙，发现左股动脉脉搏微弱。进行左股动脉探查，4号 Fogarty 导管经近端取出少量斑块栓子。随后，

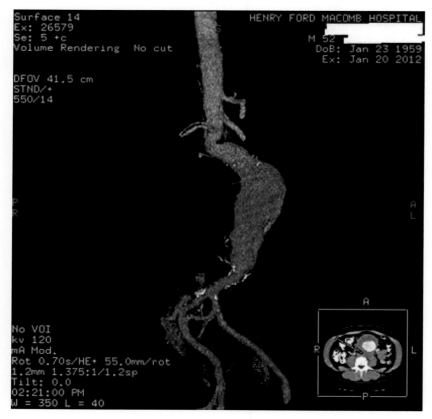

◀ 图 12-1 CTA 显示主动脉瘤颈严重成角

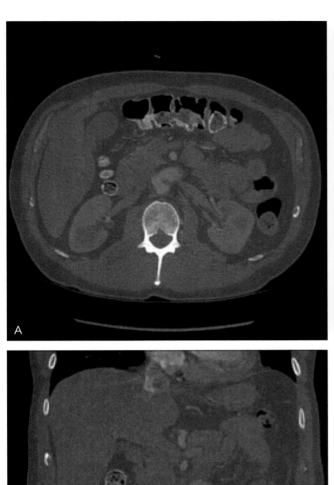

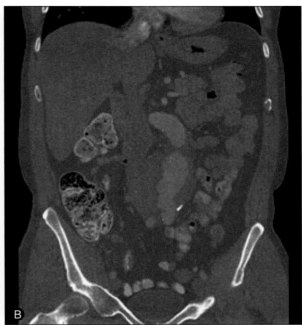

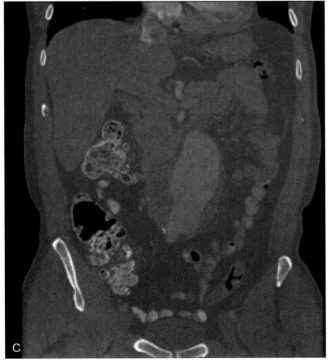

▲ 图 12-2　巨大 AAA

患者足底动脉搏动恢复。患者术后病情平稳。

【讨论】

Szilagyi 等首次描述了腹主动脉瘤的慢性破裂 [1]。Jones 等描述了 7 例腹主动脉瘤慢性破裂，表现为背部疼痛或侧腹疼痛。破口由脊髓前韧带封闭，导致腹膜后血肿消失，血红蛋白或红细胞压积无任何变化 [2]。腹主动脉瘤封闭破裂的误诊并不少见 [2, 3]。除背痛外，此类病例还存在股神经病变和腹股沟疝疼痛。如果不治疗，动脉瘤囊

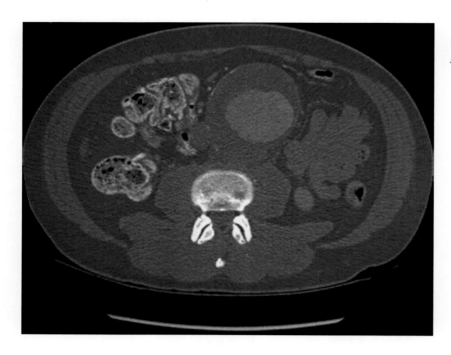

◀ 图 12-3　主动脉 CTA 断层显示巨大 AAA 和模糊的后壁，提示慢性破裂

破裂进入腹膜后会出现大量失血 [2, 3]。如果主动脉瘤颈成角 < 60°，且患者符合腔内修复标准，则在治疗有症状的 AAA 患者时，应首选腔内治疗。如果有症状的 AAA 横径 > 6cm，不及时治疗，破裂的发生率很高，需要紧急修复。

参考文献

［1］　Szilagyi RE, Elliot JB, Smith RP. Ruptured abdominal aortic aneurysms simulating sepsis. Arch Surg. 1965;91:263–75.

［2］　Jones CS, Reilly MK, Dalsing MC, Glover JL. Chronic contained rupture of abdominal aortic aneurysm. Arch Surg. 1986; 121:542–6.

［3］　Sterpetti AI, Blair EA, Schulz RD, Feldhaus RJ, Cisternio S, Chassan P. Sealed rupture of abdominal aortic aneurysms. J Vasc Surg. 1990;11(3):430–5.

病例 13　慢性淋巴细胞白血病腹主动脉瘤
Abdominal Aortic Aneurysm in a Patient with Chronic Lymphocytic Leukemia

【病史与体格检查】

患者女性，70 岁，5 年前被诊断为慢性淋巴细胞白血病（CLL）。在行腹部 CT 检查以进一步评估 CLL 时，发现合并有一 5.8cm 的肾下腹主动脉瘤，在动脉瘤颈部附近有一左副肾动脉。另外检查提示右髂外动脉闭塞，右股总动脉重度狭窄，左髂外动脉 70% 狭窄，左股总动脉 70% 狭窄（图 13-1 至图 13-3）。患者主诉右腿跛行，其他并发症包括高血压、高脂血症、2 型糖尿病、髋关节和脊柱退行性关节炎。该患者曾是一名吸烟者，既往 67 包 / 年吸烟史，于 2014 年戒

烟。实验室化验检查提示血红蛋白 9.7g/dl，红细胞压积 26%，白细胞计数 42 500/cm³，血小板计数 165 000cm³。二维超声心动图左心室射血分数为 65%，主动脉瓣或二尖瓣无异常。

【诊疗过程】

2014 年 3 月，患者在全麻下，经腹部正中切口，接受了开放式动脉瘤修复术（OAR）。术中发现主动脉旁 5.7cm×3.6cm×3.5cm 大小的淋巴结（图 13-4 和图 13-5）。在用超声电刀清扫主动脉周围淋巴结后，于近端阻断主动脉。保留左

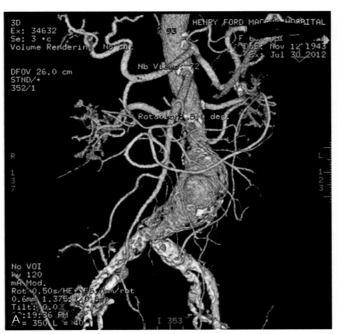
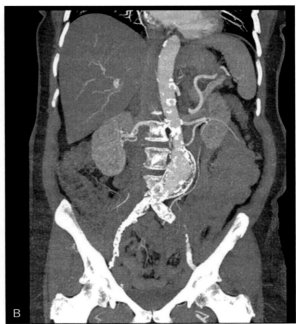

▲ 图 13-1　肾下 AAA 伴副肾左动脉

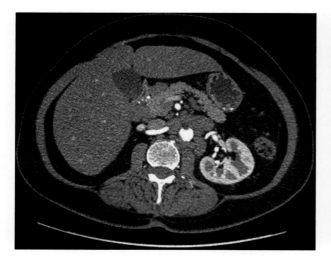

▲ 图 13-2　主动脉前区淋巴结肿大

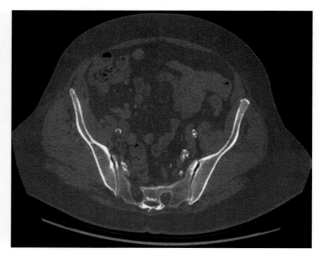

▲ 图 13-4　右髂外动脉闭塞，左髂外动脉狭窄 **70%**

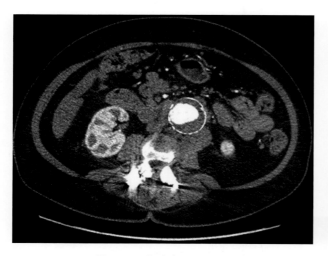

▲ 图 13-3　**主动脉 CTA 示 AAA**

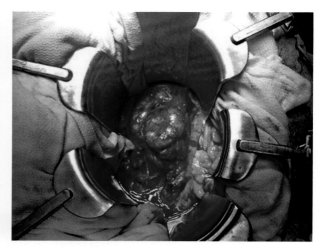

▲ 图 13-5　**AAA 及主动脉前肿物手术照片**

副肾动脉并用阻断带控制。对双侧髂动脉和股动脉严重闭塞，应用 18mm×9mm 针织涤纶血管移植物重建。患者于术后第 6 天出院。然而，患者在出院后 1 周因左腹股沟手术部位感染伴皮肤边缘坏死和淋巴瘘再次入院，经局部伤口护理、清创和使用抗生素利奈唑胺和头孢呋辛酯恢复良好（图 13-6 和图 13-7）。淋巴结的病理报道提示慢性淋巴细胞白血病。2019 年 3 月，随诊患者病情满意，踝肱指数正常，CLL 稳定（图 13-8）。

【讨论】

在慢性淋巴细胞白血病患者中，约 12% 的患

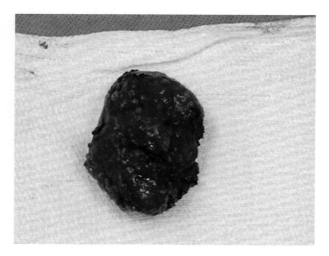

▲ 图 13-6　主动脉前淋巴结标本

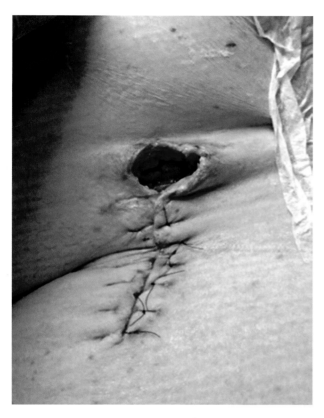

▲ 图 13-7　淋巴皮肤瘘

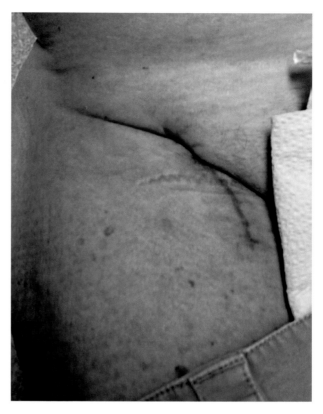

▲ 图 13-8　腹股沟术后愈合情况

者会出现异常表现。伴有淋巴结肿大的慢性淋巴细胞白血病患者的中位生存期为 8～10 年。如果有相关的贫血或血小板减少，生存期会大大降低。在该患者中，可能是主动脉壁感染 [1]。1978 年，Berguer 等报道了在无法接受手术的腹主动脉瘤患者中，因合并有血栓形成而行腋动脉 - 股动脉人工血管转流治疗 [2]。如果患者没有相关的髂动脉闭塞性疾病，对于主动脉瘤合并 AAA 的患者应考虑腔内修复术。

主动脉 - 股动脉旁路移植术中发生的腹股沟淋巴结并发症仍然很麻烦，而在腹股沟下旁路移植术中则不常见。人工血管伤口感染和继发的移植物感染风险是最值得关注的。造成皮肤淋巴瘘和淋巴囊肿的原因往往是由于腹股沟解剖过程中淋巴管被破坏。皮肤淋巴瘘早期可诊断，而淋巴囊肿则诊断较晚。许多外科医生建议采取肢体抬高、局部伤口护理、加压敷料包扎和预防性使用抗生素来进行保守治疗。Tyndall 等和 Kwan 等描述了通过

应用可吸收缝合线和压力敷料封闭淋巴漏皮下组织等方法进行早期再手术处理，可改善预后 [3,4]。

Stadelman 和 Tobin 通过术中游离解剖之前，在腹股沟切口和皮内注射异硫丹蓝染料（1% 淋巴黑素，Ben Venue Labs Inc.）到达脚踝上方的末端，治疗了 19 例淋巴囊肿患者 [5]。按摩和抬高腿部，以加速染料的迁移。约 15min 后，可以看到蓝色染料从受损的淋巴管中出现。这些淋巴管直接用单丝可吸收缝线和止血金属夹结扎。多层可吸收的单丝缝合线用于消除淋巴囊肿。在某些情况下，如果无效腔不能完全清除，可能需要移植肌肉瓣或脂肪筋膜瓣。

【评论】(来自 Dipankar Mukherjee 医生)

Hans 博士曾报道并举例说明了 1 例患有 CLL 的 AAA 患者的开放式修复。该患者入路血管存在有广泛的钙化和闭塞性疾病，使得选择腔内修复成为一个困难的选择。主动脉 - 双侧股动脉修

复术后并发左腹股沟伤口感染和淋巴瘘使病情变得复杂。患者腹股沟伤口二次愈合，结果令人满意。从开放式修复的手术经过可以清楚地看出，尽管在本例中存在许多挑战，但术者是一名技术熟练的外科医生，取得了令人满意的结果。伤口感染的问题，以及由于潜在的免疫损害而可能延期出现的移植物感染，将是该患者长期预后需面临的一个严重问题。

有没有一种可替代的微创治疗模式来处理这个复杂的问题呢？采取主动脉 – 单侧髂动脉腔内修复联合左股总动脉内膜切除加补片血管成形术，然后对腹股沟伤口进行细致的多层闭合，甚至是采用肌肉瓣，可能会避免并发症的发生。对左髂入路血管进行连续扩张，或者采取目前可用的冲击波技术，对克服入路血管钙化的问题，或许是一种选择。慢性闭塞的右髂血管可能需要治疗，也可能不需要处理，除非存在相应的症状。在开放修复复杂腹主动脉瘤的经验逐渐减少的时代，年轻的血管外科医生将受益于 Hans 医生所描述的开放修复的细节。

参考文献

［1］ Schwartz JA, Johnson G. Chronic lymphocytic leukemia complicating abdominal aortic aneurysmectomy. J Vasc Surg. 1986; 3(1):159–61.

［2］ Berguer R, Schneider J, Wilner HL. Induced thrombosis of inoperable abdominal aortic aneurysm. Surgery. 1978;84(3):425–9.

［3］ Tyndall SH, Shepard AD, Wilczewstai J, Reddy DJ, Elliott JP, Ernst CB. Groin lymphocytic complications after arterial re-construction. J Vasc Surg. 1994;19:808–64.

［4］ Kwaan JHM, Berstein JM, Connothy JE. Management of lymph fistula in the groin after arterial reconstruction. Arch Surg. 1979;114:1416–8.

［5］ Stadelmann WK, Tobin GP. Successful treatment of 19 consecutive groin lymphoceles with the assistance of intraoperative lymphatic mapping. Plast Reconstr Surg. 2002;109:1274–88.

病例 14 以睾丸疼痛为表现的炎性腹主动脉瘤
Inflammatory Abdominal Aortic Aneurysm Presenting with Testicular Pain

【病史与体格检查】

　　患者男性，56岁，因睾丸疼痛就诊，腹部超声提示腹主动脉瘤（横径为6.0cm）。腹部和盆腔CTA显示腹主动脉瘤6.0cm、右髂总动脉瘤2.7cm和左髂总动脉瘤2.9cm（图14-1和图14-2）。患者曾于2014年3月接受左颈动脉内膜切除术。既往病史包括高血压、尼古丁滥用、高脂血症和会厌肿块史。CT检查显示动脉瘤周围组织增厚，提示炎性AAA。经医学评估后，患者接受手术治疗。

【诊疗过程】

　　2004年4月，由于会厌肿块的存在，患者

气管插管困难。考虑动脉瘤为炎症型，术中未将十二指肠的第三和第四部分与动脉瘤壁进行分离。应用Bookwalter牵开器，游离左肾静脉，并套带备用。双侧髂外动脉在CTA和手术中评估直径较小（＜6mm）。在髂动脉分叉上方结扎双侧

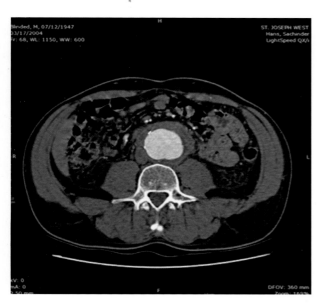

▲ 图 14-1　管壁增厚的 AAA

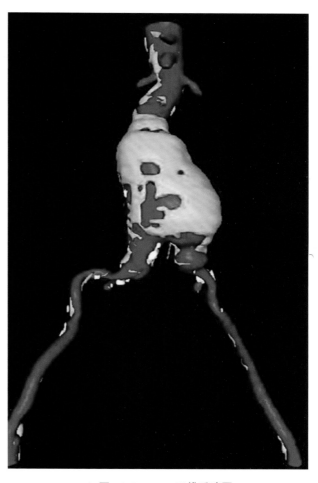

▲ 图 14-2　AAA 三维重建图

髂总动脉，进行主动脉 - 双侧股动脉重建。肠系膜下动脉口径小，予以结扎。6 个月后，患者随访行 CT 检查见动脉瘤囊壁残留有炎性改变（图 14-3）。进行 18mm×9mm 涤纶移植物进行了重建。患者于 2019 年 7 月复诊情况良好。

【讨论】

炎性腹主动脉瘤患者通常表现为腹痛、背痛和体重减轻，CT 检查显示其管壁有炎性改变。大多数患者在近端髂分叉附近炎症消退；因此，可以进行双侧髂动脉远端吻合。然而，该患者的髂动脉口径较小，因此进行了主动脉 - 双侧股动脉重建。患者随访期间出现复发性左颈动脉狭窄，进行了支架置入手术。腹主动脉瘤修复 15年后，患者恢复良好，最近的腹部 CT 检查显示炎症已完全消除。

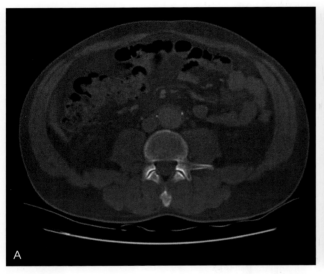 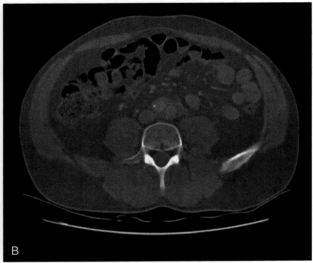

▲ 图 14-3　开放修复术后主动脉壁，炎症改变部分消退

病例 15　Ⅶ因子缺乏患者腹主动脉瘤修复术

Abdominal Aortic Aneurysm Repair in a Patient with Factor Ⅶ Deficiency

【病史与体格检查】

患者男性，72 岁，于 1995 年行 AAA 开放式修复手术。腹主动脉瘤横径为 6.0cm。术前筛查发现患者凝血酶原时间延长，PTT 正常，血液科会诊发现凝血因子Ⅶ缺乏。

【诊疗过程】

术前 1h 给予 Proplex-T 治疗，经腹正中切口入路行腹主动脉 - 双侧髂动脉人工血管移植物开放修复术。

【讨论】

目前，重组因子ⅦA 被越来越多地用于治疗Ⅶ因子缺乏症、血友病 A、血友病 B、颅内出血、创伤及接受心脏手术、前列腺切除术和肝移植的患者。Rf7a 的促凝活性主要是通过组织因子途径介导的，尽管也可能直接激活初级止血。新鲜冷冻血浆通常对治疗Ⅶ因子缺乏的手术患者没有帮助，这名患者就是如此 [1, 2]。凝血因子（Ⅸ因子复合物）也可用于治疗Ⅶ因子缺乏患者的出血。治疗的主要目的是使Ⅶ因子的正常活性提高 15%～25%。Ⅸ因子浓缩物也含有Ⅶ因子。NovoSeven RT（重组凝血因子ⅦA）对凝血因子Ⅶ缺乏患者的非手术出血和手术出血是非常有效的（93%）[3-7]。然而，NovoSeven 是一种昂贵的重组蛋白，价格为每毫克 1540 美元。Goodnough 等推荐了以下治疗方案：①最初每 6h 给予 2μg/kg 重组因子ⅦA，持续 24h；②随后逐渐减少重组因子ⅦA 的剂量，并用新鲜冷冻血浆替代。PT 或 INR 的正常化不应作为治疗的终点 [3-7]。2006 年，患者接受了腹正中切口疝修补术，在随访 6 年后失访。

Henriksen 等猜测疝的发生是由于腹主动脉瘤患者结缔组织机制改变 [8]。尽管在开放式 AAA 修补术后，X 线诊断显示切口疝很常见，但临床上明显的疝很少出现。

丹麦血管登记处的 Henriksen 等报道了随访 6 年疝修补累积发生率为 10.4%。体重指数较大和腹主动脉瘤开放式修复是切口疝的两个主要危险因素 [8]。因此闭塞性疾病行主动脉 - 双侧股动脉移植的术后切口疝较少见。

参考文献

[1] Greene WB, McMullan CW. Surgery for scoliosis in congenital factor VII deficiency. Am J Dis Child. 1982;136:411-3.

[2] Yorke AJ, Matt MJ. Factor VII deficiency and surgery: Is preoperative replacement therapy necessary? JAMA. 1977;238:424-5.

[3] Arroyo A, Porto J, Gesto R. Congenital factor VII deficiency in a patient with abdominal aortic aneurysm. J Vasc Surg. 1996; 24:288-90.

[4] Minno D, Napoletano M, Dolce A, Mariani G, STER Study Group. Role of clinical and laboratory parameters for treatment

choice in patients with inherited factor VII deficiency undergoing surgical procedures. Evidence from the STER registry. Br J Haematol. 2018;180:563–70.

［5］ Rosental C, Volk T, Spies C, Zeimer S. Successful coronary artery bypass graft surgery in severe congenital factor VII deficiency. Perioperative treatment with factor VII concentrate. Thromb Haemost. 2007;98:900–2.

［6］ Gopalan PK, Clohisy JC, Casher AF, Eby CS. Use of recombinant factor VIIA for surgery in a patient with factor VII deficiency. J Bone Joint Surg Am. 2007;89(2):389–91.

［7］ Goodnough LT, Lublin DM, Zhang L, Despotus G, Eby CS. Transfusion medicine service policies for recombinant factor VII administration. Transfusion. 2004 Sep;44(9):1325–31.

［8］ Henriksen NA, Helgstraud F, Vogt KC, Jorgensen LN, Bigard T. Risk factors for incisional hernia repair after aortic reconstructive surgery in a nationwide study. J Vasc Surg. 2013;52:1526–30.

第二篇 破裂腹主动脉瘤开放修复术

Open Repair of Ruptured Abdominal Aortic Aneurysm

病例 16　破裂腹主动脉瘤合并胰腺炎和十二指肠梗阻的开放手术治疗　　　　/ 048

病例 17　破裂腹主动脉瘤合并马蹄肾　　　　/ 050

病例 18　肾周腹主动脉瘤破裂　　　　/ 052

病例 19　支架置入术后的腹主动脉瘤破裂合并下腔静脉撕裂　　　　/ 057

病例 20　腹主动脉瘤破裂开放手术后的人工血管感染　　　　/ 060

病例16 破裂腹主动脉瘤合并胰腺炎和十二指肠梗阻的开放手术治疗

Open Repair of Ruptured Abdominal Aortic Aneurysm Complicated by Pancreatitis and Duodenal Obstruction

【病史与体格检查】

患者男性，56岁，1985年2月4日因急性剧烈的下背部和左侧腹痛入院。既往病史包括非胰岛素依赖性糖尿病，以及因胰腺炎钙化行胆囊切除术。

【诊疗过程】

患者接受了破裂腹主动脉瘤的急诊手术，利用 20mm×10mm 人工血管行主动脉 - 右髂总动脉 - 主动脉 - 左股动脉旁路移植术。在动脉瘤开放手术过程中，使用 6 单位红细胞和 10L 晶体补液。术前腹部 X 线片显示腹膜后血肿和胰腺钙化。术后，患者有大量胆汁反流至胃内，平均每天 2L。1985 年 3 月 9 日插入了一根 Cantor 管，上消化道钡剂检查显示十二指肠第二和第三部分交界处存在梗阻（图 16-1）。

Cantor 管不能深入小肠。腹部 CT 显示胰头和胰体增大，符合胰腺炎表现（图 16-2）。血清淀粉酶升高至 153U（Somogyi 法），血清脂肪酶为 32 U（正常值 2~24U）。

由于经鼻胃管减压和全肠外营养治疗后十二指肠梗阻没有改善，患者在初次手术后 10 天再次接受剖腹探查，发现胰腺肿大合并脂肪坏死，小肠之间粘连严重。

粘连松解时，十二指肠浆膜撕裂，应用肠补片修补，将 Baker 管从鼻子穿过十二指肠空肠弯曲处插入小肠。继续进行全胃肠外营养。患者出

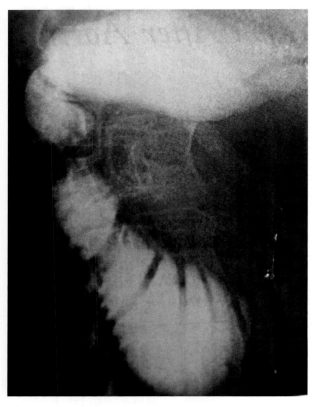

▲ 图 16-1 上消化道造影显示十二指肠第二、第三部分交界处十二指肠梗阻

现肺栓塞，并接受抗凝治疗。患者于 1985 年 4 月 23 日出院，情况良好，于 1994 年死于脑出血。

【讨论】

Castleman 和 McNeely 于 1967 年首次报道了破裂腹主动脉瘤（AAA）修复后的胰腺炎。同一

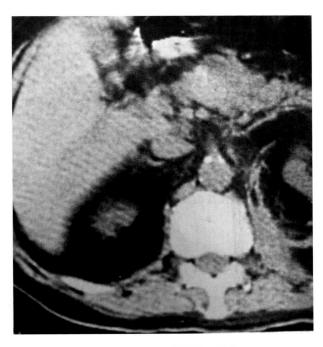

▲ 图 16-2　**CT 显示胰头肿大**

作者报道了 1 例患者在破裂动脉瘤修复后死亡，尸检显示胰腺损伤[1]。他们猜测动脉粥样斑块碎片栓塞胰腺动脉，导致胰腺炎。

一项回顾性尸检研究表明，在 95 例腹主动脉瘤开放手术后的患者中，破裂腹主动脉瘤患者胰腺炎的发病率较高。Warshaw 和 O'Hara 研究发现，未破裂腹主动脉瘤术后急性胰腺炎的发病率为 12%，而破裂腹主动脉瘤术后急性胰腺炎发病率为 29%[2]。急性胰腺炎的典型症状，如腹痛和压痛，要么没有出现，要么被术后病程掩盖。破裂腹主动脉瘤术后胰腺炎的发病率很难估算，因为许多患者死于心脏病。

十二指肠梗阻是由于显著增大的胰腺压迫引起的[3, 4]。十二指肠旁血肿也可能是十二指肠梗阻及空肠襻和十二指肠之间纤维蛋白粘连的原因。任何长时间肠梗阻的患者应在腹主动脉瘤开放手术后评估血清脂肪酶和淀粉酶水平，大多数患者可通过胃肠减压、电解质管理和补液进行治疗。如果患者 NPO 持续数天以上，则需要全胃肠外营养。对于持续性梗阻或出现腹膜刺激征的患者，应再次剖腹探查。如果持续性肠梗阻在开放腹主动脉瘤开放手术后仍不能解决，术后则应进行 CT 检查。

参考文献

［1］ Castleman B, McNeely BU. Case records of Massachusetts General Hospital. N Engl J Med. 1972;286:442–28.

［2］ Warshaw A, O'Hara PJ. Susceptibility of pancreas to ischemic injury in shock. Ann Surg. 1978;188:197–201.

［3］ Aldridge MC, Eastcott HG. Prolonged gastroduodenal il-eus complicating aneurysm surgery. J R Coll Surg Edinb. 1984;29:310–2.

［4］ Hans SS. Pancreatitis and duodenal obstruction following aortic surgery. Am Surg. 1989;55(3):177–9.

病例 17　破裂腹主动脉瘤合并马蹄肾
Rupture of Abdominal Aortic Aneurysm in a Patient with a Horseshoe Kidney

【病史与体格检查】

患者男性，61岁，2007年3月7日因腹痛和晕厥急诊就诊。腹部和骨盆的急诊增强CT显示，腹主动脉瘤（AAA）对比剂外渗，合并马蹄肾（图17-1）。相关的基础疾病包括高血压、糖尿病、肥胖和尼古丁滥用。双侧髂总动脉瘤和髂外动脉钙化伴弥漫性狭窄。

【诊疗过程】

患者接受了破裂腹主动脉瘤的急诊手术，经腹膜入路行主动脉、右股动脉、左髂外动脉旁路移植术，移植物的主体置于马蹄肾的峡部下方。术后患者并发多器官功能衰竭（呼吸衰竭、轻度肾衰竭和稀释性凝血功能障碍）。随后，患者因左结肠和直肠缺血坏死继发下消化道出血，进行了全结肠切除术和回肠造口术，术中发现患者有广泛的左结肠憩室病。

术后，患者出现下肢明显乏力。患者在动脉瘤修复术后6周出院，并接受了大量的物理治疗和职业训练治疗。10年后患者在右腹股沟处出现了有症状的吻合动脉瘤，直径为6cm，随后用10mm针织涤纶移植物修复。患者最后一次就诊于2019年7月，情况令人满意。后来在马蹄肾的右侧发现有一个小肾癌，但由于严重的并发症，患者拒绝对疑似肾癌进行进一步的治疗。

【讨论】

马蹄肾的发生占需要行腹主动脉瘤修复患者

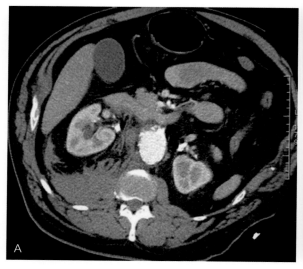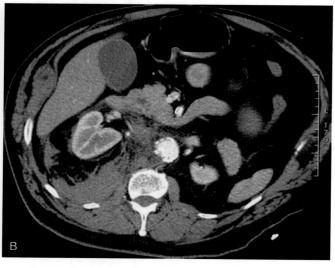

▲ 图 17-1　马蹄肾合并破裂腹主动脉瘤

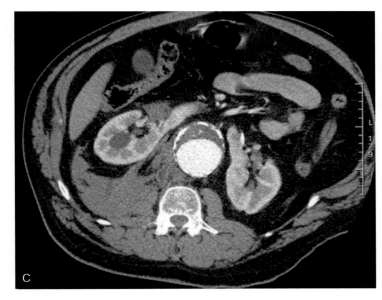 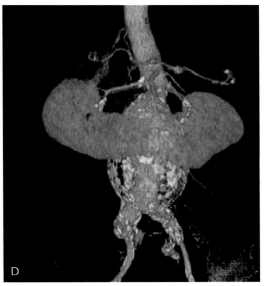

▲ 图 17-1（续）　马蹄肾合并破裂腹主动脉瘤

的 0.25%～0.5% [1, 2]。根据动脉瘤的形态和肾动脉的位置，马蹄形肾 AAA 的首选手术方案是腹主动脉瘤腔内修复术（EVAR）或使用左腹膜后侧翼入路进行手术修复 [1, 2]。

对于血流动力学稳定的破裂 AAA 合并马蹄肾的患者，可以尝试 EVAR，但对于大多数患者，经腹膜入路是必要的。如果马蹄肾的峡部很薄且肾实质很小，峡部就可游离。如果峡部较厚，可能需要在活动的峡部下方进行解剖（如本例患者）或内脏内侧旋转以获得充足的显露。

马蹄肾患者破裂腹主动脉瘤修复术后并发症很常见。据报道，肾功能不全的发生率为 17%[1]。对马蹄肾血管解剖的充分了解对于明确合并马蹄肾的腹主动脉瘤的治疗方法至关重要。

参考文献

[1] Stroosma OB, Kootstra G, Schurink H. Management of aortic aneurysm in the presence of a horseshoe kidney. Br J Surg. 2001;88:500–9.

[2] Illig KA, Green RM. Diagnosis and management of the "difficult" abdominal aortic aneurysm: pararenal aneurysms, inflammatory aneurysms and horseshoe kidney. Semin Vasc Surg. 2001;14:312–7.

病例 18　肾周腹主动脉瘤破裂
Rupture of Pararenal Aortic Aneurysm

【病史与体格检查】

患者男性，59 岁，2007 年 4 月 1 日因突发腹部疼痛并向背部放射急诊就诊。全腹及盆腔 CT 检查显示腹主动脉瘤（直径 8.5cm）伴腹膜后血肿。既往有高血压病史、吸烟史及酗酒史。肠系膜上动脉水平处腹主动脉扩张至 3.2cm。患者肾功能正常。患者因腹主动脉瘤（肾周型）并腹膜后血肿被送入手术室手术治疗。

【诊疗过程】

取腹部正中切口，并使用 Bookwalter 腹部牵开器（Symmetry Surgical, Nashville, TN）。松解 Treitz 韧带，在近下腔静脉端结扎左肾静脉。分开膈肌脚后，显露肾动脉和肠系膜上动脉近端部分。患者开始输注甘露醇。近端利用血管夹在双肾动脉上方和肠系膜上动脉下方进行阻断。

选择 22mm×11mm 的涤纶编织人工血管，近端进行双层吻合：第一层是使用了 4-0 聚丙烯缝合线（Ethicon, Somerville, NJ）水平褥式缝合，第二层是连续缝合。这种缝合方式使得肾动脉下方管壁被包含在缝合线中，从而使近端吻合口位于肾动脉的水平。以端侧吻合方式对右股总动脉进行重建，并以端端吻合方式对左髂外动脉进行远端重建。术后，患者因酒精戒断而出现震颤性谵妄，硫胺素、多种维生素和营养支持等治疗有效。患者术后 10 天出院。

2013 年，患者随访行腹部 CTA 检查，结果显示主动脉的肾上段直径 4.4cm。2014 年 CTA 显示，AAA 肾动脉水平直径为 4.7cm（图 18-1 和图 18-2）。2019 年 1 月，患者接受了股动脉吻合口动脉瘤的修复手术，利用 8mm 的人工血管修复右股动脉吻合口动脉瘤并重建股深动脉（图 18-3 和图 18-4）。最新的动脉造影发现了肾上 AAA，显示股动脉吻合口动脉瘤修复效果满意，人工血管和重建的股深动脉保持通畅（图 18-5 和图 18-6）。

【讨论】

开放手术治疗肾周腹主动脉瘤的手术并发症发生率和死亡率尚可接受。然而，血管腔内修复在高危患者中逐渐成为一种替代方法。

最近，Truijers 报道了 1 例高危的患者利用 Nellix 支架系统，以及双烟囱技术重建双肾动脉成功修复破裂的肾周腹主动脉瘤，效果令人满意[1]。然而，这种选择在择期手术情况下更合适。

Dijkstra 等报道了 2 例患者使用 Nellix 支架系统和烟囱支架对近肾腹主动脉瘤进行了腔内修复术。然而，在 6 个月的时候，其中 1 例患者在右肾下极周围出现右腹膜后血肿并有少量外渗，为此进行了弹簧圈栓塞。然而，患者随后死于多器官功能衰竭[2]。对于除肾下腹主动脉瘤外存在肾上腹主动脉瘤的腹膜后血肿患者，血流动力学稳定的情况下左侧腹膜后入路是有效的。笔者曾 3 次采用这种方法，在 2 例患者中取得了令人满意的效果。

在一些患者中，经腹部正中入路，通过分离两侧膈肌脚游离肾上段，在近下腔静脉侧结扎左

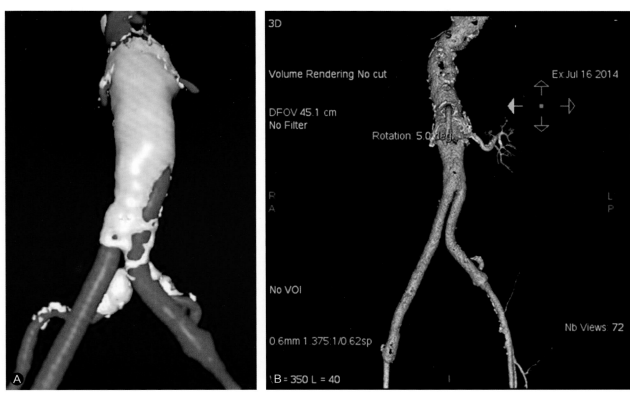

▲ 图 18-1　开放手术后 7 年 CTA 检查（2014）

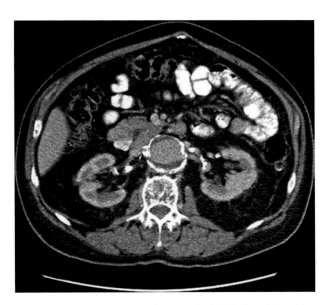

▲ 图 18-2　CTA 显示近端吻合口旁小动脉瘤和少量血栓

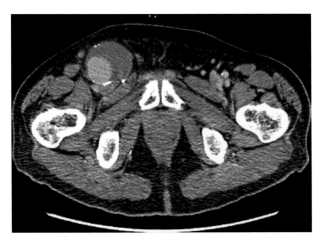

▲ 图 18-3　CTA 显示右股动脉吻合口动脉瘤修复

肾静脉，可在肠系膜上动脉的正下方进行阻断腹主动脉。在这种情况下，腹腔干上方控制也是一个合适的选择。在修复肾下 AAA 破裂时，肾动脉上方主动脉瘤可能不需要修复。患者需要全腹

及盆腔 CTA 等影像学随访。

近期，Wang 等比较了在接受肾周腹主动脉瘤开放手术的患者中，在人工血管袖带上重建肾动脉（如本例）及肾动脉旁路斜切吻合的手术技

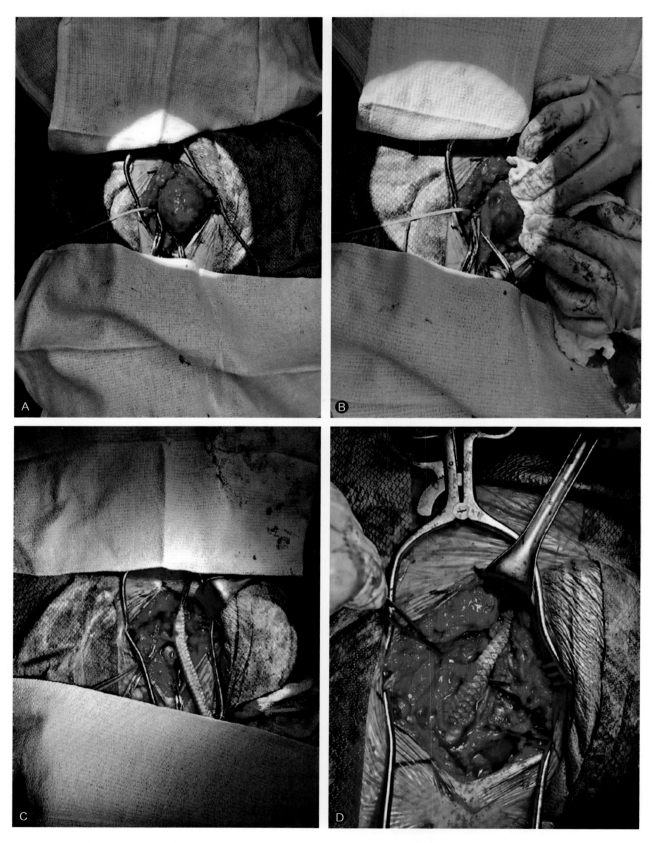

▲ 图 18-4　显示了使用 **8mm** 涤纶编织人工血管修复右股动脉吻合口动脉瘤并重建股深动脉的手术照片

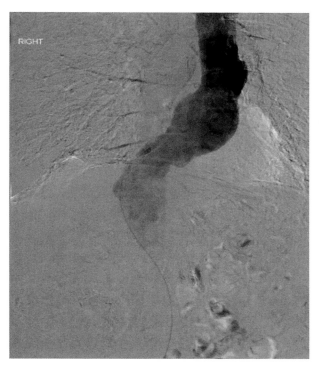

▲ 图 18-5　主动脉造影显示降主动脉和近端腹主动脉及主动脉 - 髂股动脉人工血管通畅（2019）

术。人工血管袖带组 112 例，肾动脉旁路组 87 例。他们发现涉及左肾动脉旁路的技术更复杂，而且不能防止吻合口远期退化、肾功能下降和降低死亡率[3]。肾上主动脉瘤的未来干预措施将取决于其大小和患者的一般情况。可能需要进行开放手术或分支支架的腔内修复术[4]。

【评论】（来自 Audra A. Duncan 医生）

作者描述了 1 例 59 岁、直径达 8.5cm 的肾周腹主动脉瘤的患者接受开放手术。本病例说明了复杂主动脉瘤治疗的几个关键点。选择开放手术而不是腔内修复通常取决于外科医生的偏好和可获得的器械。由于内脏旁主动脉的直径较大，如果直径合适，开窗装置很可能会延伸到胸主动脉，覆盖范围会增加患者脊髓缺血的风险。其他选择，如烟囱支架，也是动脉瘤破裂患者的一种选择，但有很高的内漏风险，这对术前存在破裂和血肿的患者来说是潜在的危险。采用开放手术治疗，

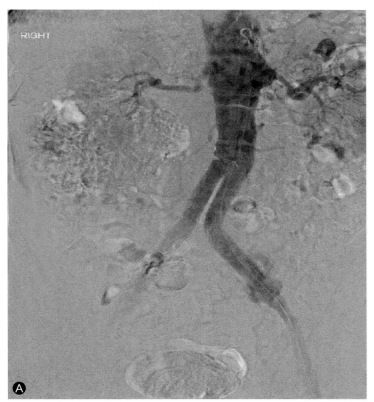
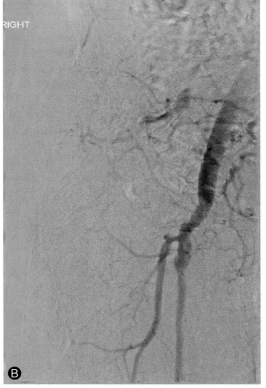

▲ 图 18-6　股深动脉重建于涤纶编织人工血管

尤其是在年轻患者中，似乎是一个明智的决定。

术中决策通常由术前 CT 检查结果指引，幸运的是，这位患者病情稳定，可以在手术前进行 CT 检查。如果影像资料可用，通常在剖腹手术前决定钳夹的水平。在这种情况下，无论在腹腔干上方阻断还是肠系膜上动脉钳夹都是合理的，而该患者使用的是肾上阻断。由于在动脉粥样硬化疾病过程中很少累及上腹腔干上方主动脉，因此最好在该部位阻断。腹腔干上方阻断的缺点是心脏事件发生率较高[5]。

由于主动脉在肠系膜上动脉上方的大小正常，该患者使用肠系膜上动脉上方阻断也可能表现良好。这种探查可以通过在主动脉两侧分离膈肌脚、移动肾静脉并向近端肾静脉延伸来完成。然后将在肠系膜上动脉近端的主动脉阻断，肾静脉位于阻断钳的上方，因此阻断钳充当静脉的牵开器，显露良好。尽管可以结扎左肾静脉，但这

种方法确实增加了肾衰竭的风险[5]。其他方法是通过结扎深静脉分支（肾上腺、腰肾、性腺）或主动脉人工血管重建后阻断、离断和重新吻合肾静脉来移动肾静脉。

作者选择将人工血管延伸至股动脉，以端侧吻合的方式进行远端吻合。如果可能，应避免将人工血管延伸到股动脉，以降低腹股沟切口相关的假体移植物感染的风险。此外，为了尽可能消除动脉瘤组织，大多数主动脉重建都是以端端吻合的方式进行的。如果进行端端吻合，则必须结扎自体髂动脉，而剩余的动脉"袋"存在扩张和潜在破裂的风险。总体而言，这名患者年轻，患有巨大动脉瘤和吻合口动脉瘤。他将需要密切随访，包括评估胸主动脉瘤和评估假性动脉瘤的病因（即假性动脉瘤是否由感染引起），在他年轻的时候，开放手术仍然是主动脉重建最可靠的选择。

参考文献

[1] Truijers M, Vansterkenburg S, Lardenoije JW, Reijnen MPJ. Endovascular repair of ruptured pararenal aortic aneurysms using the Nellix endovascular aneurysm sealing system and chimney grafts. J Endovasc Ther. 2015;22(3):391–4.

[2] Dijkastra M, Lardenoye JW, Van Oostayen JA, Zeebregts CJ, Reijne M. Endovascular aneurysms sealing for juxtarenal aneurysms using the Nellix device and chimney covered stents. J Endovasc Ther. 2014;21:541–7.

[3] Wang LJ, Tsougranis GH, Tanious A, Chang D, et al. The removal of all proximal aortic tissue does not affect anastomotic degeneration after open juxtarenal aortic aneurysm repair. J Vasc Surg. 2020;71:390–9.

[4] Hans SS. Open rupture AAA repair. In: Hans SS, Shepard S, Weaver M, editors. Endovascular and open vascular reconstruction: a practical approach. Boca Raton: CRC Press, Taylor and Francis Group, LLC; 2018. p. 205–11.

[5] West CA, Noel AA, Bower TC, Cherry KJ Jr, Gloviczki P, Sullivan TM, et al. Factors affecting outcomes of open surgical repair of pararenal aortic aneurysms: a 10-year experience. J Vasc Surg. 2006;43:921–7.

病例 19　支架置入术后的腹主动脉瘤破裂合并下腔静脉撕裂

Rupture of Abdominal Aortic Aneurysm with Tear of Inferior Vena Cava in a Patient with Prior Endograft

【病史与体格检查】

患者男性，63 岁，2001 年 5 月 17 日来急诊就诊，主诉突发剧烈腹痛，并伴有餐后恶心呕吐、出汗，血压 120/80mmHg，心率 120 次 / 分。既往疾病包括高血压、严重的冠状动脉疾病和抑郁症。在 2000 年 1 月，患者因严重的冠状动脉疾病和腹主动脉瘤入院治疗。当时患者接受了详尽的心脏评估，包括冠状动脉造影和电生理学检查。

2000 年 6 月，心内科医生通过左肱动脉入路行冠状动脉造影并在右冠状动脉置入支架。左前降支或回旋冠状动脉未见狭窄。左心室射血分数评估为 20%，左心室舒张末压增加 18mmHg。

2000 年 1 月 30 日，患者接受腹部螺旋 CT 扫描，随后行腹主动脉造影。CT 检查结果（6mm 断层）显示有一 7.0cm 的肾下型腹主动脉瘤。腹主动脉瘤颈直径为 28.0mm，长度为 15.0mm，位于肾动脉下方，瘤颈成角 60°（图 19-1）。外院病例记录显示，2001 年 2 月 4 日在脊髓麻醉下使用 AneuRx 支架（Medtronic, Sunnyvale, CA）进行腹主动脉瘤修复术。手术记录显示术中进行了股动脉切开，左肱动脉切开，以抓捕辅助置入左髂动脉延长支的导丝。

从右股动脉置入 28.0mm×16.0mm（总长 16.5cm）的 AneuRx 主支架，通过左股动脉入路置入 16mm 髂腿（总长 11.5cm）。此外，还置入了一个主动脉延长支（直径 28.0mm，长度 3.75cm）。根据手术记录显示没有出现内漏，手术结束前动

脉造影显示动脉瘤被完全隔绝。

患者入院时的血红蛋白为 12.5g/dl，红细胞压积为 35.0%。腹部和骨盆增强 CT 显示存在 7.0cm×7.0cm 腹主动脉瘤，动脉瘤外有对比剂聚集，动脉瘤周围软组织密度增加，脂肪滞留（图 19-2）。支架和 AAA 的附壁血栓之间有大量对比剂，表明有较大的内漏。CT 检查结果显示，右髂腿支架靠近下腔静脉（图 19-3）。

【诊疗过程】

2001 年 5 月 17 日，患者被送往急症手术室。发现有腹主动脉瘤破裂，伴腹膜后血肿向右侧延伸。

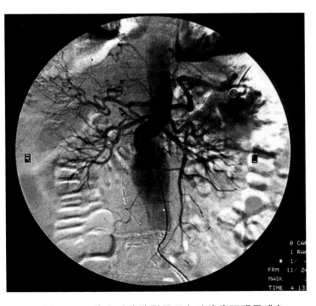

▲ 图 19-1　腹主动脉造影显示主动脉瘤颈明显成角

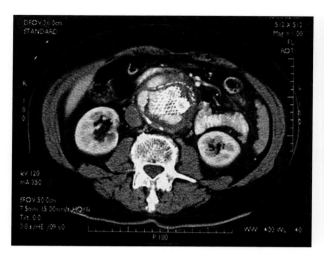

▲ 图 19-2　显示了主动脉大量内漏和对比剂外渗

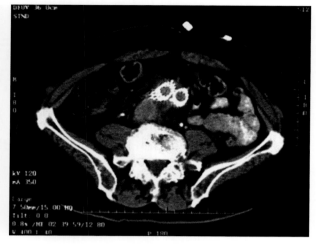

▲ 图 19-3　右髂腿支架紧邻下腔静脉

为了控制主动脉近端，我们结扎了左肾静脉。对腹主动脉进行肾上控制，双侧肾动脉均采用阻断带控制肾动脉，血管夹阻断双侧髂外动脉和下腹主动脉。腹主动脉瘤的破裂部位为前内侧，动脉瘤在破裂部位被切开。将移植物的主支架和主动脉延长支从近端瘤颈取出，支架内没有组织粘连，主体很容易移除。然而，髂腿锚定牢固，难以移除。

左髂腿与支架主体完全分离。支架的右髂腿在其远端 2～3cm 处有明显的成角，导致下腔静脉与髂总静脉连接处的上方穿透。应用 Allis 钳阻断后，用 5-0 聚丙烯缝合线（Ethicon, Somerville, NJ）修复下腔静脉左外侧壁 3.0cm 的破口。失血量估计约为 2500ml。使用 8 单位洗涤红细胞，2 单位新鲜冷冻血浆和 10L 晶体溶液。把一个 20.0mm×10.0mm 的 Gelsoft 涤纶编织支架（Sulzer Medica, Scotland, United Kingdom）用于主动脉 - 双侧髂动脉旁路重建。术后 3 天患者接受通气支持，出现左下叶肺炎，使用抗生素有效和激发试验阳性。

患者于术后第 12 天出院，切除的支架在髂动脉接合处融合良好，内侧有假内膜覆盖。然而，支架主体外表面没有任何组织结合。

【讨论】

对于进行常规动脉瘤切除术 [1, 2] 有显著的围术期并发症和死亡率风险的高危患者，腹主动脉瘤腔内修复术是重要的技术进展。然而，血管腔内修复后动脉瘤破裂是众所周知的并发症 [3-6]。支架髂腿闭塞、主动脉肠瘘、移植物感染和截瘫也有报道 [7-10]。由于这是第一代的腔内支架（AneuRx），并没有肾上固定。此外，瘤颈明显成角，导致 I 型内漏和随后的主动脉瘤破裂发生。该患者没有定期随访，这是接受腹主动脉瘤腔内修复术（EVAR）患者的一个重大失误。如果当时发现并处理了 I 型内漏，可能不会出现腹主动脉瘤破裂。在存在主动脉支架的情况下修复破裂的腹主动脉瘤的技术要求很高，因为近端控制更难，并且移除支架可能导致需要进行吻合的近端瘤颈管壁变薄。大多数作者都建议在腹腔干上控制主动脉。这例患者是在结扎左肾静脉后，在肾动脉上方进行近端控制的。

对于既往曾行 EVAR 的腹主动脉瘤破裂的患者，如果破裂是由 III 型内漏所致，可行腔内修复。然而，对于 I a 型内漏的患者，可能没有足够的瘤颈长度可用于置入主动脉延长支，因此血管腔内修复可能不是最佳选择。作者在一些因 I a 型内漏而破裂的患者中置入 Palmaz ™支架（Cordis, Hialeah, FL），但这些患者需要严格的随访，因为他们可能需要进一步干预（开窗支架）以防止 I a 型内漏复发。

【评论】（来自 Audra A. Duncan 医生）

这例患者在支架置入 16 个月后出现移位，发生了一个非常罕见的由于支架髂腿移位导致的穿透性下腔静脉撕裂并发症。虽然在现在支架置入中出现这种类型的髂腿支架早期移位和断裂可能性比较低，但这个病例解决了几个关键点。第一个问题是支架的大小。由于患者在刚发病时被认为有非常高的心脏风险，很可能外科医生在 28mm 的瘤颈置入了尺寸为 28mm 的支架，没有选择必要的尺寸放大。在 2000 年，市面上尚未有更大尺寸的主动脉支架，也没有开窗支架（包括医生改良的支架）。然而，原本可以考虑在放置冠状动脉金属裸支架 6 周后，在更近端位置放置支架并且进行肾动脉去分支杂交术。本病例证明的第二点是：如果支架的尺寸不适宜，应该强调非常密切的随访和记录。

幸运的是，尽管合并其他疾病，患者在开放修复后恢复良好。然而，作者注意到腹腔干上方阻断可作为一种首选的主动脉控制形式。虽然解剖或破裂可能需要在腹腔干上控制，但一旦确定了是肾下或近肾的破裂，阻断钳需要重新定位。对于 AneuRx 支架，其前端很少会嵌入主动脉壁，因此支架可以通过打开瘤囊移除，并在肾下主动脉替换钳夹。一些研究[11-13]已经证实，腹腔干上方阻断修复复杂的主动脉疾病是心脏并发症的一个独立危险因素，合理使用腹腔干上方阻断可改善心脏预后。因此，对于这位已知患有严重心脏病的患者，尽管他的最终结果很好，也应该建议限制或避免腹腔干上方阻断。

参考文献

［1］　Bernhard VM, Mitchell RS, Matsumara JS, et al. Ruptured abdominal aortic aneurysm after endovascular repair. J Vasc Surg. 2002;35:1155–62.

［2］　Fransen GAJ, Vallabhaneni SR, Van Marrewijk CJ, et al. Rupture of infra-renal aortic aneurysm after endovascular repair: a series from EUROSTAR registry. Eur J Vasc Endovasc Surg. 2003;26:487–93.

［3］　Tuma MA, Hans SS. Rupture of abdominal aortic aneurysm with tear of inferior vena cava in a patient with prior endograft. J Vasc Surg. 2002;35:798–800.

［4］　Cho JS, Park T, Kim JY, et al. Prior endovascular abdominal aortic aneurysm provides no survival benefits when the aneurysm ruptures. J Vasc Surg. 2010;52:1127–34.

［5］　Harris PL, Vallabhaneni SR, Desgranges P, et al. Incidence and risk factors of later rupture, conversion, and death after endovascular repair of infrarenal aortic aneurysms: the EUROSTAR experience. J Vasc Surg. 2000;32:739–49.

［6］　May J, White GH, Stephen MS, et al. Rupture of abdominal aortic aneurysm: concurrent comparison of outcome of those occurring after endovascular repair versus those occurring without previous treatment in an 11-year single center experience. J Vasc Surg. 2004;40:860–6.

［7］　Coppi G, Gennai S, Saitta G, et al. Treatment of ruptured abdominal aortic aneurysm after endovascular abdominal aortic repair: a comparison with patients without prior treatment. J Vasc Surg. 2009;49:582–8.

［8］　Mehta M, Paty PS, Roddy SP, et al. Treatment options for delayed AAA rupture following endovascular repair. J Vasc Surg. 2011;53:14–20.

［9］　Candell L, Tucker LY, Goodney P, et al. Early and delayed rupture after endovascular abdominal aortic aneurysm repair in a 10-year multicenter registry. J Vasc Surg. 2014;60:1146–52.

［10］　Calanescu I, Long G, Bove P, Khoury M, Brown OW, Rimar S, Rizk Y, Uzieblo H, Hans SS. Rupture of abdominal aortic aneurysm in patients with and without antecedent endovascular repair. Ann Vasc Surg. 2017;39:99–104.

［11］　Jean-Claude JM, Reilly LM, Stoney RJ, Messina LM. Pararenal aortic aneurysms (the future of open aortic aneurysm repair). J Vasc Surg. 1999;29:902–12.

［12］　West CA, Noel AA, Bower TC, Cherry KJ Jr, Gloviczki P, Sullivan TM, et al. Factors affecting outcomes of open surgical repair of pararenal aortic aneurysms: a 10-year experience. J Vasc Surg. 2006;43:921–7.

［13］　Sarac TP, Clair DG, Hertzer NR, Greenberg RK, et al. Contemporary results of juxtarenal aneurysm repair. J Vasc Surg. 2002;36:1104–11.

病例 20　腹主动脉瘤破裂开放手术后的人工血管感染

Prosthetic Graft Infection Following Open Repair of Ruptured Abdominal Aortic Aneurysm

主动脉手术后人工血管感染是血管手术中最严重的并发症之一。人工血管一旦感染必须移除，除了罕见的主动脉 - 髂动脉闭塞性疾病患者，几乎所有的患者都需要进行血管重建[1-8]。根据细菌感染程度的类型，外科医生可以根据细菌感染的类型，选择使用抗生素浸泡的移植物进行原位血供重建，或使用冷冻保存的同种异体移植物或股浅/腘静脉，以及腋动脉 - 股动脉旁路重建术。

【病史与体格检查】

患者男性，52 岁，2006 年 7 月因发生腹主动脉瘤（AAA）破裂前来就诊。患者既往有慢性阻塞性肺疾病（COPD）、高血压和 2 型糖尿病。他接受了急诊手术，使用一条 18mm×9mm 针织涤纶人工血管修复主动脉。由于髂总动脉和两侧髂外动脉存在严重钙化狭窄，需要行主动脉 - 双侧股动脉旁路重建。同时将患者的右下副肾动脉重新吻合至涤纶人工血管上。术后出现呼吸窘迫综合征，给予类固醇治疗和通气支持有效。

2007 年 1 月，患者出现发热、背痛、血培养阳性（甲氧西林敏感的金黄色葡萄球菌）。腹部 CT 检查和白细胞检查证实主动脉人工血管感染。2007 年 1 月 24 日，患者采用了冷冻保存的主动脉 - 双侧股动脉移植物（CryoLife Kennesaw, GA）行主动脉 - 双侧股动脉旁路重建术。涤纶移植物不适合，移植物周围有甲氧西林敏感的金黄色葡萄球菌阳性的胶冻状液体包裹。患者经静脉注射万古霉素和口服利福平后出院。

2007 年 2 月 12 日，患者出现背部性痛，腹部 CT 显示冷冻移植物右髂部分穿孔，血液渗漏至腹膜后和右腹膜间隙（图 20-1）。

【诊疗过程】

患者接受紧急手术，急诊取出冷冻保存的同种异体移植（CAA），结扎肾动脉开口下方的肾下腹主动脉，用大网膜加固。在股动脉吻合口处进行隐静脉补片移植。使用了 8mm 的 INTERING PTFE 人工血管（W. L. Gore, Flagstaff, AZ）为患者重新进行二期双侧腋动脉至中上段股浅动脉搭桥术。

CAA 移植物培养出表皮葡萄球菌和白色念珠菌。患者接受达托霉素、氟康唑和利福平治疗。随访 CTA 结果显示肾下主动脉结扎，双侧腋动脉 - 股动脉人工血管通畅，双侧肾动脉灌注良好（图 20-2）。

患者出现两侧轻微的股四头肌无力，经物理治疗后病情好转，于术后第 14 天出院。术后 CTA 显示双侧腋动脉 - 股动脉人工血管通畅，远端与股浅动脉近端吻合。6 周后复诊，两侧胸壁可见大血肿（图 20-3）。抽吸液显示有明显的浆液性液体，但培养为阴性。反复的抽吸导致血肿明显变小。

2010 年 5 月 6 日，患者因右腋动脉 - 股动脉人工血管血栓形成导致右下肢急性缺血急诊就

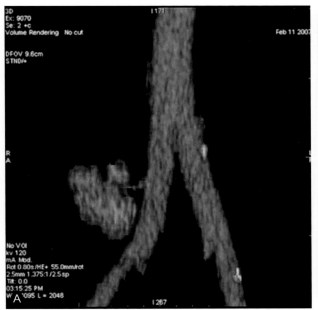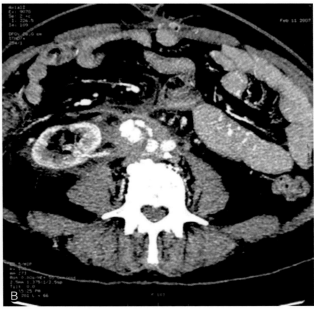

▲ 图 20-1　显示低温保存静脉移植物穿孔

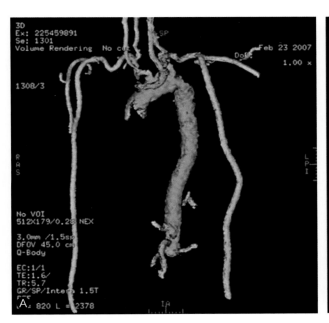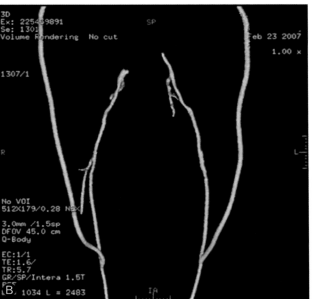

▲ 图 20-2　双侧腋动脉 – 股动脉移植物 CTA

诊。患者接受了取栓术，右下肢动脉血流恢复令人满意。同时，在近端吻合口附近使用 100cm 的 4F Omniflush 造影导管行腋动脉 – 股动脉人工血管造影，并获得右侧动脉和流出道情况造影。术后，清除右大腿上方血肿，并在人工血管上应用创面吸引，重建缝匠肌皮瓣。嘱咐患者口服华法

林出院。3 个月后，患者出现右腋动脉 – 股动脉人工血管血栓复发，并再次接受血栓清除术。

由于抗凝后右腋动脉 – 股动脉人工血管血栓形成，患者于 2011 年 5 月 6 日经左腹膜后入路重行主动脉 – 双侧股动脉人工血管置入（PTFE W. L. Gore 16mm×8mm）。术前按泌尿外科方式置入双

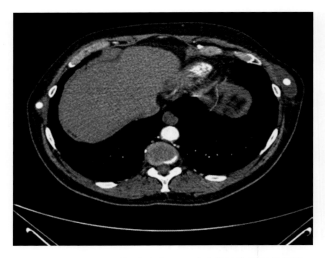

▲ 图 20-3　显示双侧腋动脉 - 股动脉移植物周围的血肿

侧输尿管支架。左侧第 11 肋间隙切口，从腋窝后线延伸至左腹直肌鞘外侧边缘。腹膜后平面在左肾和胰腺和脾脏尾部，腹膜向内侧旋转。可辨认肾下腹主动脉残端。将左膈肌脚分开一小段距离，分开并结扎左肾静脉腰椎分支。辨认出两条肾动脉，而左髂动脉残端因该区域的瘢痕严重而无法分辨。

全身肝素化后，在双肾动脉上方阻断主动脉。采用 3-0 心血管聚丙烯缝合线连续缝合法将 16mm×8mm PTDF 分叉型人工血管与主动脉近端进行吻合。肾上阻断时间为 27min。人工血管的右髂腿太短，无法通过从左下腹象限到右腹股沟的隧道。因此，人工血管的右髂腿采用 8mm 人工血管进行延长，使两个人工血管的吻合在左侧。将人工血管穿过右腹股沟，通过腋动脉 - 股动脉重建时的静脉补片与右股浅动脉近端吻合。股深动脉局部内膜剥脱至回旋分支后，在股浅动脉近端和股总动脉远端左侧进行吻合。采用 5-0 聚丙烯缝合线进行远端吻合。腋动脉 - 股动脉人工血管的两个股分支在股动脉吻合口上方数厘米处结扎。

患者于 2014 年 4 月 6 日因右下肢急性缺血入院。CTA 显示右腘动脉和胫骨后动脉近端充满血栓，可能是由于残余的无功能的腘动脉 - 股动脉人工血管（一个小的无效腔）。患者行右

腘动脉 / 胫动脉血栓栓塞切除术，取下右腋动脉 - 股浅动脉旁路移植物，并取下左腋动脉至股浅动脉旁路远端吻合口。动脉造影结果满意。患者于 2014 年 6 月 6 日再次就诊，右上肢皮温降低。2014 年 6 月 6 日行腋动脉取栓并结扎右腋动脉 - 股人工血管术，左侧行预防性手术，以防止栓塞。患者最后一次随访是在 2014 年 6 月，没有证据显示复发性移植物感染，双下肢踝肱指数正常。主动脉股重建后的随访 CT 显示人工血管通畅（图 20-4）。

【讨论】

据报道，主动脉移植物感染的发生率为 0.6%～3%[4]。主动脉移植物感染患者的治疗方案包括移植物移除和解剖外旁路移植（腋动脉 - 股动脉移植、原位利福平浸泡人工血管移植、冷冻保存的同种异体主动脉移植）[2-8]。Clagett 等支持使用股静脉和腘静脉原位自体主髂动脉 - 股动脉重建来治疗人工血管感染[5]。由大隐静脉构建的螺旋静脉移植物也被用于自体置换受感染的主动脉人工血管；然而，螺旋静脉移植物的构建需要时间较长[9]。血供重建策略的选择取决于引起移

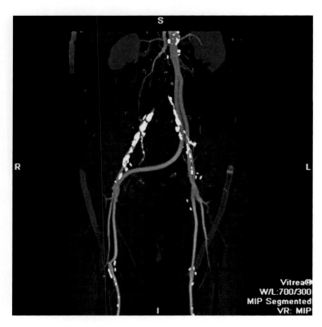

▲ 图 20-4　术后 CTA 显示左主动脉 - 股动脉和股动脉 - 股动脉移植

植物感染的菌群类型、感染的程度及是否存在主动脉肠瘘。

最近，Charlton-Ouw 等报道了 28 例肾下腹主动脉移植感染患者中有 79% 需要原位重建。采用人工血管移植、异体同种移植和自体股静脉、腘静脉，住院死亡率为 7%，再感染率为 25% [4]。在平均 2 年和 5 年的随访中，整体保肢率和生存率分别为 82% 和 46%[4]。Chung 和 Clagett 报道了使用自体静脉 [5] 的围术期死亡率为 10%，5 年死亡率为 50%。Oderich 等报道了利福平浸泡移植物重建比腋动脉 - 股动脉旁路重建更好的 5 年通畅性（89% vs. 48%，P= 0.1）。然而，移植物再感染的发生率相似（原位置换术为 11%，腋动脉 - 股动脉移植物为 17%）[8]。

该患者在冷冻静脉移植物破裂后因主动脉移植物感染，进行腋动脉 - 股动脉移植物重建；然而，患者出现双侧血肿，反复抽吸有效。由于患者在抗凝治疗下仍出现复发性腋动脉移植物闭塞，决定采用腹膜后入路行主动脉 - 股动脉重建。然而，患者在腋动脉 - 股移植物的腋动脉和股动脉近端几厘米处出现了继发血栓造成右上肢和右下肢栓塞。因此，在左侧近端吻合口附近和近端吻合口附近进行左腋动脉 - 股动脉移植物的预防性结扎，以防止左侧复发。本报道表明，主动脉移植物感染有较高发病率，由于再感染率高，长期随访是必要的。从最近的文献来看，有一种趋势，要么是用选择利福平浸泡的假体移植物进行原位置换，或者是用自体股静脉、腘静脉置换髂动脉段，而不是在切除感染的主动脉假体移植物后进行腋动脉 - 股动脉移植物重建。

【评论】(来自 Audra A. Duncan 医生)

这一复杂的病例展示了管理主动脉人工血管感染的挑战持续存在，以及为什么预防如此重要。患者最初因严重的髂动脉闭塞性疾病，需要主动脉 - 双侧股动脉旁路治疗。动脉瘤破裂的患者，由于手术的紧急性质，无菌操作严格程度降低、肠道细菌易位，以及危重疾病和恢复时发生的免疫抑制，可能更容易发生移植物感染，特别是来

自皮肤菌群，如金黄色葡萄球菌或表皮葡萄球菌。此外，无论是在择期手术还是急诊手术情况下，将主动脉移植物延伸到股动脉，都将显著增加人工血管感染的风险 [10]。在许多情况下，将移植物延伸到股动脉是难以避免的，但在动脉瘤破裂修复时，接受远端髂动脉吻合，并根据情况选择支架或旁路，以降低感染的风险。与假体移植物感染相关的另一个危险因素是伤口感染，因此在恢复期间必须对切口进行谨慎的护理。

本病例也强调了移除感染的主动脉移植物和后续重建的关键技术要点。对于年轻的患者（如 52 岁），原位重建是有利的。虽然低温保存同种异体主动脉移植是一个很好的选择，但可能很难在没有张力的情况下获得足够长的从主动脉到股动脉的节段。在某些情况下，带有低温保存动脉的主动脉 - 单侧股动脉和股动脉 - 股动脉移植物需要更短的管道长度。管道的"金标准"是由双侧股深静脉制成的新主动脉髂动脉移植物。虽然该手术通常需要两个手术团队来提高效率，再感染率的降低可能会消除再感染所需的许多后续手术，如该患者的情形。

尽管与抗生素浸泡的人工血管相比，低温保存的同种异体移植可能降低感染风险，但冷冻移植不能幸免于再感染，通常因为感染侵蚀导致破裂，如本例患者。其他选择，如抗生素浸泡的原位人工血管将是 52 岁患者的第三种选择。无论原位进行何种类型的重建，大网膜包裹与降低再感染的风险相关，如果适合，应该用于所有患者 [8]。如果没有，其他自体组织（如阔筋膜），可用作移植物的生物包裹。并不清楚该患者是否使用了大网膜包裹。此外，抗生素珠，如 Stimulon®（Biocomposites Ltd., Staffordshire, England），可能被考虑用于难以处理的人工血管感染的患者，可惜在 2007 年尚未上市。这些抗生素珠是可吸收的，可以用抗生素来定制，以适合患者的感染。尽管抗生素珠价格昂贵，而且还没有 1 级数据，但抗生素珠是一种很有前途的辅助手段，可用于治疗复杂的主动脉移植物感染的患者，如该例患者。最后，静脉注射和口服抗生素的使用，以及抗生素的持续时

间和抑制性抗生素的使用，都是有争议的。虽然明智地使用抗生素总是最好的，但许多慢性感染患者可能需要有针对性地持续抑制性抗生素，以避免持续的干预。

总之，尽管患者持续反复感染，但该患者表现良好，每次都成功治疗。这个病例强调了移植物感染的最大危险因素是既往感染，以及为什么通过仔细注意管理的各个方面来预防最初的感染是如此重要。

参考文献

［1］ O'Connor S, Andrew P, Bat M, Becquemin JP. A systemic review and meta-analysis of treatment for aortic graft infection. J Vasc Surg. 2006;44:38–45.

［2］ Kieffer E, Gomes D, Chiche L, Fleron MH, Koskas F, Bahnini A. Allograft replacement for infrarenal aortic graft infection: early and late results in 179 patients. J Vasc Surg. 2004;39: 1009–17.

［3］ Noel AA, Gloviczki P, Cherry KS, Safi H, Goldstone J, Morasch MD, Johansen KH. Abdominal aortic reconstruction in infected fields. Early results of United States cryopreserved aortic allograft registry. J Vasc Surg. 2002;35:847–52.

［4］ Charlton-Ouw KM, Sandhu HK, Huang G, Leake SS, Miller CC 3rd, Estrera AL, Azizzadeh A, Safi HJ. Reinfection after resection and revascularization of infected infrarenal abdominal aortic grafts. J Vasc Surg. 2014;3:684–92.

［5］ Chung J, Clagett GP. Neoaortoiliac system (NAIS) procedure for the treatment of infected aortic graft. Semin Vasc Surg. 2011;4:220–6.

［6］ Berger P, Moll FL. Aortic graft infections: is there still a role for axillobifemoral reconstruction? Semin Vasc Surg. 2011; 4:205–10.

［7］ Ali AT, Modrall JG, Hocking J, Valentine RJ, Spencer H, Eidt JF, Clagett GP. Long-term results of the treatment of aortic graft infection by in situ replacement with femoral popliteal vein grafts. J Vasc Surg. 2009;1:30–9.

［8］ Oderich GS, Bower TC, Cherry KJ Jr, Panneton JM, Sullivan TM, Noel AA, Carmo M, Cha S, Kalra M, Gloviczki P. Evolution from axillofemoral to in situ prosthetic reconstruction for the treatment of aortic graft infections at a single center. J Vasc Surg. 2006;6:1166–74.

［9］ Hans SS. Spiral vein grafts as vascular conduits in irradiated and contaminated tissue beds. J Am Coll Surg. 2002;195:732–6.

［10］ Antonios VS, Noel AA, Steckelberg JM, Wilson WR, Mandrekar JN, Harmsen WS, Baddour LM. Prosthetic vascular graft infection: a risk factor analysis using a case-control study. J Infect. 2006;53:49–55.

第三篇　完整与破裂髂动脉瘤开放修复术

Open Repair of Intact and Ruptured Iliac Artery Aneurysms

病例 21　开放手术治疗髂总动脉瘤 / 066

病例 22　开放手术治疗破裂髂总动脉瘤 / 069

病例 23　开放手术治疗髂总动脉感染性动脉瘤 / 072

病例 24　开放手术治疗髂内动脉瘤破裂 / 076

病例 21 开放手术治疗髂总动脉瘤
Open Repair of Common Iliac Artery Aneurysm

【病史与体格检查】

患者男性，65 岁，因左髂总动脉直径 3.9cm 动脉瘤行开放手术治疗。CT 血管造影提示右髂总动脉扩张，肾下腹主动脉明显扭曲（图 21-1）。患者 2009 年首次就诊，腹主动脉横径 3.5cm，至 2014 年逐渐增大至 3.9cm。

【诊疗过程】

患者左髂总动脉严重扭曲，开放手术较腔内修复更为合适。髂动脉的严重扭曲即便可以被超硬导丝暂时纠正，但超硬导丝撤除后髂支支架仍会弯折。同时鉴于患者肾下腹主动脉扭曲、右髂总动脉扩张及患者年龄等因素，最终决定行开放手术。患者于 2014 年 4 月 17 日行开放手术治疗。取腹正中切口，游离肾下主动脉并于肾动脉下控制主动脉近端。切开腹白线及 Toldt 筋膜游离乙状结肠近端并显露左髂总动脉瘤。因右髂总动脉扩张，右髂外动脉及髂内动脉分别使用血管吊索控制。近端使用与 18mm×9mm 编织型涤纶人工血管行端端吻合，人工血管右侧髂分支吻合于扩张右髂总动脉下方，近分叉处使用 4-0 Prolene 缝合线吻合。

左髂总动脉瘤前壁部分切除后，涤纶人工血管左侧髂支从乙状结肠及输尿管下方与左髂总动脉吻合。

患者术后平稳，术后 5 天出院。最近一次复诊为 2019 年 6 月，多普勒超声显示主动脉移植物内血流通畅，吻合口远端髂动脉未见动脉瘤复发。

【讨论】

孤立性髂动脉瘤较罕见，在动脉瘤疾病患者中占比少于 2%。其主要病因为退行性变，其他病因包括感染、夹层、外伤、马方综合征及其他血管疾病原因导致的动脉瘤形成。对于动脉瘤直径 > 3.5cm 且破裂风险较大的患者建议手术治疗。研究显示开放及腔内手术预后均安全有效 [1, 2]。因破裂髂动脉瘤围术期死亡率为 30%～50%，因此手术的目的在于预防破裂 [2]。开放及腔内的选择指征在于动脉瘤解剖条件。

腔内修复已成为治疗孤立性髂动脉瘤的优选方式 [3, 4]。如果髂总动脉近端瘤颈合适（通常为 15mm），单边型髂动脉支架置入治疗效果满意。对于近端瘤颈 < 15mm 的患者，分叉型支架则为更好的选择。在多数情况下，髂支支架远端置于髂外动脉 [2-4]。髂内动脉处理方式为同期或分期栓塞。

髂动脉分支支架（iliac branch excluder，IBE）被用于髂总或主髂动脉瘤患者，用以同时重建髂内及髂外动脉血供。髂外动脉直径为 6.5～25mm，锚定区长度 > 10mm，髂内动脉直径为 6.5～13.5mm 且锚定长度 > 10mm 为 IBE 系统使用的要求 [5]。髂支通畅率理想（10 年通畅率为 89.2%），且大多数闭塞发生于合并髂内动脉瘤患者 [5]。IBE 为腔内治疗腹主动脉合并髂动脉瘤、孤立性髂动脉瘤及髂内动脉瘤的理想方式。

对于此患者，因肾下主动脉扭曲及右髂总动脉扩张，最终决定使用开放手术治疗。虽然在一些主动脉及对侧髂动脉不存在扩张的病例中单

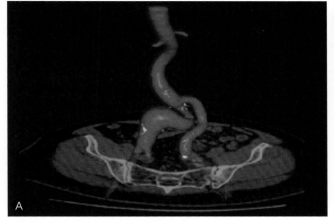

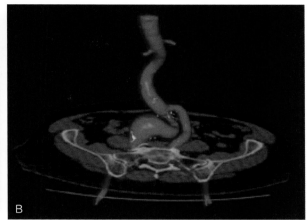

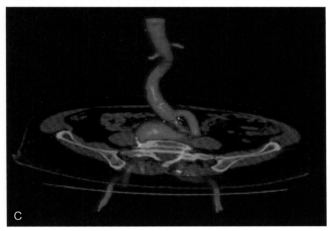

▲ 图 21-1 左髂总动脉瘤合并主动脉及髂动脉扭曲（后面观）

侧髂动脉人工血管重建也可以取得满意的临床效果，但对于此病例，主动脉 - 双侧髂动脉人工血管重建仍是更优的方案。

【评论】（来自 Jonathan R. Thompson 医生和 Iraklis Pipinos 医生）

作者使用开放手术完美地治疗了此例腔内重修复存在挑战的病例。右髂总动脉显著扭曲及髂动脉分叉处扩张使此病例不适宜行腔内修复。髂分支支架的广泛应用及报销政策的变化使该技术成为大多髂动脉瘤患者的合适选择。当腔内技术不适合或不理想时，血管外科医师应考虑传统开放手术。

如同作者指出，开放手术的选择取决于患者有良好的身体条件。对于存在多种并发症的患者，将 3.5cm 作为手术治疗的门槛也许并不会使患者获益。如果术前评估患者围术期及术后死亡风险

及并发症发生风险均较大时，推迟手术待瘤体更大时也许更为合适。孤立性髂动脉瘤的预期生长速度并不明确而且取决于瘤体的尺寸 [6]。

当计划行择期开放手术治疗累及髂血管的动脉瘤时，一个需要重视的问题是置入临时输尿管支架 [7]。即便置入支架没有能够防止输尿管损伤，支架也可以帮助我们寻找输尿管，否则输尿管将十分难以辨认。动脉瘤因同时存在局部炎症反应，因此更加容易形成夹层或损伤输尿管，尤其对于盆腔内的动脉瘤。为方便切除与重建髂动脉，对于此病例，我们和作者一样倾向于采用经腹入路，但其他一些情况建议使用腹膜后入路，即便是对于右侧髂动脉瘤 [8]。对于一些特别的病例，如果主动脉及近端髂总动脉直径相对正常，腹膜后入路，无论是否重建髂动脉都可以降低并发症发生，因此是个更好的选择。单纯的髂动脉切除可以使用相对更小的切口 [9]。

参考文献

［1］ Sandhu RS, Pipinos II. Isolated iliac aneurysms. Semin Vasc Surg. 2005;18:209–15.

［2］ Patel NV, Long GW, Cheema ZF, Rimar K, Brown OW, Shanley CJ. Open versus endovascular repair of isolated iliac artery aneurysms: a 12-year experience. J Vasc Surg. 2009;49:1147–53.

［3］ Boules TN, Selzer F, Stanziale SF, Chomic A, Marone LK, Dillavou ED, Makaroun MS. Endovascular management of isolated iliac artery aneurysms. J Vasc Surg. 2006;44:29–37.

［4］ Chaer RA, Barbato JE, Lin SC, Zenati M, Kent KC, Mckinsey JF. Isolated iliac artery aneurysms: a contemporary comparison of endovascular and open repair. J Vasc Surg. 2008;47:708–13.

［5］ Parlani G, Simonte G, Farchioni L, Iselme G, Cieri E, Lenti M, Cao P, Verzini F. Lesson learned with the use of iliac branch devices: 10-year results in 150 consecutive patients. Euro J Vasc Endovasc Surg. 2016;52(3):402.

［6］ Santilli SM, Wernsing SE, Lee ES. Expansion rates and outcomes for iliac artery aneurysms. J Vasc Surg. 2000;31:114–21.

［7］ Kusaka J, Matsumoto S, Hagiwara S, Koga H, Noguchi T. Use of perioperative ureteral stent in abdominal aortic aneurysm with retroperitoneal fibrosis – a report of two cases. Korean J Anesthesiol. 2012 Jul; 63(1):76–9.

［8］ Reilly JM, Sicard GA. Right retroperitoneal approach to the aorta and its branches: part II. Ann Vasc Surg. 1994 May;8(3): 318–23.

［9］ Wind GG, Valentine RJ. Anatomic exposures in vascular surgery. Chapter 12. 3rd ed: Lippincott Williams & Wilkins © 2013.

病例 22 开放手术治疗破裂髂总动脉瘤
Open Repair of Ruptured Common Iliac Artery Aneurysm

【病史与体格检查】

患者女性，67 岁，2011 年因广泛性腹痛及腰痛于急诊就诊。胸腹部 CT 发现最大直径 10cm 的左髂总动脉瘤及巨大腹膜后血肿，右髂总动脉直径 3.5cm（图 22-1）。主动脉严重扭曲，右髂内动脉存在小动脉瘤。决定行开放手术治疗破裂左髂总动脉瘤。

【诊疗过程】

患者全麻下行破裂髂总动脉瘤修复，从剑突到耻骨联合行正中线切口。游离主动脉过程中，患者收缩压突然下降至 60mmHg，遂迅速使用 Bookwalter 撑开器后于肾动脉下方予阻断钳阻断主动脉。右卵巢静脉与下腔静脉连接处出血，使用 5-0

聚丙烯缝合线控制（Ethicon Summerville, NJ）。

游离主动脉，分别使用吊索控制右髂内及髂外动脉。左侧沿 Toldt 筋膜切开，显露左侧巨大髂动脉瘤并游离左侧髂内及髂外动脉。患者予 5000U 肝素并监测 ACT，此后又额外追加 2500U 肝素。选择 18mm×9mm 编制涤纶人工血管。近端于肾下主动脉使用 4-0 Prolene 缝合线连续缝合。右髂总动脉于分叉上方与涤纶人工血管用 4-0 Prolene 缝合线连续缝合。因动脉瘤体巨大，左髂内动脉与髂外动脉距离 2~3cm，因此人工血管左髂支与左髂外动脉于乙状结肠下方使用 4-0 Prolene 缝合线端端吻合并结扎髂内动脉。

患者出现呼吸机依赖性呼吸衰竭和肺炎，经抗生素、呼吸机支持和胸部物理治疗后消失。患

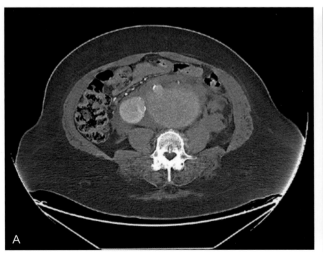
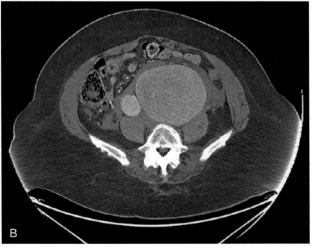

▲ 图 22-1 **CTA 显示左髂总动脉瘤破裂合并腹膜后血肿，右髂总动脉瘤完整**

者的其他并发症包括高血压和冠状动脉疾病。患者于术后第 10 天出院并转至医院康复中心。患者术后 5 年 CTA 显示主动脉 - 髂动脉重建效果满意（图 22-2）。患者于 2018 年因轻度舒张性心力衰竭入院，目前正在接受心力衰竭的医学治疗。

【讨论】

急诊行开放破裂髂动脉瘤修复死亡率高达 10%～60%[1]。择期修复无症状的髂动脉动脉瘤死亡率显著降低（5%）[2]。开放手术后主要并发症的发生率为 3%～22%（16%）[2]。术后并发症包括远端栓塞引起的下肢缺血、髂内动脉结扎引起的内脏和盆腔缺血、主动脉肠内瘘、移植物感染、输尿管和髂静脉损伤。

在本例患者中，由于髂总动脉瘤体积大，并伴有扭曲，所以导丝可能难以推进，因此腔内修复在入路方面可能存在技术难度，从而可能会浪费宝贵的时间来迅速阻断破裂髂动脉瘤近端。腔内修复治疗孤立性髂动脉瘤的理想病例结果已由 Boules 等和 Chaer 等进行报道 [3, 4]。

【评论】（来自 Jonathan R. Thompson 医生和 Iraklis I. Pipinos 医生）

破裂腹主动脉瘤在急性期因腹膜后血肿大小的差别，有时难以分辨瘤体与血肿。治疗策略应根据机构处理破裂动脉瘤的经验。许多中心将腔内修复作为治疗破裂动脉瘤的一线策略，因此所有患者均被送入杂交手术间 [5]。球囊阻断主动脉，以起到类似于阻断钳作用的操作被用于所有不稳定的患者。随后再根据患者情况选择腔内或开放方式。

当外科医师行破裂腹主动脉瘤切除时，先于腹腔干水平控制主动脉对于分离肾周水平主动脉有很大的帮助。因为就像上面提到的患者一样，在最初显露主动脉的时候，血压会下降。

腹腔干水平控制主动脉，可以尽可能降低并发症发生并减少手术时的焦虑。如果在分离过程中发生主动脉损伤，短时间的腹腔干水平动脉阻断并发症发生率最小，并可减少肾下控制前血容量的变化和血压波动。一旦远端获得空间，阻断钳应尽快移至肾下瘤颈。

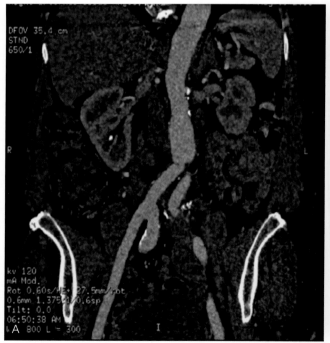 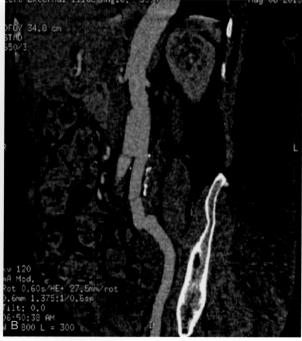

▲ 图 22-2　随访 CTA 显示主动脉 - 髂动脉重建效果满意

髂内动脉应尽可能重建[6]。在破裂的高压力情况下，髂内和髂外分叉可能并不总是非常容易控制，较难实现清晰的吻合。在这种情况下，如果保留对侧髂内动脉，可将人工血管与同侧的髂外动脉甚至股总动脉进行吻合。结扎髂内动脉并发症的风险较小，动脉瘤破裂的目标应该是挽救患者的生命。一些在动脉瘤择期手术中很重要的细节，如肠系膜下动脉再植、肾动脉保留等，在动脉瘤破裂时就不那么重要了。

参考文献

［1］ Sandhu RS, Pipinos II. Isolated iliac aneurysms. Semin Vasc Surg. 2005;18:209–15.

［2］ Patel NV, Long GW, Cheema ZF, Rimar K, Brown OW, Shanley CJ. Open versus endovascular repair of isolated iliac artery aneurysms: a 12-year experience. J Vasc Surg. 2009;49:1147–53.

［3］ Boules TN, Selzer F, Stanziale SF, Chomic A, Marone LK, Dillavou ED, Makaroun MS. Endovascular management of isolated iliac artery aneurysms. J Vasc Surg. 2006;44:29–37.

［4］ Chaer RA, Barbato JE, Lin SC, Zenati M, Kent KC, Mckinsey JF. Isolated iliac artery aneurysms: a contemporary comparison of endovascular and open repair. J Vasc Surg. 2008;47:708–13.

［5］ Mehta M. Endovascular aneurysm repair for ruptured abdominal aortic aneurysm: the Albany Vascular Group approach. J Vasc Surg. 2010;52:1706–12.

［6］ Chaikof EL, Dalman RL, Eskandari MK, Jackson BM, et al. The Society for Vascular Surgery practice guidelines on the care of patients with an abdominal aortic aneurysm. J Vasc Surg. 2018;67(1):2–77.e2.

病例 23 开放手术治疗髂总动脉感染性动脉瘤

Open Repair of Ruptured Mycotic Aneurysm of the Common Iliac Artery

【病史与体格检查】

患者男性，47 岁，主诉因左腹股沟及左下肢持续疼痛 2 周于 2018 年 1 月入院。患者同时诉左腰腹部疼痛。腹盆腔平扫 CT 显示左盆腔肿块合并左肾盂输尿管积水。静脉多普勒超声显示双侧深静脉血栓累及股腘静脉。既往史包括高血压，2014 年颅内动脉瘤脑出血夹闭术后，癫痫和器质性情绪障碍。腹盆腔 CTA 显示巨大左髂内动脉瘤。怀疑存在感染，但未能证实。白细胞标记 In 扫描提示感染阴性。

【诊疗过程】

2018 年 1 月 18 日患者行弹簧圈栓塞（AZUR® detachable coils, tornado coils）。右股动脉穿刺后置入 6 Fr 鞘管，超选进入左髂内动脉。使用微导管（2.8 Fr PROGREAT® catheter-Terumo Somerset, NJ）超选髂内动脉臀上及臀下分支。Trufill® 胶和 Amplatzer occluder™ 血管塞栓塞左髂内动脉瘤（图 23-1）。随后使用 9mm×59mm GORE®VIABAHN® 覆膜支架（W. L. Gore & Associates, Newark, DE）覆盖左髂总动脉至左髂外动脉中段（图 23-2）。右股

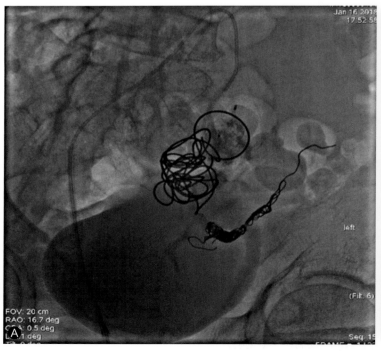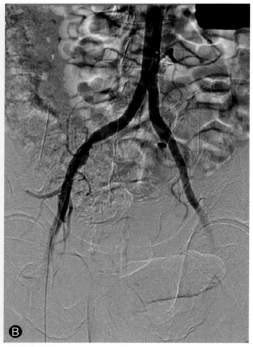

▲ 图 23-1 弹簧圈和胶栓塞左髂内动脉瘤

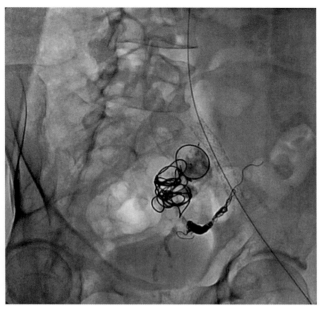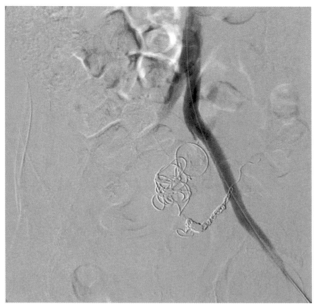

▲ 图 23-2　覆膜支架覆盖（VIABAHN®）

动脉使用 Angio-Seal™闭合。

　　术后患者失访，但于 2019 年 2 月因严重腹背痛返回急诊。腹盆腔 CTA 提示破裂左髂总动脉瘤，髂内动脉瘤和巨大腹膜后血肿及左肾盂积水（图 23-3），患者同时合并左下肢乏力。患者急诊送手术室并行腹正中线开腹。探查见腹膜后静脉广泛充血，结扎并分离肠系膜下静脉。游离肾下主动脉，肠系膜下动脉使用吊索控制。切开肾下

主动脉，见管腔细小，但未见任何动脉斑块。结扎远端主动脉。使用 16mm×8mm 编制型涤纶人工血管（利福平浸泡）与肾下主动脉型端端吻合。远端与股总动脉通过端侧吻合。左髂总髂内动脉使用 3-0 聚丙烯缝合线连续缝扎。左髂外与股总动脉连接处也进行缝扎。

　　患者在手术过程中血流动力学不稳定，输注 10 个单位红细胞悬液，6 个单位新鲜冷冻血

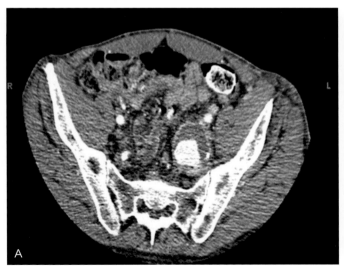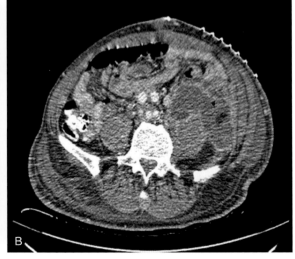

▲ 图 23-3　CTA 显示左髂总动脉瘤破裂

浆和血小板。

术后患者左下腹可疑血肿感染，于放射引导下引流并于 2019 年 3 月 16 开始静脉注射万古霉素和头孢吡肟（图 23-4）。

左下腹部引流液未培养出细菌，但革兰染色显示多态中性粒细胞阳性。后患者拔除引流，其左腹股沟残余硬结并服用阿哌沙班治疗深静脉血栓。接下来 3 个月患者未进行复查，但因左腹股沟感染性动脉瘤至外院治疗（图 23-5 和图 23-6）。没有证据表明主动脉移植物或右侧肢体有感染或异常。患者于 2019 年 7 月接受了左股动脉感

染性动脉瘤结扎、伤口留置负压吸引，并于 2019年 7 月行左腋动脉 - 股浅动脉旁路手术。

2019 年 8 月患者接受主动脉 - 双侧股动脉移植物切除和小肠切除，右侧输尿管放置支架，同时使用 11mm 冷冻移植物行主动脉 - 右髂动脉旁路，因分离中小肠损伤，行小肠切除。右股总动脉行补片修复。带蒂网膜移植用于覆盖主髂旁路，放置 Vicryl 网片后伤口予负压吸引。1 周后缝合皮肤接受腋股移植，术后患者继续有腹股沟感染并出血，并可能有腹腔内移植感染。患者行开腹手术，并于术前置入输尿管支架。术中由于广泛的小肠粘连，小肠损伤后予以修复。

腋股涤纶移植物移除后，用冷冻保存的动脉同种移植物重建。患者继续长期使用抗生素，住院 5 周后转康复机构。

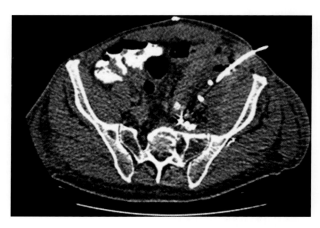

▲ 图 23-4　CT 引导下穿刺引流左下腹积液

【讨论】

感染性动脉瘤累及主髂动脉相当罕见，在主髂动脉瘤里约为 1%[1-2]。引起感染的常见微生物包括沙门菌和大肠埃希菌[1, 2]。然而，肾下感染性主、髂动脉瘤的最佳手术治疗方法从外科角度来看仍有争议。解剖外重建被认为是一种治疗的选择，因为它避免了在感染组织中使用人工血管。然而，腋动脉 - 股动脉移植通畅率低，且有主动脉残端出血的风险。因此，原位重建正越来越多地用于主动脉髂移植物感染，包括使用深静脉（股

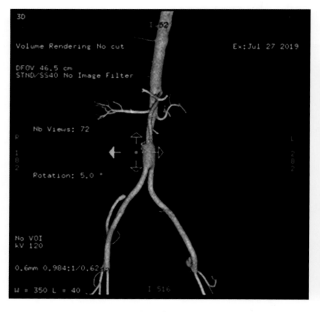

▲ 图 23-5　CTA 显示主动脉 - 双侧股动脉移植物通畅

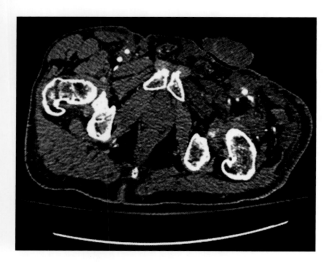

▲ 图 23-6　CTA 显示涤纶移植物左髂支周围气泡，提示感染

静脉和腘静脉）及冷冻保存的静脉[2]。但是，在出现紧急情况如动脉瘤破裂时，不宜采取股静脉和腘静脉[2]。利福平是针对葡萄球菌敏感的抗生素，因此利福平浸泡的移植物对感染性主髂动脉瘤和感染的假体移植物都显示出了良好的治疗效果。冷冻保存的静脉移植也可以使用，但是在这类移植物中存在破裂和瘤样扩张的风险。这个病例说明，对于累及主动脉和髂动脉的感染性动脉瘤，由于其高并发症发生率和死亡率，通常需要多次手术来修复。越来越多的感染性动脉瘤使用腔内修复的方式，但是这种治疗方式应被视为一种根治前的过度方式。腔内修复治疗感染性动脉瘤的远期疗效仍然未知。本病例说明涤纶移植物的一侧感染几乎总是会累及对侧，因此有必要清除全部移植物。对于只切除一侧移植物的患者，必须进行长期随访，以确定对侧肢体未受累。

参考文献

[1] Hsu RB, Tsay YG, Wavy SS, Chu SH. Surgical treatment for primary infected aneurysm of the descending thoracic aorta, abdominal aorta, and iliac arteries. J Vasc Surg. 2002;36:746–50.

[2] Nypaver TJ. Primary and secondary aorto enteric fistula. In: Hans SS, Shephard AD, Weaver MR, Bove PG, Long GW, editors. Endovascular and open vascular reconstruction: a practical approach. Boca Raton: CRC Press; 2018. p. 257–62.

病例 24　开放手术治疗髂内动脉瘤破裂
Rupture of Hypogastric Artery Aneurysm

髂内动脉瘤通常与主动脉瘤及髂总动脉瘤相关而鲜有孤立发生[1-6]。多数髂内动脉瘤因出现相应症状时由腹盆腔 CT 检查时偶然发现。出现破裂时死亡率很高[1, 2]。

【病史与体格检查】

患者男性，90 岁，主因左下腹痛及肿块于社区医院就医。体格检查发现左下腹明显包块。CT 检查见左侧半月线疝。同时发现右侧直径为 4.4cm×5.5cm 髂内动脉瘤。瘤壁内中等量附壁血栓（图 24-1 和图 24-2），CT 检查未见其他伴发动脉瘤。

【诊疗过程】

患者通过股动脉行逆行造影，造影见髂内动脉瘤，同时右髂总动脉正常。使用 2 枚 14mm×8mm 及 1 枚 14mm×6mm Tornado 弹簧圈栓塞动脉瘤流出道。虽未能完全堵塞流出血管，但我们认为流出道接近完全堵塞，再将流入道进行堵塞，其血栓形成可以达到满意的治疗效果，遂继续于动脉瘤开口使用 1 枚 16mm×12mm Amplatzer ™ 血管塞。术后造影见栓塞效果良好。

5 周后患者因突发腹痛及尿潴留于急诊就诊。患者因心房颤动使用华法林治疗，国际标准化比值（INR）为 5.4。CT 血管造影显示原栓塞髂内动脉瘤复发，现体积为（7.2cm×7.2cm），对比剂明细外溢（图 24-3）。患者输注 5 个单位新鲜冰

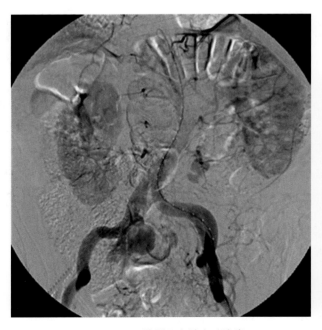

▲ 图 24-1　造影见右髂内动脉瘤

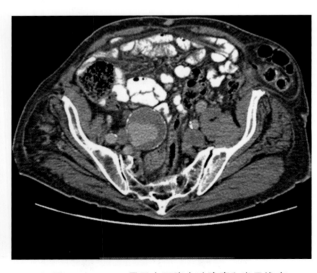

▲ 图 24-2　CTA 显示右下腹大动脉瘤和半月线疝

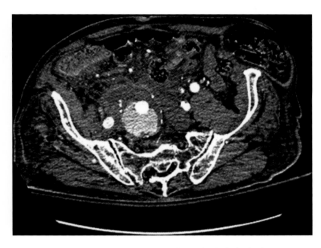

▲ 图 24-3　CTA 显示右下腹动脉瘤破裂

冻血浆后急诊送手术室行剖腹探查并结扎破裂右髂内动脉瘤。术中见 Amplatzer™ 血管塞游离于瘤腔内。

手术中同时结扎髂内动脉流出血管并修补左侧半月线疝。术中静脉出血明显，失血量约 1500ml，故输注 5 个单位红细胞悬液。术后患者转重症监护室，围术期出现左下肢 DVT、肺炎、肠梗阻及短期营养不良，使用肠外营养。出院后患者转康复机构，3 周后回家。术后 6 个月复查，CT 显示血肿稳定，华法林治疗未引起血肿。开放手术后患者生存时间为 9 年。

【讨论】

孤立性髂内动脉瘤罕见，在所有主髂动脉瘤中发生率为 0.4%，其破裂发生率高达 33%[2]。破裂髂内动脉瘤通常有症状，死亡率高达 58%[1, 3]，髂内动脉瘤平均直径为 4～5cm，破裂髂内动脉瘤平均直径为 6.0cm，对于任何前后径或横径＞3cm 的髂内动脉瘤推荐手术干预[1, 4]。

大多数髂内动脉瘤患者无症状，由检查偶尔发现，患者可能会因为瘤体压迫盆腔器官产生症状，如尿潴留、髂静脉血栓或神经根压迫。文献报道多种治疗方式，但各种方式间并无优劣之分，其主要原因在于文献多为小规模研究，病例数少。得益于腔内器械的进步与发展，腔内治疗正成为更常见治疗方式，即便是在急诊情况下。

择期情况下，腔内治疗死亡率低于 1%，急诊情况下，腔内治疗晚期破裂发生率 50%，Ⅰ型内漏发生率为 7%[7-10]。本病例患者腔内修复失败主要原因为瘤颈过短，瘤颈成角大，瘤体直径大，均迫使我们栓塞所有流出道。腔内修复后栓塞流出道最常见并发症为臀肌跛行，发生率为 30%～40%[5]。本例患者还有一种治疗选择为髂总髂外动脉置入覆膜支架从而阻断髂内动脉血流。即便该患者的困难瘤颈使该技术存在难度，但此方式可能可降低晚期破裂风险。此病例腔内修复后瘤体破裂，主要因为抗凝基础上流出道回血使瘤腔难以血栓化。

腔内修复的替代治疗方式为开放手术，因使用该术式的主要患者人群为瘤体不稳定甚至已破裂的患者，因此此类术式死亡率最高可达 13%[5, 6]。开放手术的方法包括单纯结扎、人工血管转流，以及必要时行主髂动脉重建。主髂动脉重建通常用于合并主髂动脉闭塞或主动脉瘤的患者[11, 12]。

本病例中，如果术中栓塞远端髂内动脉流出道，术后严格控制 INR，或许可使腔内治疗获得成功。由于病例中患者为存在严重并发症的老年男性，腔内方式可以降低住院时长并避免急诊手术相关并发症。最后，选择手术方式必须根据动脉瘤解剖条件以及患者总体情况进行个体化选择。

【评论】(来自 Jonathan R. Thompson 医生和 Iraklis I. Pipinos 医生)

孤立性髂内动脉瘤相当罕见。根据 Sandhu 等分型[13]，因累及髂内动脉瘤，应归类于 D 型动脉瘤。很多血管外科医生甚至没有见过破裂髂内动脉瘤。这类动脉瘤占比约为 0.4%，发病率低于 0.03%。从大型综述结果来看，动脉瘤直径为 5.0cm 甚至更大才会出现破裂[14]。

我们赞同作者关于将腔内修复作为首选治疗方式的观点，但不同意其所说间歇性跛行的发生率。一项大型的综述估计血管外科患者髂内动脉栓塞并发症发生率为 45%，其中 21.2% 为臀肌跛行[15]。其他并发症包括臀肌坏死、结肠缺血及脊髓缺血。血管外科学会推荐应尽可能保留髂内动

脉 [16]，但有时保留髂内动脉并不现实。对于对侧髂内动脉通畅的患者，牺牲单侧髂内动脉或许对部分患者来说反而是最佳的选择。

我们的腔内治疗方式可能有些不同。首选，术前通过高质量 CTA 充分评估病例，以便分辨出髂内动脉瘤的所有分支流出道。随后在复合手术室，尽可能在 3D 融合的方式下栓塞。我们倾向于使用对侧股动脉入路进大鞘置入髂内动脉，随后使用超选导管，使用不同型号弹簧圈将所有流出道栓塞，如 Ruby 栓塞系统（Penumbra Inc.,

Alameda, CA）或 Azur Peripheral HydroCoil 栓塞系统（Terumo, Somerset, NJ）。所有流出道栓塞后，我们推荐在瘤腔内使用大弹簧圈以诱发血栓形成。最后使用覆膜支架覆盖髂内动脉开口。这样可以避免治疗失败。

当必须采用开放手术时，我们推荐术前置入输尿管导管 [17]，腹膜后入路进行手术。对于破裂病例，推荐简单结扎以控制出血。对于择期病例，根据术前评估，尽可能重建髂内动脉以防止并发症发生。

参考文献

［1］ Parry DJ, Kessel D, Scott DJ. Simplifying the internal iliac artery aneurysm. Ann R Coll Surg Engl. 2001;83:302–8.

［2］ Kelckhoven BJ, Bruijninckx BMA, Knippenberg B, Overhagen HV. Ruptured internal iliac artery aneurysm: staged emergency endovascular treatment in the interventional radiology suite. Cardiovasc Intervent Radiol. 2007;30:774–7.

［3］ Dix FP, Titi M, AL Khaffaf H. The isolated internal iliac artery aneurysm; a review. Eur J Endovasc Surg. 2005;30:1119–29.

［4］ McCready RA, Pairolero PC, Gilmore JC, Kazmier FJ, Cherry KJ Jr, et al. Isolated iliac artery aneurysm. Surgery. 1983;93:699–703.

［5］ Kashi C. Spontaneous rupture of hypogastric artery aneurysm into the bladder: a case report and review of the literature. Ann Vasc Surg. 2006;20:134–7.

［6］ Zimmer PW, Raker EJ, Quigley TM. Isolated hypogastric artery aneurysms. Ann Vasc Surg. 1999;13:545–9.

［7］ Kim JK, Noll RE Jr, Sternbergh WC 3rd, Tonnessen BH. Endovascular repair of a ruptured internal iliac arterial aneurysm with a novel application of the aorto-uni-iliac converter device. Vasc Endovasc Surg. 2008;42:466–70.

［8］ Chandra A, Kansal N. Hybrid repair of isolated internal iliac artery aneurysm. Vasc Endovasc Surg. 2009;43:583–8.

［9］ Cheong SK, Varcoe RL. A tapered contralateral endurant stent graft limb, deployed "up-and-over" to treat a symptomatic in-

ternal iliac aneurysm. Vasc Endovasc Surg. 2010;44:475–8.

［10］ Brin BJ, Busuttil RW. Isolated hypogastric artery aneurysms. Arch Surg. 1982;117:1329–33.

［11］ Sorelli PG, Thomas D, Hoque H. A surgical emergency. BMJ. 2009;339:b2302.

［12］ McFarlane MEC. Internal iliac artery aneurysmo-colonic fistula: a rare presentation of massive lower gastrointestinal hemorrhage: report of a case. Eur Surg. 2009;41:129–31.

［13］ Sandhu RS, Pipinos II. Isolated iliac artery aneurysms. Semin Vasc Surg. 2005 Dec;18(4):209–15.

［14］ Dix FP, Titi M, Al-Khaffaf H. The isolated internal iliac artery aneurysm--a review. Eur J Vasc Endovasc Surg. 2005 Aug;30(2):119–29.

［15］ Chitragari G, Schlosser FJ, Ochoa Chaar CI, Sumpio BE. Consequences of hypogastric artery ligation, embolization, or coverage. J Vasc Surg. 2015;62:1340–7.

［16］ Chaikof EL, Dalman RL, Eskandari MK, Jackson BM, et al. The Society for Vascular Surgery practice guidelines on the care of patients with an abdominal aortic aneurysm. J Vasc Surg. 2018;67(1):2–77.e2.

［17］ Kusaka J, Matsumoto S, Hagiwara S, Koga H, Noguchi T. Use of perioperative ureteral stent in abdominal aortic aneurysm with retroperitoneal fibrosis – a report of two cases. Korean J Anesthesiol. 2012;63(1):76–9.

第四篇 股动脉及股动脉吻合口动脉瘤开放修复术

Open Repair of Femoral Artery and Femoral Anastomotic Aneurysms

---

病例 25 股动脉吻合口动脉瘤包裹性破裂   / 080

病例 26 开放手术治疗右股总动脉瘤   / 082

病例 25 股动脉吻合口动脉瘤包裹性破裂
Contained Rupture of Femoral Anastomotic Aneurysm

【病史与体格检查】

患者女性，81 岁，主因跌倒后在右侧腹股沟区发现血肿，于 2017 年 3 月急诊就诊。腹盆腔 CTA 提示右股动脉吻合口动脉瘤包裹性破裂（图 25-1 和图 25-2）。2006 年患者因肾下腹主动脉瘤接受开放手术治疗，当时瘤体直径 4.5cm，瘤颈成角 50° 同时髂外动脉直径较小。

右髂外动脉直径约 5.2mm，左髂外动脉直径约 4.7mm。2006 年患者接受腹主动脉 - 双侧股动脉人工血管手术，患者术后因慢性阻塞性肺疾病继发呼吸衰竭接受呼吸机支持、利尿、肺部理疗及抗生素治疗 4 天（图 25-1 至图 25-3）。

【诊疗过程】

患者因右股动脉吻合口假性动脉瘤包裹性破裂至手术室，右下腹切口，腹膜外入路。显露 16mm×8mm 涤纶人工血管近端控制后，打开腹股沟韧带，显露股浅动脉，探查见股总动脉出血，予以控制后，发现股浅动脉远端非常易碎，股深动脉难以探查。使用全新 8mm 涤纶人工与近端股浅动脉吻合。在此之前，新的移植物（8mm 涤纶人工血管）近端与之前置入的 8mm 涤纶移植物行端端吻合（图 25-4）术后患者病情平稳，出院后去康复机构。一周后，患者在助行器的帮助下行走，然而患者 3 个月后死于心脏停搏。

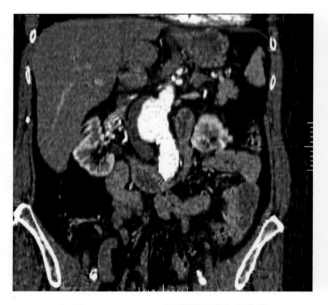

▲ 图 25-1 CTA 3D 重建肾下腹主动脉瘤

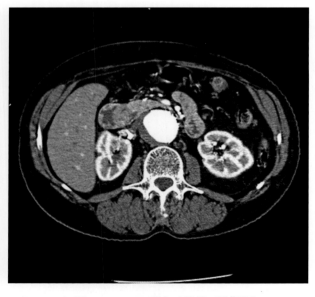

▲ 图 25-2 CTA 腹主动脉瘤（横断面）

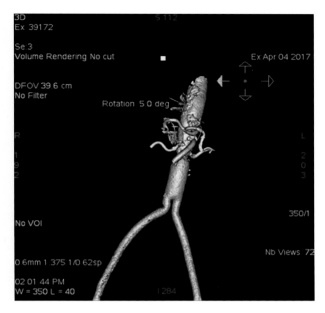

▲ 图 25-3　腹主动脉瘤开放手术后 11 年 CTA 随访

【讨论】

股动脉吻合口动脉瘤是股动脉移植术后常见的晚期并发症之一[1-3]。这类动脉瘤不需要修复，除非其横径达到 3cm 或有症状。如果动脉瘤继续扩大，可导致疼痛症状或因股神经病变出现感觉异常。动脉瘤血栓形成可继发于流出道欠佳。除非动脉瘤很大，否则破裂动脉瘤极为罕见。本例病例，动脉瘤横径 4.5cm。股动脉吻合口动脉瘤通常是由于反复屈伸髋关节导致动脉壁退行性变，吻合口逐渐断裂并形成假包膜而发生的。股动脉吻合口动脉瘤修复后复发虽然不常见，但也可能发生[2]。随着因主髂动脉闭塞性疾病而行主动脉－股动脉移植病例的减少，需要修复的股动脉吻合口动脉瘤的发生率也变得很少。

Ernst 等手术治疗 36 例复发性吻合口动脉瘤，1 例发生死亡[2]。作者得出结论，在初次主动脉股动脉旁路手术或股动脉吻合口动脉瘤术后出现伤口并发症的情况下，修复会增加复发性股动脉吻合口动脉瘤的风险。主动脉－股动脉旁路术后 4.5 年内复发性股动脉吻合口动脉瘤和女性显著增加发生股动脉吻合口动脉瘤的风险。

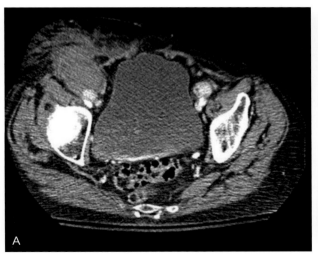
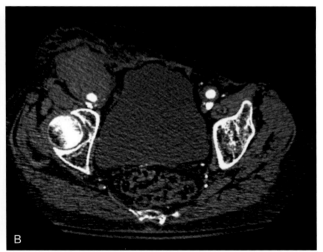

▲ 图 25-4　右股总动脉吻合口动脉瘤包裹性破裂

参考文献

［1］ Schellack J, Salam A, Abouzeid MA, et al. Femoral anastomotic aneurysm: a continuing challenge. J Vasc Surg. 1987;6:308–17.

［2］ Ernst CB, Elliot JP, Ryan CJ. Recurrent femoral anastomotic aneurysms. Ann Surg. 1988;108:401–9.

［3］ Vanden Akker P, Brand R, Vanschilfgaavde R, et al. False aneurysms after prosthetic reconstructions of aortoiliac disease. Ann Surg. 1989;210:658–66.

病例 26 开放手术治疗右股总动脉瘤
Open Repair of Right Common Femoral Artery Aneurysm

【病史与体格检查】

患者男性，73 岁，发现右侧腹股沟区搏动性包块直径约 3cm。经腹股沟区超声检查证实为股动脉瘤。同时患者在行走半个街区后伴随间歇性跛行的症状。经动脉造影后确认为右股动脉瘤、右股浅动脉起始段闭塞、膝上腘动脉经侧支循环供血（图 26-1 和图 26-2）。

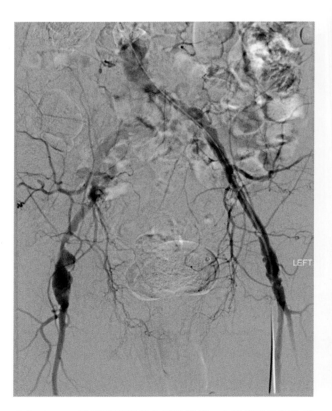

▲ 图 26-1 动脉造影显示右股动脉瘤，右股浅动脉起始段闭塞

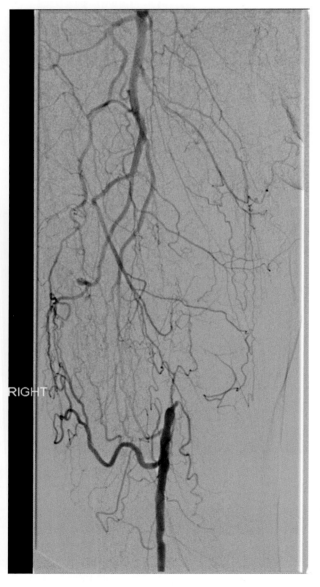

▲ 图 26-2 显示右股浅动脉闭塞，右股深动脉可见

【诊疗过程】

患者进行了股总动脉开放式修复手术，术中置入直径 8mm 的针织涤纶人工血管（2018 年 7月）。为充分阻断近端血管，先游离并结扎跨过髂外动脉的旋髂深静脉，随后使用血管吊索固定髂外动脉远端、旋髂深动脉、腹壁下动脉。肝素化后置入直径 8mm 针织涤纶人工血管，端端吻合髂股动脉交界处与股总动脉分叉处。同时不反转状态下的大隐静脉作为血管旁路连接股浅动脉近端与膝上腘动脉，并取得了满意的效果。超声随访（2018 年 11 月）显示股腘旁路通畅。

【讨论】

退行性股动脉瘤并不常见，文献报道其发病率 1/10 万。近期，从 Lawrence 等的关于孤立性股动脉瘤的大样本研究中证实：除非动脉瘤直径≥3.5cm，否则不会发生动脉瘤相关并发症（既往的研究显示，最大直径≥ 2.5cm 则需要进行修复手术）[1]。如果动脉瘤伴大量血栓形成，即使动脉瘤直径更小，也需要进行手术治疗。该患者推荐手术治疗的最主要原因在于出现股动脉瘤相关的间歇性跛行症状。股动脉瘤修复手术并不会显著增加股动脉 - 腘动脉旁路移植术的发病率。

股动脉瘤、腹主动脉瘤、髂动脉瘤、腘动脉瘤之间的相关性已经得到证实，但是发病率在不同的报道中各有差异。同时发生股动脉与大动脉瘤的发生率为 50%～90%，并发腘动脉瘤的发病率为 27%～44%，伴随对侧股动脉瘤的发生率为 26%～50%。在本例报道中该患者存在股浅动脉闭塞相关的间歇性跛行症状，这就需要进行不反转状态下的大隐静脉股动脉 - 腘动脉旁路手术。因此我们同时进行了股动脉瘤修复术与股动脉 - 腘动脉旁路术。多普勒超声随访证实了旁路的通畅，同时患者的间歇性跛行症状也消失。

参考文献

[1] Lawrence PF,Harlander MP, Oderich GS, Humphries MD, Landry GJ, et al. The current management of isolated degenerative femoral artery aneurysms is too aggressive for their natural history. J Vasc Surg. 2014;59:343–9.

第五篇　胭动脉瘤的开放修复术
Open Repair of Popliteal Artery Aneurysms

病例 27　右胭动脉瘤包裹性破裂开放修复术　　　　　　　　　　　　　　　/ 085

病例 28　巨大复发性胭动脉瘤的开放修复术　　　　　　　　　　　　　　　/ 088

病例 27　右腘动脉瘤包裹性破裂开放修复术
Open Repair of Contained Rupture of Right Popliteal Aneurysm

【病史与体格检查】

患者男性，70 岁，既往有支气管哮喘和长期嗜烟所致的慢性阻塞性肺疾病病史，过去 9 个月一直在老年看护中心护理。他一直诉有行走后右膝和右腿疼痛的情况。到医院急诊室诊治发现大腿下部有疼痛的搏动性肿块（图 27-1）。右下肢 CTA 显示右腘动脉瘤包裹性破裂，远端股浅动脉和腘动脉连接处明显弯曲（图 27-2）。

【诊疗过程】

患者被送到杂交手术室计划进行血管腔内修复/开放式修复。采用微穿刺技术建立顺行入路，置入 5F 鞘管。通过 5F 鞘，进行动脉造影，显示右股浅动脉远端明显弯曲，膝上腘动脉远端呈偏心性的巨大腘动脉瘤（图 27-3）。

我们多次尝试经 6F 长鞘管，使用 Kumpe 导管和 0.035mm 的弯头软滑导丝，进入腘动脉瘤远

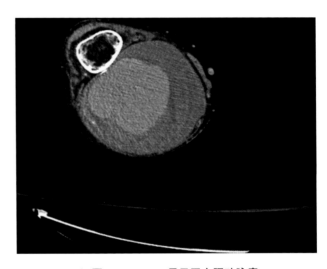

▲ 图 27-2　CTA 显示巨大腘动脉瘤

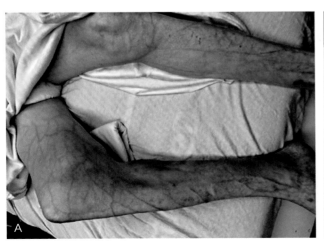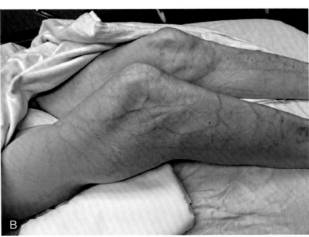

▲ 图 27-1　右下大腿内侧和后侧大面积肿胀

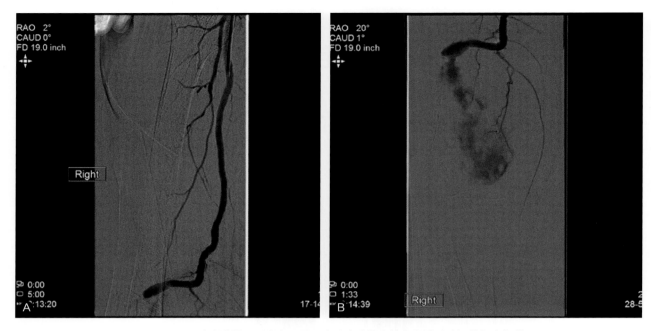

▲ 图 27-3　动脉造影（手术室）显示大动脉瘤伴血栓和股浅动脉远端极度扭曲

端，但我们无法将导丝通过腘动脉及瘤体远端流出道。遂移除长鞘，从大腿中部至小腿上部切开，分离大收肌肌腱，显露远端股浅动脉和腘动脉的连接处，硅胶血管吊索缠绕该处动脉。

在小腿上部进行另一个切口，分离腓肠肌内侧头和鹅足肌腱，并在远端腘动脉周围缠绕硅胶血管吊索。患者在麻醉期间接受了 5000U 肝素。动脉瘤非常大，壁上有血肿（图 27-4）。动脉瘤壁周围有血肿，这表明存在包裹性破裂。在动脉瘤的近端和远端应用血管夹阻断，打开动脉瘤（图 27-5）。移除动脉瘤的前壁，并移除所有瘤壁内血栓。游离远端股浅动脉和腘动脉，选择 8mm PTFE PROPATEN® 移植物（W. L. Gore, Newark, DE），并使用 5-0 聚丙烯（polypropylene）缝合线连续缝合完成端端吻合。在远端，分离腘动脉瘤远端和远端正常腘动脉，在腘动脉中形成一个 T 形开口。使用相同的缝合线进行人工血管远端吻合（图 27-6）。腘动脉远端回血良好，远端进行端端吻合。

彩超提示患者胫后动脉和足背动脉血流良好。切口分层闭合，将 Jackson-Pratt 引流管插入腘窝，48h 后取出（图 27-7）。随访 9 个月后，

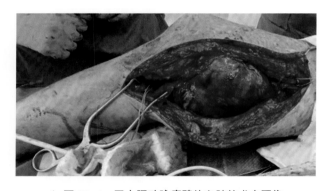

▲ 图 27-4　巨大腘动脉瘤壁外血肿的术中图像

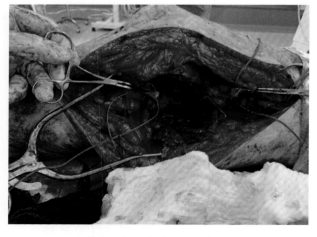

▲ 图 27-5　血管夹阻断动脉瘤及腘动脉近端和远端并分离切除动脉瘤

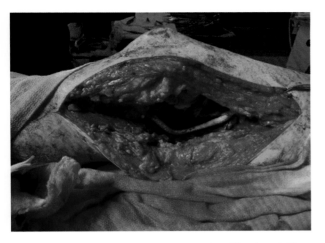

▲ 图 27-6　置入 8mm PTFE（聚四氟乙烯）人工血管

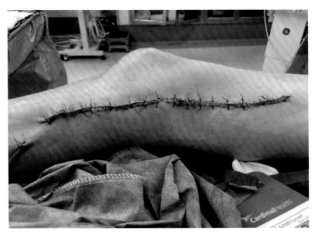

▲ 图 27-7　皮肤缝合

患者状况良好，可拄拐行走。

【讨论】

大多数腘动脉瘤表现为膝后无症状搏动性肿块，开放式修复和血管腔内修复治疗无症状腘动脉瘤的结果令人满意。据报道，初级通畅率为86.5%[1]。在有症状的患者中，存在间歇性跛行症状患者的疗效优于急性缺血或动脉瘤破裂患者。腘动脉瘤破裂相对少见，在腘动脉瘤患者中有3%~7% 出现破裂[2]。报道的这类患者数量很少；因此，这一群体的短期和长期结果仍不明确。包裹性破裂的患者表现为膝后疼痛的搏动性肿块，伴有皮下瘀斑，并伴有膝区的剧烈疼痛和压痛。破裂或急性缺血患者截肢的风险远高于慢性缺血患者。腘动脉瘤破裂的其他并发症包括深静脉血栓形成和腓神经麻痹。

虽然腘动脉瘤的急性破裂很少见，而且最初的临床表现也不明确，但在治疗老年男性患者时，必须考虑到这种可能性，这些患者表现为与大腿内侧下部或膝盖后部疼痛相关的搏动性肿块。为了排除腘动脉瘤破裂，应进行膝关节区多普勒超声或 CTA 等影像学检查。

腘动脉瘤的完全破裂出血极为罕见，因为患者通常有周围组织封闭包裹破裂，通常血流动力学稳定。在动脉瘤近端和远端腘动脉走行相对平直的少数患者中，使用覆膜支架进行血管内修复是可行的。在极度扭曲的情况下，血管内修复可能很难进行。通过大隐静脉移植物或 PTFE 移植物进行开放式修复更可取。

这名患者的大隐静脉血流不足，患者的总体状况不太理想；因此，首选聚四氟乙烯移植物。

参考文献

[1] Pulli R, Dorigo W, Troisi N, et al. Surgical management of popliteal artery aneurysm: which factors affect outcome? J Vasc Surg. 2006;43:481–7.

[2] Sie RB, Dawson I, VanBaalan JM, et al. Ruptured popliteal artery aneurysm: and insidious complication. Eur J Vasc Endovasc Surg. 1997;13:432–8.

病例 28 巨大复发性腘动脉瘤的开放修复术
Open Repair of Giant Recurrent Popliteal Aneurysm

【病史与体格检查】

患者男性，74 岁，因膝上搏动性肿块和心动过速入院。既往病史有高血压和嗜烟史。既往手术史包括 20 年前因左腘动脉瘤搭桥失败导致的左膝上截肢手术。19 年前，患者又接受了右下肢动脉瘤搭桥手术，医院的继往记录无法查阅。据患者称，该旁路是因为"膝盖后面"的动脉瘤。多普勒超声显示，膝盖上方右腘动脉瘤的横径＞10cm（图 28-1）。

右下肢 CTA 显示右侧巨大腘动脉瘤，最大尺寸为 11.6cm，壁上有大量血栓（图 28-2）。右下肢动脉造影显示大动脉瘤，其下方为未闭静脉旁路移植，有 3 条血管流出道（图 28-3）。

【诊疗过程】

患者在全麻下接受了巨大腘动脉瘤的开放式

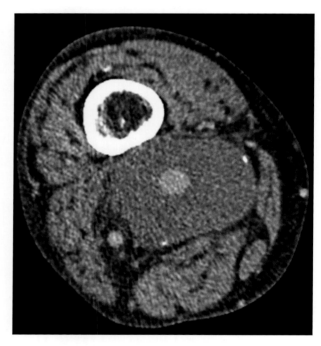

▲ 图 28-2　CTA 显示大量附壁血栓的巨大腘动脉瘤

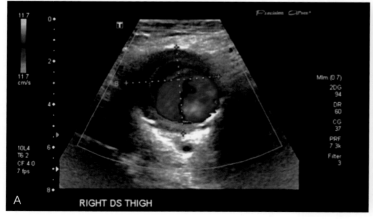
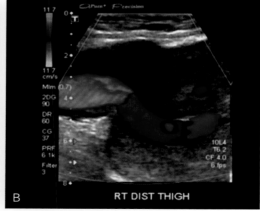

▲ 图 28-1　多普勒超声显示巨大腘动脉瘤

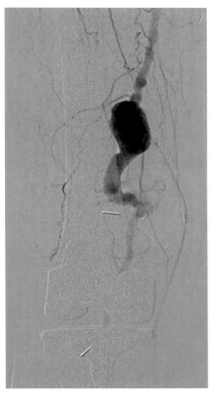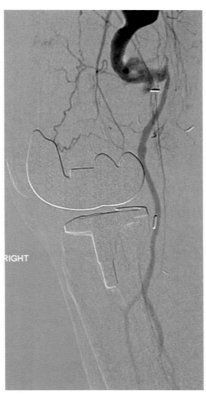

◀ 图 28-3 动脉造影显示腘动脉瘤和动脉瘤下方远端静脉旁路通畅

修复。在大腿中部切开，显露收肌管内股浅动脉中段，小心保留隐神经。

在大腿远端和小腿上端做了另一个内侧切口，两个切口之间有皮肤桥。缝匠肌拉至后方。显露巨大腘动脉瘤（图 28-4），在巨大腘动脉瘤下方可见陈旧的移植静脉旁路（图 28-5）。

右大隐静脉通过腹股沟和大腿上部的切口获得。在股浅动脉中段切开动脉，将大隐静脉端侧吻合股浅动脉中段。使用逆行瓣膜刀切割静脉腔内瓣膜，并在膝盖水平处对新旧静脉移植物进行端端吻合（图 28-6）。

【讨论】

腘动脉瘤传统上采用开放旁路手术并隔绝动脉瘤。在过去的 10～15 年中，血管内修复与覆膜支架移植物的置入越来越常见。Cervin 等在瑞典进行了一系列 592 例腘动脉瘤治疗手术，得出结论认为开放式修复优于血管内修复，尤其是在急性缺血患者中[1]。Ravan 等报道了腘动脉瘤手术后有

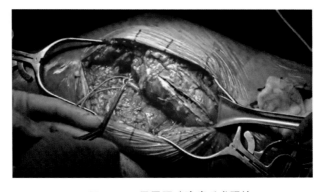

▲ 图 28-4 显露腘动脉瘤手术照片

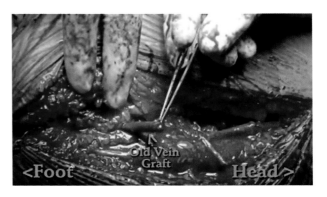

▲ 图 28-5 远端旧静脉旁路和新静脉搭桥手术画面

新发动脉瘤的风险[2]。他们报道说在 82 例孤立腘动脉瘤的手术患者中,有 23 例发生了新的动脉瘤。他们还观察到 4.3%（138 条腿）接受静脉旁路移植治疗的患者在复查时发生了移植物动脉瘤。

术后并发手术部位肠球菌感染。进行伤口护理和静脉注射抗生素后,伤口感染逐渐好转。患者在动脉瘤修复术后 2 年 CT 随访,显示静脉旁路通畅（远端和近端）（图 28-7）。

在本报道所述的患者中,动脉瘤发生在腘动脉近端,位于先前移植的腘动脉搭桥近端吻合口段,而不是静脉移植物发生动脉瘤。由于双侧腘动脉瘤与腹主动脉瘤的晚期发展相关,即使在腘动脉瘤手术时不存在腹主动脉瘤,腘动脉修复后的患者也可能需要终身复查有无发生腹主动脉瘤。

【评论】（来自 Daniel J. Reddy 医生）

关于这个治疗策略正确且具有挑战性的病例,值得一提的第一点是,它证明了对患者生命进行长期的"纵向"术后随访的价值。20 年前,这例 54 岁的患者在"搭桥失败"后接受了对侧膝上截肢。很可能这位患者患有动脉扩张,甚至动脉扩张伴动脉瘤形成。对侧肢体可能因动脉瘤远端栓塞而丧失,从而无法恢复血流并导致移植失败。

19 年前对右腘动脉瘤进行了修复,发现该部位经常存在双侧动脉瘤。在多年的随访中,多条良好的腘动脉远端流出道是保留旁路通畅性和功能的原因。只要远端流出道得到保存并继续随访,通常有机会在必要时进行开放手术,以完成后续的肢体挽救。再次手术完全符合既定的血管外科指征,值得祝贺。

原旁路近端吻合动脉的位置会受到动脉扩张的影响。通常吻合口离瘤体流入道越近,保留时间越长。

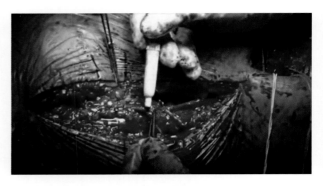

▲ 图 28-6　手术照片显示远端旧静脉移植物和近端新大隐静脉吻合

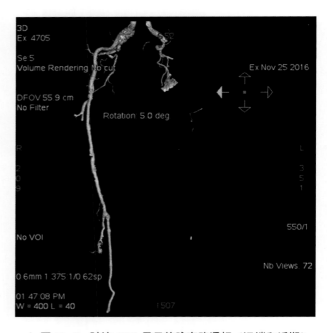

▲ 图 28-7　随访 CTA 显示静脉旁路通畅（远端和近期）

附带说明的是图 29-3 所示的全膝关节置换,这可能会增加再手术操作的复杂性。值得称赞的是,作者没有让两个先前的手术影响了这次旁路手术,在这种情况下,显露血管入路本来会有一定难度。

参考文献

[1] Cervin A, Tjarnstrom J, Ravan H, Acosta S, et al. Treatment of popliteal aneurysm by open and endovascular surgery: a contemporary series of 592 procedures in Sweden. Eur J Vasc Endovasc Surg. 2015;50:342–50.

[2] Ravan H, Wanhainen A, Bjorck M. Risk of new aneurysm after surgery for popliteal artery aneurysm. Br J Surg. 2008;95:571–5.

第六篇　锁骨下动脉－腋动脉瘤开放修复术

Open Repair of Subclavian-Axillary Aneurysm

病例 29　巨大症状性锁骨下动脉－腋动脉瘤的开放治疗（锁骨部分移除）　　　/ 092

病例 29 巨大症状性锁骨下动脉－腋动脉瘤的开放治疗（锁骨部分移除）

Open Repair of Large Symptomatic Subclavian/Axillary Artery Aneurysm with Partial Claviculectomy

【病史与体格检查】

患者女性，70 岁，急诊主诉左手进展性疼痛，延至左肘。左手苍白、麻木，手指痉挛，手掌无法展开。基础疾病包括 2 型糖尿病、高血压、慢性阻塞性肺疾病、慢性肾功能不全 3 期、左上臂先天性淋巴水肿。常规实验室检验未见异常。动脉多普勒超声检查可见一累及左锁骨下动脉－腋动脉的巨大动脉瘤（图 29-1），其内可见大量血栓形成，并见瘤腔内少部分彩色血流信号，瘤体远端腋动脉扭曲。

右手臂腕指数（wrist-brachial index）为 1.0，而左手臂腕指数为 0.44。CTA 示前后径 3.6cm×横径 4cm 的左锁骨下动脉－腋动脉瘤，范围从锁骨下动脉第三段延及腋动脉，长度 6cm，瘤体远端流出道腋动脉即形成两个 90°（图 29-2）。

【诊疗过程】

患者行开放手术。左锁骨上取一横向切口，左锁骨下动脉－胸壁行另一切口，胸锁乳突肌锁骨头予部分分离，前斜角肌于起始处分离；游离并保护膈神经。

游离瘤体近端左锁骨下动脉并绕以两圈血管吊索。锁骨下切口处从胸大肌的胸骨端与锁骨端之间解剖入路，胸小肌于起始处分离，显露腋动脉并绕以两圈血管吊索，可见血管扭曲。

锁骨第三部分以线锯分离，以获得足够空间行人工血管操作。全身肝素化后，解剖分离动脉瘤体，可见瘤体内血栓形成，取 8mm INTERING® （W. L. Gore, Newark, DE）聚四氟乙烯（PTFE）人工血管，与近远两端血管以 6-0 聚丙烯血管缝合线进行吻合（Ethicon Inc., Somerville, NJ）。

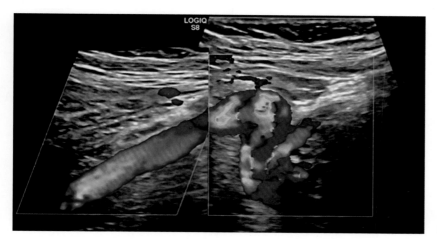

◀ 图 29-1 多普勒超声示扭曲的锁骨下动脉－腋动脉瘤，内有部分血栓形成

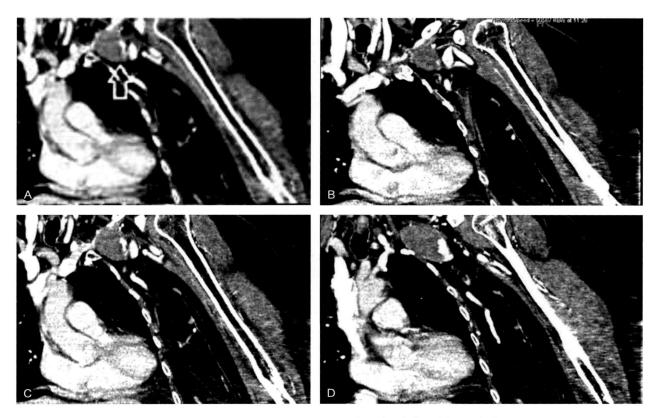

▲ 图 29-2　CTA 所示巨大左锁骨下动脉 – 腋动脉瘤，并有显著扭曲

术后 CTA 示左锁骨下动脉 – 腋动脉人工血管通畅（图 29-3）。该患者术后恢复良好，左手臂向头侧外展的活动功能稍有影响，左上肢血流恢复良好。

术后 3 个月患者左上臂出现不适，臂腕指数 0.4，多普勒超声提示人工血管血栓形成可能。接下来 3 个月里，该侧臂腕指数升至 0.6，考虑侧支循环形成，症状缓解。

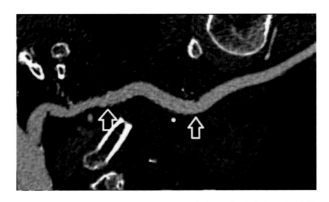

▲ 图 29-3　术后 CTA 显示锁骨下动脉 – 腋动脉人工血管通畅（箭），并见锁骨部分移除

【讨论】

锁骨下动脉瘤少见，常位于该动脉胸内段。最常见病因为动脉粥样硬化，其次为感染性[1-3]，另一种病因是颈肋造成胸廓出口综合征锁骨下动脉受压迫出现狭窄后扩张。其余不常见病因包括马方综合征、Behçet 综合征、囊性中层坏死、先天发育因素等。

在诊断锁骨下动脉瘤上，X 线片可见可疑征象，CTA 可确诊。锁骨下动脉第三段形成动脉瘤可表现为锁骨上的搏动性包块。

锁骨下动脉瘤多无症状，患者可表现急性血栓形成、远端栓塞、少数出现瘤体破裂。虽然腔内修复锁骨下动脉瘤逐渐增多，但开放修复仍是常用手术方式。本例患者选用开放手术是因为瘤体新近出现血栓形成及腋动脉严重扭曲。术中移除部分锁骨对患者活动有少许影响（图 29-4）。在胸廓出口压迫继发左锁骨下动脉瘤的患者中，除了移除部分锁骨，还需移除第 1 肋和颈肋[4]。

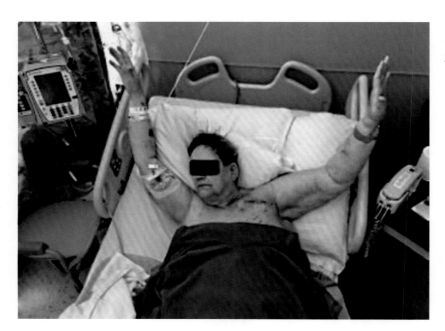

◀ 图 29-4　术后照片示移除部分锁骨对患者活动有轻微影响

参考文献

［1］ Dougherty MJ, Calligaro KD, Saverserp, De Laurentiis DA. Atherosclerotic aneurysm of the intrathoracic subclavian artery. A case report and review of the literature. J Vasc Surg. 1995; 21:521–9.

［2］ Stahl RD, Lawerence PF, Bhirangi K. Left subclavian artery aneurysm: two cases of rare congenital etiology. J Vasc Surg. 1999;29:715–8.

［3］ Salo JA, Ala Kulju K, Heikkinen L, Bondestam S, Ketonen P, Luostor. Diagnosis and treatment of subclavian artery aneurysms. Eur J Vasc. 1990;4: 271–4.

［4］ Vemuri C, McLaughlin LN, Abuirqeba AA, Thompson RW. Clinical presentation and management of arterial thoracic outlet syndrome. J Vasc Surg. 2017;65:429–39.

第七篇　颈动脉瘤开放修复术
Open Repair of Carotid Aneurysm

病例 30　下颌骨半脱位法辅助修复颅外段颈动脉瘤　　　　　　　　　　　　　　/ 096

病例 30 下颌骨半脱位法辅助修复颅外段颈动脉瘤

Repair of Extracranial Carotid Artery Aneurysm with Mandibular Subluxation

【病史与体格检查】

患者女性，52 岁，患有脑瘫和癫痫，因发现右侧颈部搏动性包块急诊就诊，患者频繁出现摔倒，既往有高血压和血脂异常病史。颈部 CTA 显示右颈内动脉瘤（图 30-1），大小 3.0cm×2.5cm，经股动脉入路行动脉造影显示颈内动脉存在一个较大动脉瘤，颈内动脉明显扭曲，大脑前动脉和大脑中动脉均充盈良好（图 30-2）。

【诊疗过程】

经鼻插管全麻，一根直径 3.2mm 的 Steinmann针置入下颌颊舌面，另一根针置入左侧上颌骨。针以不同的角度放置，以促进骨内骨骼钢丝的稳定，大约有半英寸的长度显露在组织之外。下颌骨半脱位向左倾斜，两个螺纹 Steinmann 针使用22 号固定钢丝以此固定上颌内（图 30-3）。在Steinmann 针的切割端涂有厚重的牙科材料，以

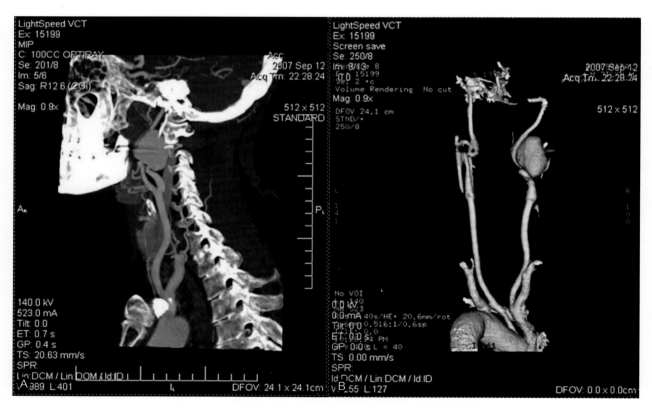

▲ 图 30-1　CTA 显示右颈内动脉瘤

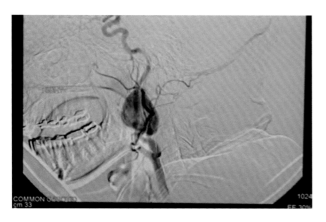

▲ 图 30-2　颈动脉造影显示右颈内动脉瘤

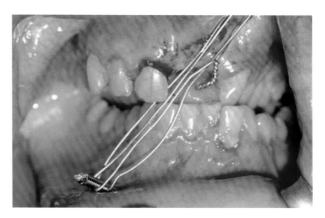

▲ 图 30-3　准备下颌半脱位的口内（上颌和下颌）钢丝

保护软组织，并在齿列之间补充注入咬合调整材料。口腔纱布海绵用脐带胶布带包裹，卷入口腔和骨针固定部位，以辅助口腔内填塞。脑电监测，在耳叶后面做了一个斜形皮肤切口，一直延伸到颈部的下 1/3，显露颈动脉鞘、颈总动脉和颈动脉分叉；保护迷走神经和舌下神经，颈总动脉和颈外动脉的近端由橡胶带控制。颈内动脉近端明显冗长（图 30-4 至图 30-6）。解剖至乳突，并分离二腹肌后腹。全身肝素化后，颈总动脉夹闭后脑电无明显变化。打开动脉瘤，动脉扩张器

[3.0mm Pilling®（Teleflex, Wayne, PA）] 插入颈动脉远端，将 Yasargil® 夹子（Aesculap Inc., Central Valley, PA）夹在动脉瘤的远侧。取出动脉扩张器后，切开并切除颈内动脉瘤，将远端颈内动脉转位至舌下神经前行端端吻合术，鱼精蛋白中和肝素。取出 Steinmann 针固定，患者恢复意识后拔管。

【讨论】

颅外段颈动脉瘤是一种罕见的血管疾病，占

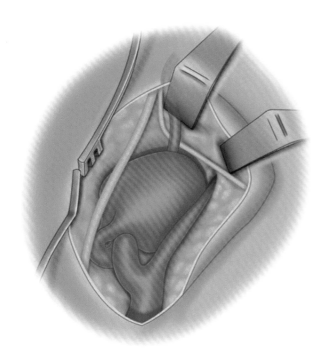

▲ 图 30-4　颈动脉瘤及其周围第Ⅻ对和第Ⅹ对脑神经示意图

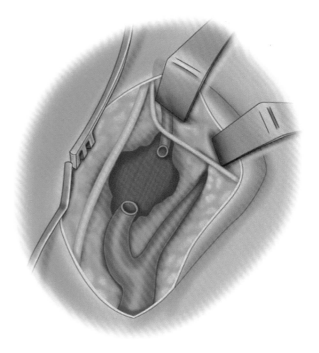

▲ 图 30-5　切除颈内动脉瘤

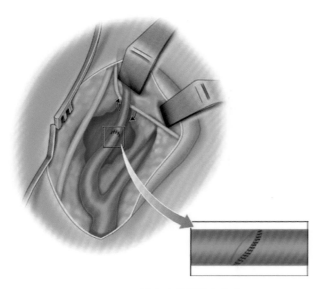

▲ 图 30-6　颈内动脉端端吻合术

所有颈动脉手术的 0.1%～1.9%。腔内或开放手术修复颅外颈动脉瘤需要根据其病因、大小、位置和颈内动脉远端的形态确定手术入路[1,2]，脑缺血最常见的症状是卒中或短暂性脑缺血发作[1-5]。在某些颈动脉假性动脉瘤中，经皮置入覆膜支架（支架移植物）是一种治疗选择，但手术修复仍然是颅外颈动脉瘤的主要治疗方式[2]。向颅底延伸的大型动脉瘤可能难以显露和切除。在某些情况下，通过将皮肤切口延伸到耳垂、上推腮腺下极，以及显露面神经，有利于远端显露[1]，我们研究了下颌关节半脱位辅助下颅外颈动脉瘤的修复。

颈动脉瘤由动脉发育不良、动脉粥样硬化、创伤和夹层引起[1-4]，颈动脉内膜切除术后的假性动脉瘤并不常见，颈动脉瘤的其他罕见病因包括颈部辐射、神经纤维瘤病、马方综合征、白塞综合征和大动脉炎[1]。大多数颈动脉瘤没有症状，但 2/3 的患者会出现短暂性脑缺血发作或卒中[1-4]，瘤体较大时可出现声音嘶哑、吞咽困难、舌头偏斜和霍纳综合征等局部压迫症状[1-4]。

超声是诊断颈动脉动脉瘤的一种简单、无创的工具，但对颈内动脉远端动脉瘤的诊断效果很差。CTA 是非常有用的诊断手段，有助于确定动脉瘤的解剖关系，并对治疗计划的制订有很大帮助[1-4]。经股动脉入路覆膜支架腔内治疗对颈动

脉假性动脉瘤是有效的，但由于颈内动脉的极端冗长和相对较小的尺寸，支架置入在大多数颅外颈动脉瘤患者中通常是不可行的。有症状的动脉瘤或直径 > 2.0cm 的无症状动脉瘤均需手术修复[1-4]。未经治疗的颈动脉瘤有显著的死亡率（卒中发生率为 30%～50%；死亡率为 70%）[1-4]。只有当手术重建不可行，残端压力高，颈动脉夹闭脑电没有变化时，才推荐结扎颈内动脉[1-3]。动脉瘤切除后最常见的颈动脉重建方式是使用静脉移植物，虽然 PTFE 或涤纶人工移植物在某些情况下可作为替代品[1-4]，静脉移植物有术后扩张或狭窄改变的可能[1,2]。颈内动脉的迂曲（如本病例）可以使外科医生在切除后进行端端吻合，囊状颈动脉瘤可以采用动脉瘤切除加补片成形治疗[2]。

许多颅外颈动脉瘤可以通过鼻气管插管治疗，而不需下颌半脱位或下颌骨截骨术，高位显露是通过切除茎突和乳突尖端，离断二腹肌后腹获得的；只有残端压较低（> 40mmHg）或脑电图有缺血性改变的患者才有必要使用转流管。

颅外颈动脉瘤的外科修复围术期的卒中发生率为 6%～9%，死亡率为 1%～2%[1-4]，有报道指出，脑神经麻痹的发病率可能高达 44%[1-4]。由于发病率高，腔内治疗建议使用覆膜支架，但是，有腔内治疗后颈动脉支架受压变形和远端血栓形成的报道[1]。

【评论】（来自 Karen J. Ho 医生）

颅外颈动脉动脉瘤很少见，发病率在所有动脉瘤中不足 1%[6]，而手术治疗颅外颈动脉瘤约占所有颈动脉手术的 0.2%～5%，具体取决于所在医院[2,7]。1805 年，盖伊医院的 Astley Cooper 第一次尝试治疗颈动脉瘤，他报道了一名颈总动脉结扎手术成功的患者，但患者在 48h 后死亡；1808 年，他为另一名患颈动脉瘤的 50 岁男性患者实施了类似的手术，患者在手术后幸存下来，活到了 1822 年[8]。1952 年，Dimtza 报道了 2 例颈动脉瘤切除后端端重建的病例[9]。1959 年，Beall 等报道了使用人造移植物材料重建颈动脉[10]。颈动脉瘤的理想治疗为手术修复，因为保守治疗（抗

凝）[11-13] 和结扎术 [14-16] 伴随着大量的神经系统并发症。

颅外颈动脉瘤最常见的病因是动脉粥样硬化，分叉部或近端的颈内动脉最常受累，中段和远段的颈内动脉次之 [17]。如本章所述，颈动脉假性动脉瘤可继发于颈动脉内膜切除术后的创伤、斑块变性或感染，发病率为 12%~80% [18]。

颅外颈动脉瘤根据病变节段进行分型，这有助于制订手术方案：Ⅰ 型是孤立于颈内动脉，Ⅱ 型涉及颈内动脉和分叉部位，Ⅲ 型是颈动脉分叉部的动脉瘤，Ⅳ 型是颈内动脉和颈总动脉的动脉瘤，Ⅴ 型是孤立的颈总动脉瘤 [19]。

显露颈内动脉远端以控制动脉瘤远端的正常动脉极具挑战，虽然血管外科医生可以显露颈动脉茎突，但更远端的显露需要麻醉、神经外科和耳鼻咽喉科的配合，因为它可能涉及鼻气管插管和下颌半脱位，可能合并乳突切除和外耳道分离 [3, 20]。颈动脉重建的良好神经学结果证明了这种积极的治疗方法是正确的，但如何治疗仍是一个具有挑战性的问题。

参考文献

［1］ Bakoyiannis C, Georgopoulos S, Tsekouras N, Klonaris C, Skrapari I, Papalambros E, Bastounis A. Surgical management of extracranial internal carotid aneurysms by cervical approach. ANZ J Surg. 2006;76:612–7.

［2］ El-Sabrout R, Cooley D. Extracranial carotid artery aneurysms; Texas heart institute experience. J Vasc Surg. 2000;31(4):702–12.

［3］ Rosset E, Albertini JN, Magnan PE, Ede B, Thomassin JM, Brancherau A. Surgical treatment of extracranial internal carotid aneurysms. J Vasc Surg. 2000;31(4):713–23.

［4］ Painter T, Hertzer N, Beven E, Ohara P. Extracranial carotid aneurysms: a report of six cases and review of the literature. J Vasc Surg. 1985;2(2):312–8.

［5］ Rhodes EL, Stanley J, Hoffman G, Cronewett J, Fry W. Aneurysms of extracranial carotid arteries. Arch Surg. 1976;111(4):339–43.

［6］ Welling RE, Taha A, Goel T, et al. Extracranial carotid artery aneurysms. Surgery. 1983;93(2):319–23.

［7］ Moreau P, Albat B, Thevenet A. Surgical treatment of extracranial internal carotid artery aneurysm. Ann Vasc Surg. 1994;8(5):409–16.

［8］ Cooper A. Account of the first successful operation, performed on the carotid artery for aneurism, in the year 1808: with the postmortem examination in 1821. In: GHaB B, James P, editors. Guy's hospital reports, vol. 1. London; 1836. p. 53–8.

［9］ Dimtza A. Aneurysms of the carotid arteries; report of two cases. Angiology. 1956;7(3):218–27.

［10］ Beall AC Jr, Crawford ES, Cooley DA, De BM. Extracranial aneurysms of the carotid artery. Report of seven cases. Postgrad Med. 1962;32:93–102.

［11］ de Jong KP, Zondervan PE, van Urk H. Extracranial carotid artery aneurysms. Eur J Vasc Surg. 1989;3(6):557–62.

［12］ Zwolak RM, Whitehouse WM Jr, Knake JE, et al. Atherosclerotic extracranial carotid artery aneurysms. J Vasc Surg. 1984;1(3):415–22.

［13］ Busuttil RW, Davidson RK, Foley KT, Livesay JT, Barker WF. Selective management of extracranial carotid arterial aneurysms. Am J Surg. 1980;140(1):85–91.

［14］ McCollum CH, Wheeler WG, Noon GP, DeBakey ME. Aneurysms of the extracranial carotid artery. Twenty-one years' experience. Am J Surg. 1979;137(2):196–200.

［15］ Leikensohn J, Milko D, Cotton R. Carotid artery rupture. Management and prevention of delayed neurologic sequelae with low-dose heparin. Arch Otolaryngol. 1978;104(6):307–10.

［16］ Perret G, Nishioka H. Report on the cooperative study of intracranial aneurysms and subarachnoid hemorrhage. Section VI. Arteriovenous malformations. An analysis of 545 cases of cranio-cerebral arteriovenous malformations and fistulae reported to the cooperative study. J Neurosurg. 1966;25(4): 467–90.

［17］ Fankhauser GT, Stone WM, Fowl RJ, et al. Surgical and medical management of extracranial carotid artery aneurysms. J Vasc Surg. 2015;61(2):389–93.

［18］ Kraemer CJK, Zhou W. Carotid aneurysm review. Int J Angiol. 2019;28(1):17–9.

［19］ Attigah N, Kulkens S, Zausig N, et al. Surgical therapy of extracranial carotid artery aneurysms: long-term results over a 24-year period. Eur J Vasc Endovasc Surg. 2009;37(2):127–33.

［20］ Alimi YS, Di Mauro P, Fiacre E, Magnan J, Juhan C. Blunt injury to the internal carotid artery at the base of the skull: six cases of venous graft restoration. J Vasc Surg. 1996;24(2): 249–57.

第八篇 肠系膜上动脉瘤开放修复术

Open Repair of SMA Aneurysm

病例 31　肠系膜上动脉瘤的开放修复术　　　　　　　　　　　　　　　　　/ 101

病例 31 肠系膜上动脉瘤的开放修复术
Open Repair of the Superior Mesenteric Artery Aneurysm

【病史与体格检查】

男性患者，42 岁，持续性上腹痛 4 个月。疼痛与进食无关，体重无减轻。体格检查正常。腹部 X 线检查显示 $L_1 \sim L_2$ 水平呈曲线状钙化。选择性肠系膜上动脉造影显示肠系膜上动脉起始处附近有一个囊状动脉瘤（图 31-1）。此外，经肠系膜上动脉逆向充盈扩张的胰 - 十二指肠动脉提示腹腔干不完全性阻塞。

【诊疗过程】

通过腹部正中切口进行手术。肠系膜上动脉有一个直径为 4cm 的囊状动脉瘤，有两个空肠分支动脉从动脉瘤发出。控制肠系膜上动脉及其空肠分支的近端和远端，动脉瘤开放。开放的动脉瘤壁较薄，内含动脉粥样斑块。空肠上支完全闭塞，但下支返血明显。

切除动脉瘤后，将空肠下动脉分支与肠系膜上动脉外侧壁（囊性动脉瘤的起始部）吻合。由于患者的肠系膜下动脉通畅，因此未处理腹腔干动脉的闭塞。患者术后一般情况平稳。患者 10 年后复查，结果满意。

【讨论】

肠系膜上动脉瘤最常见的类型是霉菌性，仅次于细菌性心内膜炎[1]。这个部位的动脉粥样硬化性动脉瘤很少见。肠系膜上动脉瘤虽然不常见，但应及时处理，以防止发生破裂、缺血和血栓等并发症[2]。男性患者和非钙化的动脉瘤患者破裂

的风险更大[2]。

肠系膜动脉瘤的临床诊断很困难，通常需要通过腹部 X 线片、CT、选择性动脉造影术来诊断，这对腔内修复或开放修复都很有帮助。在 DeBakey 和 Cooley 报道的 65 例病例中，63% 是真菌感染，14% 是梅毒，23% 是原因不明[1]。

这种情况需要手术治疗，因为半数的肠系膜

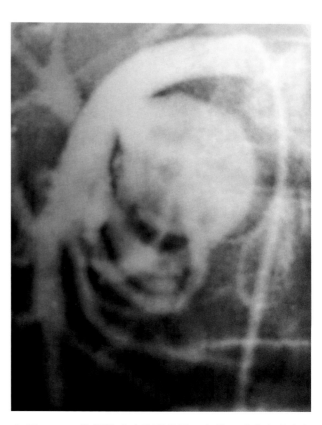

▲ 图 31-1 选择性动脉造影术显示大的肠系膜上动脉囊状动脉瘤

上动脉瘤在不接受治疗时，会自发破裂 [2]。在大多数情况下，动脉瘤切除后没有必要恢复动脉的连续性，因为血栓导致的缓慢闭塞通常会促使广泛侧支循环建立 [2]。然而，本文中的患者有腹腔干部分闭塞，胰 – 十二指肠侧支循环被逆转，导致肠系膜循环中的血液被窃取。由于肠壁有颜色改变，切除动脉瘤后，空肠动脉与肠系膜上动脉吻合。小肠颜色恢复正常。支架移植物（球扩支架）在高危患者中的腔内修复已有报道 [3]。

参考文献

［1］ Hans SS, Gordon M, Lee PT. Saccular atherosclerotic aneurysm of the superior mesenteric artery. Arch Surg. 1977; 112:854.

［2］ Stone WM, Abbas M, Cherry KJ, Fowl RJ, Gloviczki P. Superior mesenteric artery aneurysms: is presence an indication for intervention? J Vasc Surg. 2002;36:234–7.

［3］ Schweigert M, Adamus R, Stadhuber RJ, Stein HJ. Endovascular stent graft repair of a asymptomatic superior mesenteric artery aneurysm. Ann Vasc Surg. 2011;25:841e5–8.

第九篇　颈动脉体瘤切除术

Resection of Carotid Body Tumor

病例 32　颈动脉切除治疗恶性颈动脉体瘤　　　　　　　　　　　　　　／ 104

病例 33　伴有下颌关节半脱位的大型颈动脉体瘤的切除　　　　　　　　／ 107

病例 32　颈动脉切除治疗恶性颈动脉体瘤

Resection of a Malignant Carotid Body Tumor with Carotid Artery Resection

【病史与体格检查】

患者男性，39 岁，1999 年因右颈下颌角下方的肿块咨询家庭医生，患者转诊至普通外科进行颈部淋巴结活检，在活检过程中，发生了大出血，医生缝合了切口，将患者转到血管外科。颈部 CT 平扫显示右侧颈动脉分叉处有一肿块，与颈动脉体瘤表现一致。患者的主诉是肿块引起的不适和转颈时咳嗽。

【诊疗过程】

患者接受了选择性颈动脉造影术（图 32-1）和颈外动脉栓塞术，为颈动脉体瘤切除做准备。

选择性地插管至颈外动脉及其分支（图 32-2），将弹簧圈置于上颌动脉近端、面动脉、咽升动脉和枕动脉，使颈外动脉完全闭塞，甲状腺上动脉注射凝胶颗粒与 PVA 颗粒。在全麻下，患者接受了颈斜入路切除大型颈动脉体瘤。因为解剖平面近颈部，手术困难。游离颈总动脉后套硅胶阻断带，显露颈外动脉，并套带，术中仔细游离颈内动脉，同时游离舌下神经和迷走神经，舌下神经被血管襻环绕。颈动脉体瘤完全包绕颈动脉分叉，分离困难，我们决定进行肿瘤切除时，同时切除远端颈总动脉和近端颈内动脉，并在全身肝素化后结扎颈外动脉。值得注意的是，随标

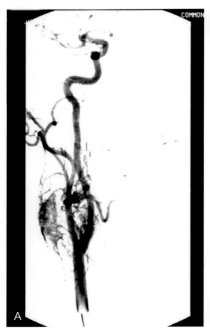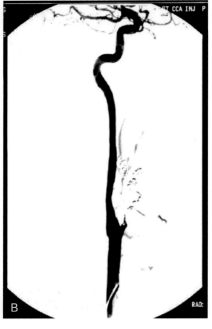

◀ 图 32-1　颈动脉造影显示富血供的颈动脉体瘤

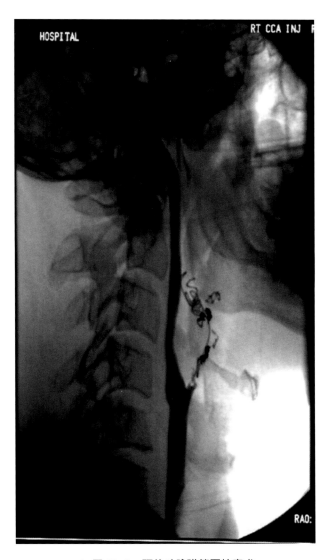

▲ 图 32-2　颈外动脉弹簧圈栓塞术

本切除了两个大小为 2.7cm×1.4cm 的橡皮样淋巴结，标本本身测得动脉分叉长 3cm，颈外动脉长 2cm，颈内动脉长 2.5cm，切除肿瘤的大小为 3cm×2.5cm×2cm。

切除肿块后，从腹股沟和大腿上部取一条非倒置的大隐静脉行颈总动脉 - 颈内动脉搭桥，术后动脉造影效果满意。最终病理诊断为副神经节瘤及 1 个淋巴结转移，颈动脉体瘤的组织学特征提示副神经节瘤，细胞核呈中度多形性，有丝分裂增多。此外，有近期和陈旧性出血伴坏死灶，网状蛋白特异性染色显示肿瘤细胞明显聚集，细胞巢大小不一。

术后除出现暂时性声音嘶哑外，无其他异常。他随后就诊于耳鼻咽喉科，诊断为右侧声带麻痹，在随后的 3 个月里症状改善。该患者被转到肿瘤内科进一步处理恶性颈动脉体瘤，并接受了放疗。然而，该患者在 10 年后死于广泛转移的副神经节瘤。

【讨论】

颈动脉体瘤在慢性低氧血症的患者中更为常见，包括高海拔、吸烟和慢性阻塞性肺疾病。大多数病例是散发的，然而，约 10% 患者存在家族遗传特征[1-5]。颈动脉体瘤通常分布在颈动脉分叉处，根据其大小，可包裹颈外或颈内动脉，或两者兼有。颈动脉彩超显示低血流阻力的富血供肿块，颈动脉造影术、CTA 或 MRA 最能确定肿瘤与颈动脉分叉、颅神经位置的关系。肿瘤通常位于分叉处，更多的情况下位于分叉处深部，并可延伸至近端分叉处的颈总动脉。这些肿瘤生长缓慢，报道的中位倍增时间为 4.2 年[5]。颈动脉体瘤通常血供丰富，极少数情况下会分泌儿茶酚胺，并且通常是良性的[2,5]。如为恶性时（6%～12.5%），颈动脉体瘤可转移至局部淋巴结，肝、肺和骨转移的发生率不超过 5%[2,5]。

颈动脉体瘤的术前栓塞术存在争议，由于这些肿瘤血供丰富，建议选择性地对颈外动脉咽升支进行栓塞，以减少术中出血[6]。许多回顾性研究表明，颈动脉体瘤栓塞组和非栓塞组患者的出血量和围术期发病率没有差异。另外一些研究发现，直径超过 3cm 的肿瘤经栓塞后术中出血减少。由于栓塞微粒可能进入脑循环，栓塞术可能会导致卒中发生。如果已决定栓塞治疗，应在 24h 内且不迟于 48h 进行手术切除，以避免炎性反应增加手术难度。

脑神经损伤、卒中、假性动脉瘤和死亡是颈动脉体瘤的罕见并发症[1-5]，压力感受性反射异常是双侧颈动脉体瘤切除术后罕见但重要的并发症[5]，在切除肿瘤 24～72h 后出现心动过速、低血压时应考虑是压力感受器异常。脑神经损伤是颈动脉体瘤最常见的并发症，其发生率可高达 24%，最常见的脑神经损伤包括迷走神经和舌下神经[5]，下颌骨严重后缩可能导致面神经下颌缘支损伤[5]。

显露颈总动脉后，向头侧进行解剖，早期辨别迷走神经是很重要的，脑神经损伤风险随着颈动脉体瘤的增大而增加，在近期一系列报道中高达 24%。用双极电凝在外膜下平面进行解剖，肿瘤和中膜之间的无血管平面被 Gordon-Taylor 描述为白线。颈动脉体瘤的血供主要来自颈外动脉，因此凝血酶或再生纤维素的使用有助于控制表面出血。如果患者术前未行颈外动脉栓塞，应在手术早期结扎颈外动脉，以减少整体出血，便于从颈内动脉切除肿瘤。

颈内至颈外动脉剥离技术也有描述，首先从颈总动脉上的"白线"开始剥离，然后用剪刀剥离颈内动脉的肿瘤，颈外动脉是最后一条要解剖的动脉，这种技术的优点是解剖时间较短。一些研究者主张从颅侧至尾侧方法切除颈动脉体瘤，此入路基于咽升动脉的走行，咽升动脉被认为是肿瘤的主要供血来源。每种术式都有优点和缺点，这取决于外科医生的习惯，并选择最有可能降低并发症的方法。

参考文献

[1] Pacheco-Ojeda LA. Carotid body tumor: surgical experience in 215 cases. Jr Cranio- Maxillo – Facial Surg. 2017;45:1472–7.

[2] Hinojosa CA, Ortiz-Lopez LJ, Anaya–Ayalo JE, Orozco–Sevilla V, et al. Comparison of retrocarotid and caudocranial dissection technique for the surgical treatment of carotid body tumors. J Vasc Surg. 2015;62:958–64.

[3] Davila VJ, Chang JM, Stone WM, Ford RJ, et al. Current surgical management of carotid body tumors. J Vasc Surg. 2016; 64:1703–10.

[4] Kim GY, Lawrence PF, Moridzadeh RS, Zimmerman K, et al. New predictors of complications in carotid body tumor resection. J Vasc Surg. 2017;65:1673–9.

[5] Davis FM, Obi A, Osborne N. Carotid body tumors. In: Hans SS, editor. Extracranial carotid and vertebral artery disease. Cham: Springer; 2018. p. 253–60.

[6] Power AH, Bover TC, Kasperbauer J, Link MJ, et al. Impact of pre-operative embolization on outcomes of carotid body resection. J Vasc Surg. 2012;56:979–89.

病例 33 伴有下颌关节半脱位的大型颈动脉体瘤的切除

Resection of a Large Carotid Body Tumor with Mandibular Subluxation

【病史与体格检查】

患者男性，52 岁，有高血压病史，因出现意识模糊症状急诊就诊。头颈部 CTA 显示右颈动脉体瘤较大，肿瘤的上端位于 C_1 和 C_2 椎体交界处（图 33-1），患者还接受了颈动脉和脑血管造影，发现一个非常大的颈动脉体瘤向颅底延伸，肿瘤长 5.3cm，横径 4.8cm。由于肿瘤较大且向颅底延伸，因此决定进行下颌关节半脱位手术。

【诊疗过程】

在经鼻气管插管下，由颌面外科医生行下颌半脱位，同时进行脑电监测和体感诱发电位（SSEP）检查。在耳后方沿胸锁乳突肌前缘做一个略微弯曲的曲棍球棒状切口，分离颈动脉鞘，阻断带越过颈总动脉，保护迷走神经，在解剖头侧部分时显露二腹肌后腹，可以看到舌下神经穿过巨大颈动脉体瘤（图 33-2），阻断带环绕舌下神经，从颈动脉分叉处开始剥离，小心显露颈外

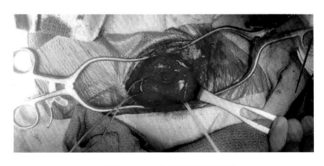

▲ 图 33-1 大型颈动脉体瘤

动脉分支并结扎，颈外动脉上套阻断带。首先从颈外动脉后方开始剥离，显露肿瘤的内侧壁，小心地从咽壁分离出肿瘤。然后将肿瘤移位到舌下神经下方，所有供血分支都由丝线小心结扎。沿颈动脉侧壁进行解剖，颈内动脉有少量出血，用 7-0 Prolene 缝合线横向缝合控制出血。颈内动脉直径略小于平均直径，可能是由于巨大的颈动脉体瘤压迫所致。随着解剖的进行，脑电出现缺血性改变，无法触摸到颈内动脉的搏动。注射 10 000U 肝素，阻断颈总动脉，切开颈内动脉并延伸至颈总动脉，取出颈内动脉内一个灰白色的血小板血栓并迅速回血。

在此过程中，插入一个转流管（3mm×4mm），小端插入颈内动脉，大端插入颈总动脉，转流管内血流通过多普勒检测确认，将牛心包补片缝合于颈内动脉和颈总动脉。行颈外动脉分支至颈总动脉造影术，大脑前动脉和大脑中动脉上支充盈满意，大脑中动脉下支充盈差（图 33-3）。在补片部位有一些不规则影，但在完整的动脉造影上看不到明确的狭窄（图 33-4），剩余的肿瘤被切除后结束手术。在麻醉恢复室，发现患者左上肢无力，呼吸机支持，并接受了神经介入科医生的检查，但由于闭塞位于大脑中动脉的远端分支（下支），因此决定不推荐机械取栓术。患者行 MRI 平扫，显示大脑中动脉下支的分布区域可见梗死灶。由于存在抗凝禁忌证，患者出现右下肢深静脉血栓后，放置了下腔静脉滤器。

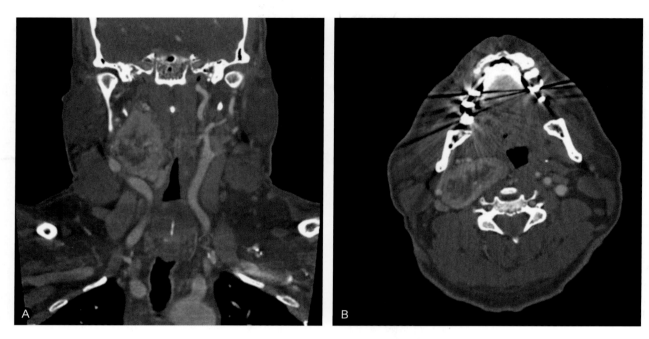

▲ 图 33-2　**CTA** 显示巨大颈动脉体瘤

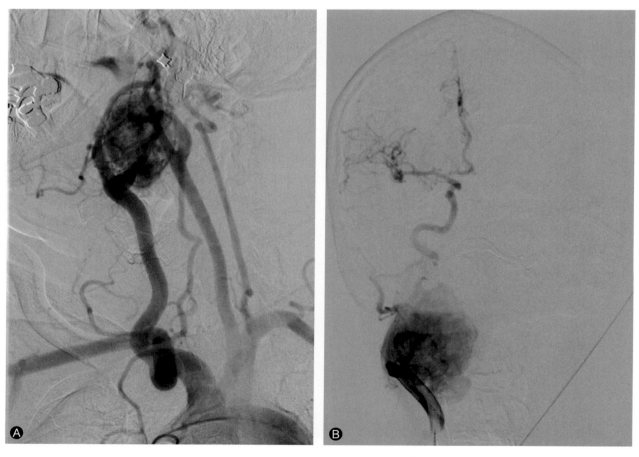

▲ 图 33-3　颈动脉造影显示颈动脉体瘤血供丰富

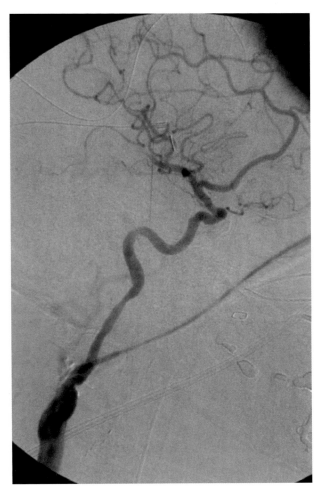

▲ 图 33-4　手术中颈动脉造影显示颈动脉补片区域显影不规则，大脑中动脉下支充盈缺如，颈外动脉未显影

患者仍然通过鼻导管的通气支持，患者随后接受了气管切开并放置 PEG 管。在接下来的 3 个月里，他的病情持续好转，可正常走动，但左上肢无力（3/5 级）。由于缺乏活动，他的主要症状是左肩疼痛和活动受限，尽管他正在接受物理和职业康复治疗，但患者依从性差。患者病情持续

好转，在住院 3 个月后出院。

后患者因非法持有毒品而被收住惩教所，该患者最后一次就诊是 2020 年 1 月，当时左上肢轻微无力。2020 年 1 月 13 日，由于腔静脉造影显示下腔静脉慢性闭塞，尝试取出下腔静脉滤器失败，患者双下肢肿胀轻，建议穿弹力袜，患者对医疗护理的依从性一直很差。

【讨论】

该肿瘤为 Shamblin Ⅱ 型肿瘤。

颈动脉体瘤 Shamblin 分型包括：Ⅰ 型，肿瘤较小，位于颈动脉分叉，可以很容易地切除；Ⅱ 型，肿瘤较大，呈颈动脉分叉部扩张，但不环绕颈动脉；Ⅲ 型，肿瘤体积较大，包裹颈内和颈外动脉，通常附着在邻近的神经上。

本例患者的颈动脉解剖范围（尾侧至颅侧）很可能导致操作时颈内动脉发生扭结并形成血栓，经脑电图监测发现。颈动脉体瘤切除过程中发生卒中的危险因素包括切除肿瘤操作过度，可能出现颈内动脉的扭结或狭窄，在阻断颈内动脉前，需要全剂量肝素化（基于低残端压力或 EEG/SSEP 的变化）。在最近对 500 例病例的分析中，约 4% 的病例发生颈动脉体瘤切除的术中或术后卒中，据报道，30 天死亡率约为 1%[1]。

参考文献

[1] Davis FM, Obi A, Osborne N. Carotid body tumors. In: Hans SS, editor. Extracranial carotid and vertebral disease – contemporary management. Cham: Springer; 2018. p. 253–60.

第十篇　颈动脉内膜切除术
Carotid Endarterectomy

病例 34　颈动脉内膜切除术后涤纶补片感染　　　　　　　　　　　　　　　　　　　/ 111

病例 35　近期发生轻微卒中患者接受颈动脉内膜切除术　　　　　　　　　　　　　　/ 114

病例 36　下颌关节半脱位助力高位颈动脉狭窄患者行颈动脉内膜切除术　　　　　　　/ 116

病例 37　颈动脉内膜切除术中因插入转流管致斑块栓塞引起的脑卒中　　　　　　　　/ 118

病例 38　颈动脉内膜切除术后脑出血　　　　　　　　　　　　　　　　　　　　　　/ 121

病例 39　颈动脉内膜切除术治疗放疗导致的症状性颈动脉狭窄　　　　　　　　　　　/ 124

病例 40　颈动脉内膜切除术后非惊厥性癫痫持续状态　　　　　　　　　　　　　　　/ 128

病例 41　颈动脉内膜切除术后取出大脑中动脉 M_1 段的斑块栓子　　　　　　　　　/ 131

病例 42　颈动脉内膜切除术治疗复发性颈动脉狭窄　　　　　　　　　　　　　　　　/ 135

病例 43　颈动脉支架置入术治疗急性脑卒中　　　　　　　　　　　　　　　　　　　/ 138

病例 44　近期因不稳定斑块引起的小卒中患者的颈动脉内膜切除术　　　　　　　　　/ 141

病例 34 颈动脉内膜切除术后涤纶补片感染
Infected Dacron Patch Following Carotid Endarterectomy

【病史与体格检查】

患者女性，76 岁，2007 年 2 月因右颈部持续性窦道形成由血管外科医生接诊（图 34-1）。2006 年 9 月，她因无症状的重度颈内动脉狭窄（80%）而接受了右颈动脉内膜切除术，患者既往合并稳定性冠状动脉疾病、高血压和 2 型糖尿病。手术记录显示，患者在颈动脉内膜切除术时进行了涤纶补片移植，术后病程平稳，但后来出现颈部肿块并逐渐增大，肿块大小为 2cm×3cm，位于颈动脉内膜切除瘢痕的中段。

【诊疗过程】

血管外科医生建议她去咨询耳鼻喉专家，后者在全身麻醉下对肿块进行了引流。发现有轻微的带血脓性引流，提示脓肿。遂保留 Penrose 引流管进行持续引流，同时抗生素治疗效果差。2008 年 7 月，该耳鼻咽喉科医生对她再次探查，解剖至颈动脉分叉附近，在刮除肉芽组织后闭合切口，将患者转诊进行正畸治疗。患者于 2009 年 2 月在门诊就诊（图 34-1），颈部 CTA 显示颈内动脉起始部周围有炎性肿块（图 34-2）。

在全麻、脑电图监测和全身使用抗生素的情况下，沿着先前的瘢痕组织重新探查，并在窦道周围做一个椭圆形切口，胸乳突肌向外侧牵开，并在颈总动脉套带，静脉注射 7000U 肝素，在颈动脉头侧解剖中，分离二腹肌后腹。颈内动脉残端压力测量为 70mmHg，颈总动脉夹闭对脑电没有任何影响，小心地分离舌下神经、迷走神经与

炎性肿块（图 34-3）。取右大腿上段大隐静脉，远端颈总动脉和近端颈内动脉随炎性肿块一并切除，涤纶补片移植物周围可见炎性肿块，结扎颈外动脉，一个非倒置的大隐静脉搭桥于颈总动脉和颈内动脉，术后 5～7 天颈部切口愈合良好。

术后 3 个月和 9 个月随访彩超，均显示血管腔内血流通畅。然而 1 年后（2010 年）患者行颈动脉多普勒超声，显示移植物位置存在狭窄，CTA 证实了这一点（图 34-4）。患者在 2010 年接受了经股动脉颈动脉支架置入术（图 34-5），患者在 2011 年发现支架内狭窄（图 34-6），但无症状；颈部窦道已完全愈合。患者近 8 年来无明显症状，左侧颈内动脉无明显狭窄。

【讨论】

在近代血管手术中，颈动脉内膜切除术后的

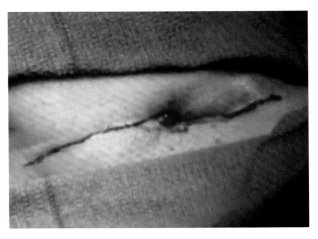

▲ 图 34-1 右颈窦道

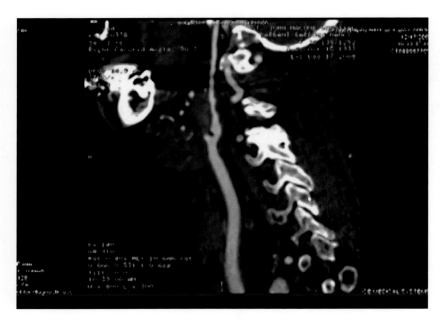

◀ 图 34-2　CTA 显示颈动脉分叉部周围肿块

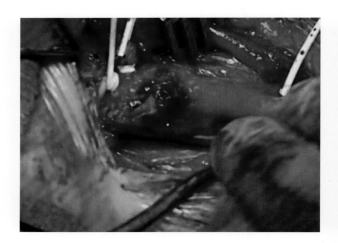

▲ 图 34-3　颈动脉分叉的手术照片

一期闭合很少，自体静脉、PTFE 补片、涤纶补片和牛心包补片是常用的补片。自体静脉的感染是非常罕见的，然而，存在颈静脉补片破裂的报道。0.25%～0.5% 的涤纶补片在颈动脉内膜切除术后发生感染[1, 2]，补片移植物感染可出现在早期或晚期，并根据微生物的毒力呈双峰型分布[1, 2]，术后伤口血肿与晚期感染相关[1, 2]。

　　大多数患者表现为颈部肿胀、假性动脉瘤或沿切口线的引流窦道，头颈部 CTA 是首选的检查方法。建议完全切除感染灶，行自体静脉移植的方式重建颈内动脉。有颈部放射病史或静脉移植

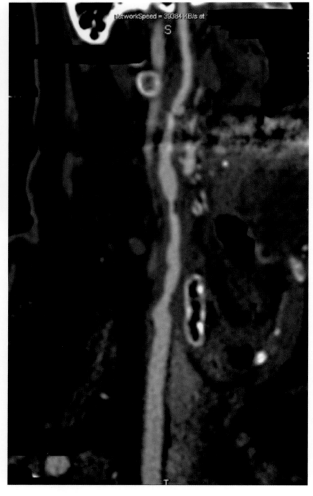

▲ 图 34-4　CTA 显示颈动脉静脉移植物狭窄

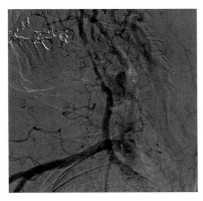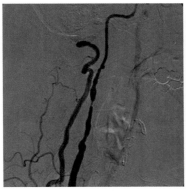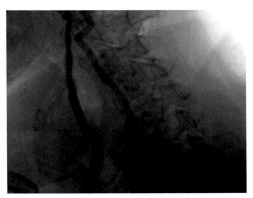

▲ 图 34-5 颈动脉支架置入术治疗颈动脉静脉移植物狭窄

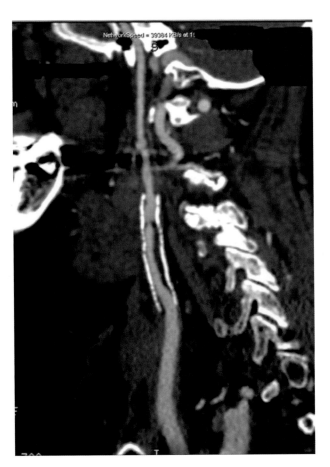

物不良的患者，应考虑胸锁乳突肌瓣或胸大肌瓣移植术。静脉移植物有发生肌性内膜增生的倾向，就像使用大隐静脉重建动脉时经常出现的那样，通常情况下，肌性内膜增生的部位是瓣膜部位，如本例所示。颈动脉血管成形术、支架置入术是治疗这一并发症的一种选择，但颈动脉支架置入术治疗颈动脉移植物狭窄的长期效果尚不明确。

参考文献

[1] Rockman CB, Su WT, Domenig C, Lamparello PJ, et al. Post-operative infection associated with polyester patch angioplasty after carotid endarterectomy. J Vasc Surg. 2003;38:251–6.

[2] Knight BC, Tait WF. Dacron patch infection following carotid endarterectomy: a systemic review of the literature. Eur J Vasc Endovasc Surg. 2009;37:140–8.

▲ 图 34-6 颈动脉支架内狭窄

病例 35　近期发生轻微卒中患者接受颈动脉内膜切除术

Carotid Endarterectomy for a Recent Minor Stroke

【病史与体格检查】

患者男性，60 岁，急诊入院，既往有高血压、高脂血症和吸烟史。入院前一天晚上，患者工作时出现右手麻木伴活动障碍，急诊行头颅 CT 未见明显异常，颈动脉超声检查和 CTA 显示左颈内动脉起始处重度狭窄（90%）（图 35-1）；头颅 MRA 回示，左大脑中动脉分布区存在多个缺血性梗死病灶（图 35-2）。

【诊疗过程】

发病 5 天后，患者（NIH 脑卒中评分为 4）在颈神经丛阻滞麻醉下行颈动脉内膜切除术。术中切开颈动脉后显示颈内动脉重度狭窄伴溃疡形成和斑块内出血，并有新鲜血栓形成（图 35-3），

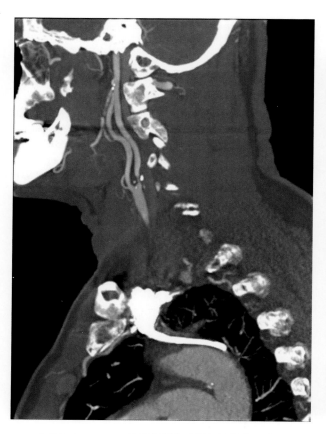

▲ 图 35-1　CTA 显示左颈内动脉起始处重度狭窄

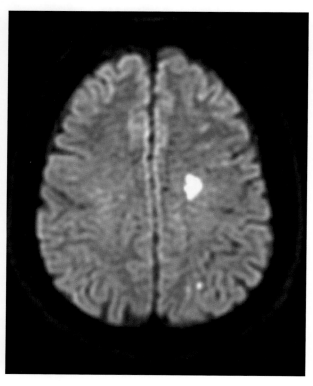

▲ 图 35-2　头颅 MRI 显示左大脑中动脉分布区可见小梗死灶

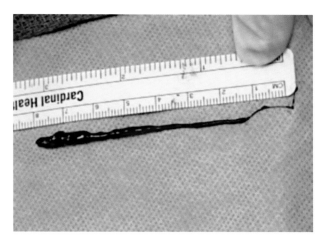

▲ 图 35-3　颈动脉内膜切除术中颈内动脉取出的血栓

行左颈动脉内膜切除术后，利用牛心包补片行颈动脉成形术。

　　患者术后病情平稳，术后 4 周门诊复查颈动脉超声回示颈总动脉及颈内动脉血流通畅，未见狭窄；患者右手感觉及运动功能完全恢复。患者于 2019 年 3 月行冠状动脉搭桥术。

【讨论】

　　对于有近期 TIA 发作史患者，早期行颈动脉内膜切除术已成为常见的治疗方法；但颈动脉内膜切除术在急性期脑梗死患者中的有效性直到最近 20 年才被证实[1]。许多研究者已经表明，应早期行颈动脉内膜切除术（症状出现 2 周内），以防止再次出现脑梗死。最初倾向于脑梗死发作 6 周后，再行颈动脉内膜切除术以减少高灌注导致脑出血的风险。但后来证实对于脑梗死急性期患者，早期颈动脉内膜切除术的围术期风险并不比延迟颈动脉内膜切除术大，同时脑梗死 6 周后再行颈动脉内膜切除术可能会导致再发严重脑梗死。

　　DeRango 等[1, 2] 对 47 项颈动脉内膜切除术或颈动脉支架置入术围术期发生卒中、死亡事件的研究进行了 Meta 分析，47 项研究中，30 项研究行颈动脉内膜切除术，7 项研究行颈动脉支架置入术，5 项研究行复合手术。DeRango 等的结论是，卒中、TIA 后 15 天内接受颈动脉内膜切除术可使卒中风险低于 3.5%，而行颈动脉支架置入的卒中发生率为 4.8%。从这些数据来看，脑梗死 1 周内行颈动脉血供重建是安全的，但临床上，对于轻中度脑梗（NIH 脑卒中评分＜ 15 分），脑梗死 48～72h 评估梗死灶周围的水肿情况后，酌情可行颈动脉血供重建手术；而对于神经功能缺损严重（NIH 脑卒中评分＞ 15 分）的患者，通常不建议急性期进行颈动脉血供重建。

参考文献

［1］ Hans SS, Adro RJ, Catanescu I. Timing of carotid endarterectomy after recent minor to moderate stroke. Surgery. 2018; 164:820–4.

［2］ DeRango P, Brown MM, Chaturvedi S, Howard VJ, et al. Summary of evidence on early carotid intervention for recently symptomatic stenosis based on meta-analysis of current risks. Stroke. 2015;46:3423–36.

病例 36　下颌关节半脱位助力高位颈动脉狭窄患者行颈动脉内膜切除术

Carotid Endarterectomy with Mandibular Subluxation

【病史与体格检查】

患者男性，69 岁，诊断为无症状颈动脉狭窄，2015 年 3 月颈动脉超声显示右颈内动脉重度狭窄（80%～99%），头颈 CTA 回示颈内动脉钙化严重，并延伸至 C_1 和 C_2 交界处（图 36-1）。由于斑块严重钙化是颈动脉支架置入术的禁忌证，患者颈动脉和脑动脉造影显示右侧颈内动脉严重狭窄，斑块上端延伸至 C_1 和 C_2 椎体交界处（图 36-2），决定行下颌关节半脱位下颈动脉内膜切除术。

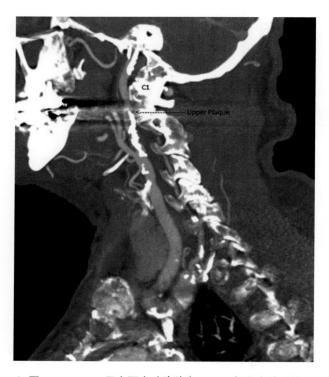

▲ 图 36-1　**CTA 示右颈内动脉狭窄 90%，钙化斑块延伸至 C_2 椎体**

【诊疗过程】

2015 年 3 月 19 日患者经鼻插管，脑电图监测，口腔颌面外科医生先行下颌关节半脱位。1% 利多卡因 2ml 黏膜浸润，一根克氏针穿过右下颌骨的右体 / 副肌肌区，左侧梨状缘放置另一根克氏针，22 号钢丝将下颌骨向左侧半脱位，右侧髁从关节盂窝半脱位，移至关节隆起前方，钢丝固定下颌骨。

右颈动脉内膜切除术中，保留舌下神经和迷走神经，颈动脉夹闭时脑电图或体感诱发神经电位（正中神经）无改变。内膜切除术后，经甲状腺上动脉插管至颈总动脉造影（图 36-3）。

患者术后病情平稳，并于第 2 天出院，患者诉右侧下颌耳前区不适，但 3 周内好转。每年随访复查，右颈动脉未见狭窄。

【讨论】

颈动脉内膜切除术中斑块远端可能会向头部延伸相当长的距离，需要显露更高的位置，在肥胖伴"短颈"患者，颈动脉分叉位置较高患者中颈内动脉远端显露更加困难。通过 CTA（轴位、冠状位和矢状位重建），可以确定斑块头端与颈椎的关系，临床上，颈动脉分叉通常位于 C_3～C_4 椎体水平，颈内动脉颅外部分可分为 3 个节段（区），Ⅰ 区为斑块延伸至 C_3 上端，Ⅱ 区为从 C_3 上端延伸到 C_2 上端，典型的高位病变常延伸至此水平，Ⅲ 区是指斑块头端高于 C_2 椎体，这种情况很少见 [1]。对于一些患者，CTA 成像可能无法检

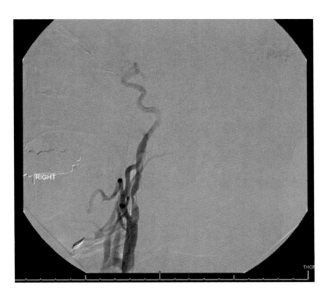

▲ 图 36-2　颈动脉造影显示颈动脉斑块伴右颈内动脉重度狭窄

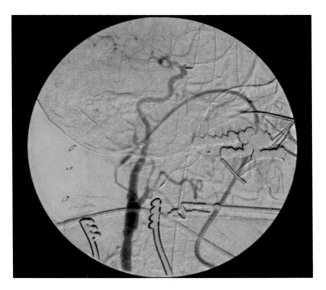

▲ 图 36-3　经甲状腺上动脉造影的颈动脉图像

测到斑块的远端，但颈动脉内膜切除术中可能会意外发现远端斑块。

在大多数高位病变的患者中，可以通过离断枕动脉的胸锁乳突肌支或枕动脉来显露远端，阻断带小心提起舌下神经。一般情况下，静脉支穿过这个区域，应小心地结扎和离断，二腹肌的后腹向上提起或离断。少数患者的斑块延伸到 C_2 椎体的中部或上端，术前应决定是否进行下颌关节半脱位。在这种情况下，请口腔颌面或耳鼻喉外科医生进行下颌骨半脱位和经鼻插管。

下颌骨髁突前 15mm 的半脱位使下颌骨支向前移位 20～30mm[2]，当三角视野变为矩形视野[2]时，延伸到颅底的颈内动脉更容易显露，下颌骨半脱位后，除了局部不适外，喉返神经和喉上神经下颌缘支等神经损伤的风险增加，偶尔会发生下颌角和横突之间的颈动脉鞘对向压迫，导致外伤性颈动脉夹层，同时也会导致对侧迷走神经损伤。所以针对高位病变患者，除了严重钙化斑块者，CAS 应该是更优选择。

参考文献

[1]　Hans SS. Carotid endarterectomy for high plaque. In: Hans SS, editor. Extracranial carotid and vertebral artery disease – contemporary management. Cham: Springer; 2018. p. 147–50.

[2]　Fischer DF, Clagett GP, Parker JI, Fry RE, et al. Mandibular subluxation for high carotid exposure. J Vasc Surg. 1984; 1:727–33.

病例 37　颈动脉内膜切除术中因插入转流管致斑块栓塞引起的脑卒中

Carotid Endarterectomy with Intraoperative Stroke Due to Plaque Embolization During Shunt Insertion

【病史与体格检查】

患者男性，71 岁，因颈动脉狭窄加重，颈动脉 CTA 示左颈动脉狭窄（80%～99%），需行左颈动脉内膜切除术。患者既往合并 2 型糖尿病、高血压和血脂异常，既往手术史包括冠状动脉搭桥术和右颈动脉内膜切除术，颈动脉 CTA 显示左颈内动脉起始处 80% 狭窄，伴有钙化和非钙化混合不均质斑块，左颈总动脉中段狭窄 40%～50%（图 37-1）。

【诊疗过程】

颈神经丛阻滞麻醉，通过左侧颈部斜切口显露颈动脉，肝素化后夹闭颈总动脉，测量颈内动脉反流压（35mmHg）。颈动脉夹闭约 10min 后，患者右手无法握紧。插入 3mm×4mm 转流管（Integra LifeSciences, Plainsboro, NJ），先将较小一端插入颈内动脉，然后用小贾维德钳夹住，较大一端插入颈总动脉约 4mm，可以在转流管中看到斑块碎屑。立即将转流管从颈内动脉中取出，重新插入颈内动脉之前冲洗转流管。超声检查转流管内血流，插入转流管后，患者言语能力恢复，但右手不能紧握。转流管置入后，行左颈动脉内膜切除术，向近端剥除颈总动脉内斑块，取牛心包补片（LeMaitre Vascular, Inc.Burlington, MI），利用 7-0 Prolene 缝合线吻合。20 号导管造影（图 37-2），大脑前动脉充盈良好，大脑中动脉上、

下分支显影良好。手术结束后，患者转 ICU，随后转至康复科。患者神经功能得到改善，NIH 脑卒中评分为 8 分。神经功能缺损后 3 天头颅 CT 平扫显示左大脑中动脉分支点状梗死病灶，左侧上、下额叶低密度提示近期发生梗死（图 37-3）。2020 年 1 月复查时，患者的神经状况有明显改善，NIH 脑卒中评分为 6 分。

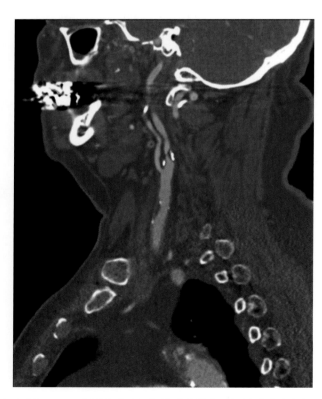

▲ 图 37-1　左颈内动脉起始处重度狭窄，颈总动脉中段轻度狭窄

118

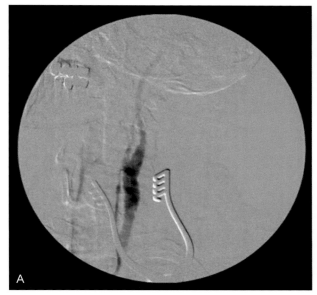 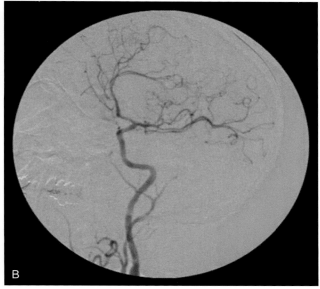

▲ 图 37-2 颈动脉造影显示内膜切除满意，大脑前动脉和中动脉充盈良好

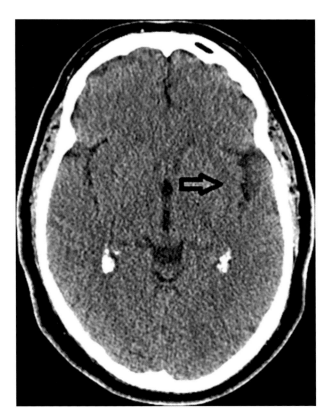

▲ 图 37-3 头部 CT 示大脑中动脉外周分支分布的小梗死灶

【讨论】

大部分颈动脉内膜切除术可以不使用转流

管，颈神经丛阻滞麻醉患者有 7%～12% 需放置转流管，而在全麻和脑电图监测下，脑电图对脑缺血[1] 敏感度高，转流管的使用率为 12%～18%。颈动脉内膜切除术中转流管的使用有三种途径。很少有研究显示颈动脉内膜切除术可以在不使用分流术的情况下获得满意的结果，同时也有外科医生在颈动脉内膜切除术中常规使用分流术[1, 2]。一般来讲，在颈神经丛阻滞麻醉下颈动脉分叉夹闭时出现缺血性改变，或者全麻下体感诱发电位出现缺血性脑电图改变时，会选择使用转流管。

本例患者出现内膜损伤，虽然罕见，但置入转流管确实可能导致颈动脉夹层和栓塞。本患者斑块栓塞主要是由于颈总动脉混合斑块，在这类病变中，应将转流管插入颈总动脉，顺行冲洗后再插入颈内动脉（通常转流管细端先插入颈内动脉。回血后再插入颈总动脉）。

Halsey 等使用经颅多普勒超声监测颈动脉内膜切除术[3] 患者约 7.2% 出现严重缺血，约 50% 的病例缺血症状自行缓解。持续缺血的患者中，严重卒中风险较高，临时转流可以减低卒中发生率。没有发生缺血病例中，使用转流的卒中率较高，虽然没有未使用转流的严重缺血病例概率那么高。颈动脉内膜切除发生术中卒中的常见原因是斑块栓塞，其他原因包括颈动脉远端内膜片血栓形成和术后脑出血，夹闭分叉处所致的脑缺血较为少见。

参考文献

［1］ Hans SS, Jareunpoon O. Prospective evaluation of electro-cephalography, carotid artery stump pressure and neurological changes during 314 consecutive carotid endarterectomies were performed in awake patients. J Vasc Surg. 2007;45:511–5.

［2］ Calligaro KD, Dougherty MJ. Correlation of carotid artery stump pressure and neurological changes during 474 carotid endarterectomies performed in awake patients. J Vasc Surg. 2005;42:684–9.

［3］ Halsey JH. Risks and benefits of shunting in carotid endarter-ectomy. Stroke. 1992;23:1583–7.

病例 38 颈动脉内膜切除术后脑出血
Intracerebral Hemorrhage Following Carotid Endarterectomy

【病史与体格检查】

患者男性，48岁，2014年10月因言语困难、记忆丧失、右手无力急诊就诊，患者有轻微神经功能障碍（右手旋前肌无力、言语困难），患者NIH卒中评分为4分。颈动脉超声和头颈CTA显示左侧颈内动脉起始端90%局灶性狭窄，伴有原发性低回声斑块（图38-1）。头颅MRI显示左顶叶弥散性脑梗灶，累及岛叶、基底节和左额叶大脑中动脉分布区（图38-2）。

【诊疗过程】

患者脑梗死3天后，于2014年10月9日颈神经丛阻滞麻醉下行左颈动脉内膜切除术，术中见颈内动脉狭窄程度约90%，性质为钙化斑块与血小板血栓混合性病变。10 000U肝素全身肝素化，颈动脉夹闭前，测ACT为280s。

动脉内膜切除后，利用牛心包补片行颈动脉成形术，25U鱼精蛋白中和肝素，患者术后第2天出院。但在术后第3天的午夜，患者出现严重头痛并昏倒，

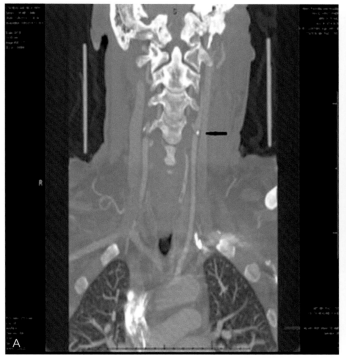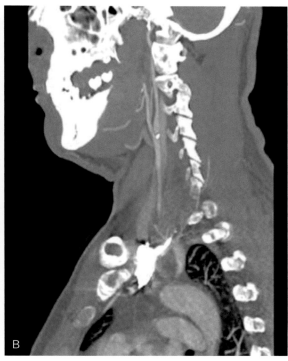

▲ 图 38-1 头颅 CTA 显示左颈内动脉起始处重度狭窄

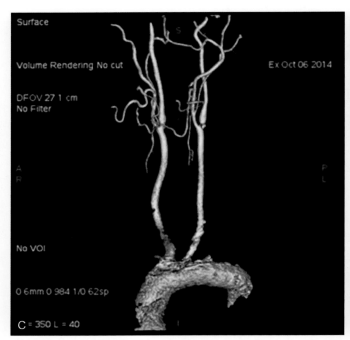
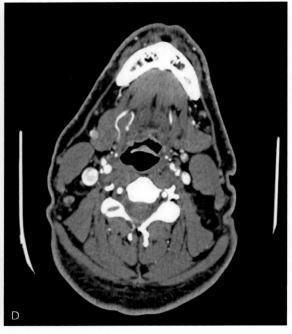

▲ 图 38-1（续） 头颅 CTA 显示左颈内动脉起始处重度狭窄

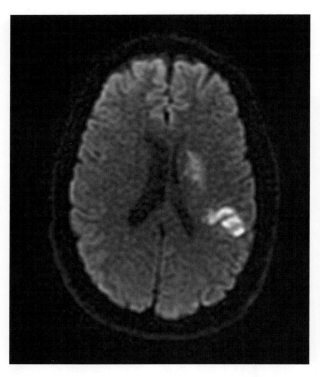

▲ 图 38-2 头颅 MRI 显示左大脑中动脉分布区梗死

急诊入院后行头颈 CTA 检查，结果回示动脉内膜切除部位未见异常，但左侧额顶叶出现大量脑出血（图 38-3），该患者随后死于脑出血。

【讨论】

颈动脉内膜切除术或者颈动脉支架置入术（CEA/CAS）后的大多数神经系统并发症本质上是缺血性的，多为术中或术后发生了斑块栓塞。少数患者颈动脉狭窄纠正后，可导致局部脑血流量大幅增加，大脑自调节功能丧失，出现高灌注和脑出血。轻度高灌注综合征表现为头痛或癫痫发作，这些是由于脑水肿引起的，不到 1% 的患者颈动脉血供重建后发生颅内出血，死亡率接近 50%，大多数幸存者出现严重残疾[1-4]。众多研究显示，与接受 CEA[2] 的患者相比，接受 CAS 的患者术后发生脑出血的风险更高。此外，接受 CEA 或 CAS 的患者发生高灌注综合征的风险和时间也有差异，高灌注通常发生在 CAS 后的 24h 内，CEA 后 2～7 天内。颈动脉血供重建后，高血压是导致高灌注综合征和脑出血的重要因素之一。

该患者脑卒中较轻（NIH 脑卒中评分为 4 分），头颅 MRI 显示岛叶和左额叶梗死。Ay 等发现在脑梗死出现症状的 12h 内和第 5 天或更晚，MRI 检查回示岛叶邻近组织[1] 的梗死面积可能增加。

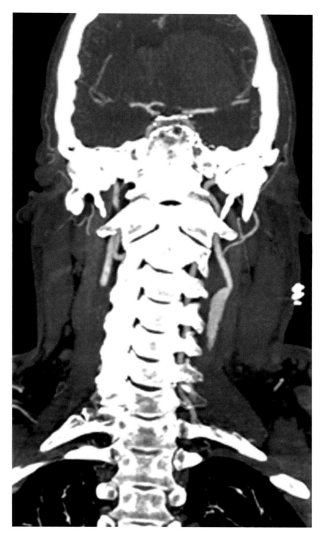

▲ 图 38-3　术后头颈 CTA 显示左半球大量出血和内膜切除部位通畅

虽然该患者入院后没有出现任何神经功能的恶化，但 MRI 检查和患者接受 CEA 时，岛叶梗死灶有可能已经进展。患者术后血压维持良好，因此术后高血压与该患者脑出血的发生没有显著关系。

该患者入院时未接受溶栓（tPA）治疗，静脉 tPA 作为 CEA 术后症状性脑出血的危险因素，与溶栓治疗相互矛盾。Vellimana 指出，急性缺血性卒中 [3] 患者，静脉接受 tPA 治疗后行 CEA 发生脑出血的风险增加。Bazan 等指出，对于轻度、中度急性缺血性卒中（NIH 脑卒中评分＜ 10）患者，溶栓后紧急颈动脉介入治疗（CEA 和 CAS）是安全的。他们急诊开展了 165 例颈动脉手术（CEA 135 例，CAS 30 例），其中 19%（31 例，CEA 25 例，CAS 6 例）急性脑卒中患者接受 tPA 治疗，tPA 组的 30 天卒中、死亡和心肌梗死率为 9.7%，而非 tPA 组为 4.5%（$P= 0.37$）。局限于大脑额叶的脑出血患者，应考虑神经外科会诊，仅必要时行开颅手术。然而在大多数脑出血患者中，出血的位置和严重临床症状一般提示需要开颅手术。

参考文献

［1］ Ay H, Arsava EM, Koroshetz WJ, Sorensen AG. Middle cerebral artery infarct encompassing the insula are more prone to growth. Stroke. 2008;39:373–8.

［2］ McDonald RJ, Cloft HJ, Kallems DF. Intracranial hemorrhage is much more common after carotid stenting than after endarterectomy: evidence from national inpatient sample. Stroke. 2011;42:2782–7.

［3］ Vellimana AK, Yarborough CK, Blackburn S, Strom RG, et al. Intravenous tPA therapy is an independent risk factor for systemic intracerebral hemorrhage following carotid endarterectomy. Neurosurgery. 2014;74:254–61.

［4］ Bazan HA, Zea N, Jennings B, Smith D, et al. Urgent carotid intervention is safe after thrombolysis from minor to moderate acute ischemic stroke. J Vasc Surg. 2015;162(6):1529–38.

病例 39　颈动脉内膜切除术治疗放疗导致的症状性颈动脉狭窄

Carotid Endarterectomy for Symptomatic Radiation Induced Carotid Stenosis

【病史与体格检查】

患者男性，78 岁，因右上肢无力 30min 于 2019 年 5 月入院。无言语障碍及右下肢无力等相关症状。并发症包括高血压、高脂血症和嗜烟史。患者在 10 年前因咽喉癌接受了放疗、化疗。放疗后，患者因放疗诱发的食管上段狭窄出现了吞咽困难，需要每年 2 次至胃肠科门诊行小儿食管胃镜检查及食管扩张手术。颈动脉彩超和 CTA 提示双侧颈动脉严重狭窄（图 39-1）。左颈内动脉狭窄延伸至 C_2 椎体水平。右颈动脉狭窄病变上缘止于 C_1 和 C_2 椎间。头部 CT 和 MRI 平扫未见急性脑梗死，神经内科会诊证实左大脑中动脉供血区存在短暂性脑缺血发作。

【诊疗过程】

患者于 5 月 15 日在颈部神经阻滞麻醉下行"左颈动脉内膜切除术"，放疗造成的广泛粘连增加了解剖难度，左颈动脉内膜切除术中使用牛心包补片缝合（图 39-2）。患者在术后第 3 天逐渐出现吞咽困难，颈部 CTA 显示颈动脉内膜切除满意，但颈部出现巨大血肿，气管向右偏移（图 39-3）。2019 年 5 月 19 日，行颈部血肿清除术，

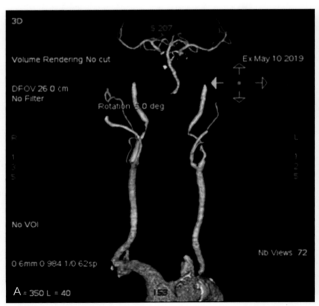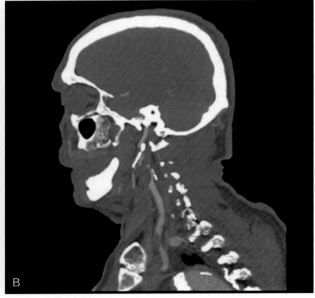

▲ 图 39-1　图示双侧颈动脉严重狭窄，病变位置高

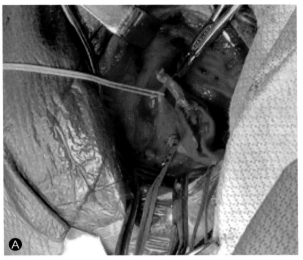

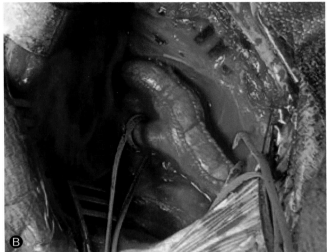

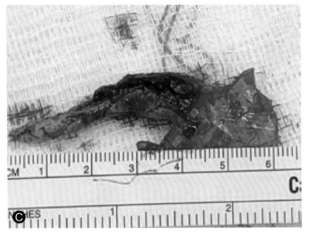

▲ 图 39-2 颈动脉内膜切除术术中照片

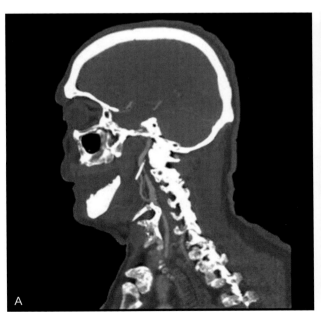

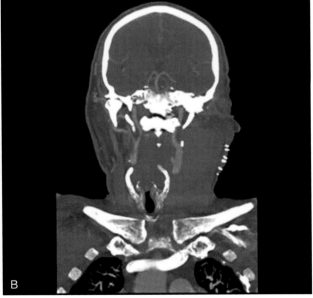

▲ 图 39-3 术后颈部 CTA 显示颈动脉内膜切除段通畅，局部血肿和气管向右偏斜

未见明显活动性出血（图 39-4）。由于吞咽困难，患者开始完全肠外营养（TPN），在随后 3 周，吞咽困难症状改善，停止 TPN。2 月后，患者因症状性右侧颈动脉狭窄行右颈动脉支架置入术，并在过去 4 个月进行颈动脉超声随访，显示无颈动脉狭窄复发的迹象，患者没有出现任何神经症状。

【讨论】

头颈部癌的放射治疗可能导致颅外颈动脉狭窄，因此，放疗是卒中发生的危险因素[1-4]。放疗诱发颈动脉狭窄的确切机制尚不清楚，斑块形成是炎症过程，特征与动脉粥样硬化斑块相似。然而，放射性狭窄的自然史是不同的[1]。临床上，放疗诱发的颈动脉狭窄通常是双侧的，斑块向颈内动脉的头侧延伸较长[1-4]。有颈部放射史的患者进行颈动脉内膜切除术，脑神经损伤、颈部血肿和切口并发症的发生率略有增加。接受过放射治疗及根治性颈淋巴清扫和气管造口术的头颈部癌患者，最好选择颈动脉支架置入术。另外，许多研究结果显示颈部放疗后患者行颈动脉内膜切除术效果满意，尽管相比于新发病变，这类患者术后复发狭窄、闭塞的发生率更高[1-4]。

颈部血肿是颈动脉内膜切除术的常见并发症，通常由静脉出血引起，针对这名患者，血肿的诱发因素是放疗史和口服氯吡格雷。如果术后出现任何呼吸功能受损或吞咽困难的迹象，应仔细评估颈部血肿并引流，在封闭的气管食管间腔中有少量血肿可能出现严重的后果，有时颈部血肿压迫的最初征兆是吸气喘鸣；如果患者颈部有血肿，伴有气管、食管压迫的相关症状，颈部紧绷并剧烈疼痛，应将患者送回手术室并紧急切开探查颈部，在局部麻醉下拆除颈部缝线以免呼吸骤停，颈部的小血肿可自行吸收。

【评论】（来自 Benjamin D. Colvard 医生和 Vikram S. Kashyap 医生）

作者报道了 1 例放疗诱发的颈动脉狭窄导致短暂性脑缺血发作的患者接受颈动脉内膜切除

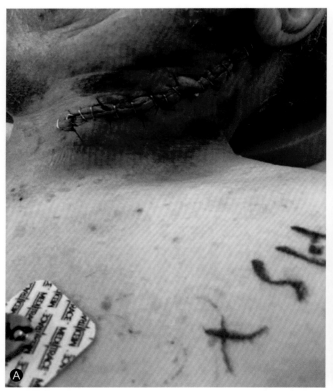
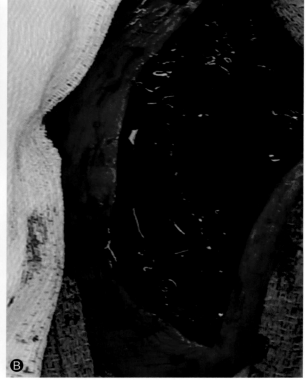

▲ 图 39-4　左颈部血肿照片

术，术后出现吞咽困难和需要清除的颈部大血肿。幸运的是，并发症接受适当处理后，患者取得了良好的结果。值得注意的是，2个月后，患者成功进行了对侧颈动脉支架置入术。

CEA 是治疗症状性颈动脉狭窄的金标准，然而，仍有部分患者受益于颈动脉支架置入术，包括患有放疗诱发的颈动脉狭窄患者。支架置入术可避免 CEA 相关的特定并发症，包括颅经损伤、切口愈合不良和术后颈部血肿。除了常规影像学检查和临床评估外，对颈部外照射的患者是否行 CEA 主要取决于体格检查，僵硬且木质样变的颈部皮肤预示解剖困难和切口愈合不良的可能性更高 [3]。虽然经常提及神经损伤是放疗患者 CEA 中令人担忧的并发症，但一旦成功显露动脉，动脉的治疗也需要着重考虑。正如颈部的正常组织解剖层面可能消失一样，动脉各层界限也可能消失，这导致可能需要用血管移植物替代颈动脉，而非进行动脉内膜切除术或补片血管成形术，术后必须密切观察以确保切口愈合良好。

根据我们的经验，大多数颈部放疗的患者进行颈动脉支架置入术效果良好，而这已成为我们治疗该类患者的标准术式。值得注意的是，根据颈部的解剖结构和放射损伤的程度，可选择通过经股或经颈动脉途径置入支架。

参考文献

［1］ Tallarita T, Oderich GS, Lanzino G, Kloft H, Kallems D, et al. Outcomes of carotid artery stenting verses historical surgical control for radiation – induced carotid stenosis. J Vasc Surg. 2011;53:629–36.

［2］ Magne JL, Pirvu A, Sessa C, Cochet H. Carotid artery revascularization following neck radiation: immediate and long-term results. Eur J Vasc Endovasc Surg. 2012;43(1):4–7.

［3］ Kashyap VS, Moore WS, Quinones-Baldrich WJ. Carotid artery repair for radiation associated atherosclerosis is a safe and durable procedure. J Vasc Surg. 1999;29(1):90–6.

［4］ Leseche G, Castier Y, Chataigner O, Francis F, et al. Carotid artery revascularization through a radiated field. J Vasc Surg. 2003;38(2):244–50.

病例 40　颈动脉内膜切除术后非惊厥性癫痫持续状态

Nonconvulsive Status Epilepticus Following Carotid Endarterectomy

【病史与体格检查】

患者男性，67岁，左利手，2010年9月27日出现严重的右侧腹痛，并急诊行开放手术修复破裂腹主动脉瘤（AAA），在恢复室，患者出现左下肢严重缺血，被送回手术室，发现左腘动脉瘤合并血栓形成，因没有可用于旁路移植的远端流出道，患者接受切开减压术。术后第3天，患者出现右侧偏瘫，头颅CT显示左大脑中动脉供血的左额顶叶缺血，颈动脉超声显示右颈内动脉闭塞、左颈内动脉严重狭窄（80%～90%）。患者于2010年10月8日因下肢不可逆缺血进行了左膝上截肢手术。患者偏瘫开始明显好转，随后出院至延续护理6周。复查头部CT显示左额叶梗

死和顶叶小梗死。患者随后2011年1月至门诊检查，言语正常，右下肢运动完全恢复，右上肢运动功能良好，右手仅残留轻微无力。复查颈动脉超声显示，右颈内动脉闭塞，左颈内动脉重度狭窄，左颈内动脉收缩期峰值血流速度为641cm/s，IC/CC比值为7.90（图40-1）。

【诊疗过程】

患者于2011年1月25日在颈部神经阻滞麻醉下行"左颈动脉内膜切除术"，残端压为42mmHg，由于颈动脉阻断未导致任何新发神经功能缺损，因此未使用转流，颈动脉阻断时间（脑缺血时间）为32min。术中发现左颈内动脉

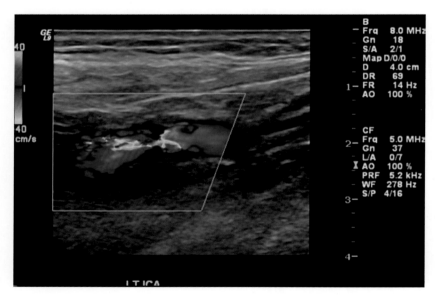

◀ 图 40-1　颈动脉超声显示左颈内动脉严重狭窄

128

近端严重狭窄并溃疡，颈总动脉和颈内动脉采用 Hemashield Finesse 补片移植物缝合。术后患者转运至恢复室，没有出现新发神经功能缺损。然而术后 2h，患者出现神志改变，灵敏度下降，反应迟钝，无法言语（运动不能性缄默症）。术后头颈部 CTA 显示颈动脉内膜切除满意（图 40-2），21 通道脑电图（EEG）显示局部复杂异常信号反复发作，开始以局限于左额叶和中央区的间歇性尖波，随后演变为更频繁、更高振幅的尖波，并在另一开始以周期性偏侧性癫痫样放电的时间开始之前短暂消退（图 40-3）。

在 EEG 描记时，患者出现累及右臂和右腿的局灶性癫痫，静脉注射劳拉西泮缓解，然后静脉注射苯妥英钠，在神经状态恢复前，患者持续缄默和意识模糊 1h。

第二天的 EEG 未显示癫痫样，患者于术后第三天出院回家，口服苯妥英钠情况良好。头颅 CT 扫描未显示任何新发异常（无脑白质水肿证据），颈动脉 CTA 显示左颈动脉内膜切除段通畅，左侧 Willis 环充盈良好。在 2019 年 3 月的最后一次随访中，患者情况良好，没有任何新的神经症状或癫痫发作。

【讨论】

颈动脉内膜切除术后癫痫发作是颅脑高灌注综合征的一种表现，Wilkinson 等 [1] 和 Sundt 等 [2] 于 1981 年首次描述了这种癫痫。自那时以来，有许多关于颈动脉内膜切除术后 17 小时至 13 天的癫痫发作的报道 [3-11]，颅脑高灌注综合征的确切病理生理机制尚不清楚 [1-12]。通过使用 [133]Xe 标记的放射核素研究，Sundt 等证明了颈动脉内膜切除术后脑出血患者的脑血流量增加 [2]。以前的研究主要关注灌注压力长期变化导致的正常大脑自动调节功能失调 [2-5, 7-10]，脑小动脉持续最大扩张导致慢性灌注不足脑组织的脑血流自动调节功能丧失，导致脑水肿或脑出血。研究人员还认为脑血流自动调节功能受损是氧自由基介导的内皮功能障碍的结果 [12]。过去，研究人员利用颈动脉超声证实颈动脉术后 HPS 患者的平均体积流量和收缩期峰值血流速度增加 [2, 3, 7, 8]。然而，

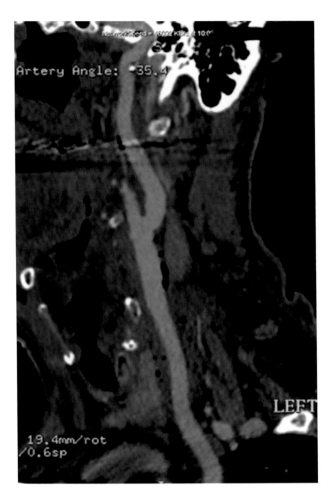

▲ 图 40-2　CTA 显示左颈动脉内膜切除段通畅

Karapanayiotides 等最近使用经颅多普勒进行的一项研究中，未发现大脑中动脉（MCA）平均流速增加，因此，作者认为再灌注而非高灌注更适合描述该综合征的血流动力学机制 [6]。HPS 患者在 CT 和 T_2 加权 MRI 上的主要异常包括白质水肿（血管源性），这与自动调节机制的破坏一致 [4]。本例报道中，发现患者反应迟钝、缄默，不能配合指令，随后出现局灶性癫痫。EEG 和临床检查需要注意的是，患者出现了非惊厥性癫痫持续状态，随后右侧出现了一次局灶性运动发作，然后恢复为非惊厥性癫痫持续状态约 1h，然后才完全恢复。由于该患者没有新发脑梗死证据，癫痫发作或持续状态的原因是 HPS 而非脑栓塞。左额叶和中央区域的 PLED 活动是由于左额叶梗死灶的兴奋性所致。运动不能性缄默症和意识模糊作为非惊厥性

癫痫持续状态的一部分，可与颈动脉内膜切除术后卒中引起的失语相混淆。因为患者在颈动脉内膜切除术后 2h 出现神经症状，这段时间颈动脉内膜切除术后卒中远比癫痫更常见。所以，颈动脉内膜切除术后出现新发神经症状的患者，在考虑再次探查颈动脉内膜切除术后血栓形成之前，应急查头颅 CT 平扫、颈动脉超声并立即联系神经内科会诊以排除 HPS。

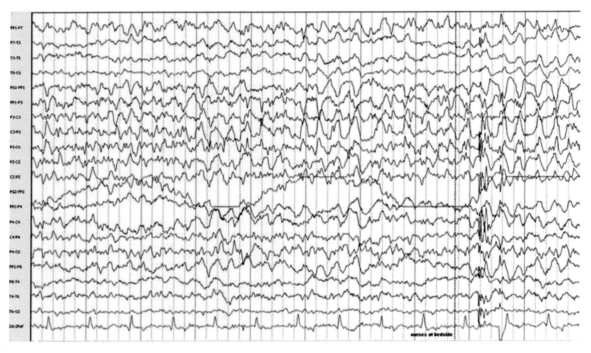

▲ 图 40-3　脑电图显示偏侧性癫痫样放电

参考文献

［1］ Wilkinson JT, Adams HP, Wright CB. Convulsions after carotid endarterectomy. JAMA. 1980;224:1827–8.

［2］ Sundt TM, Sharbrough FW, Piepgras DG, Kearns TP, Messick JM, O'Fallon WM. Correlation of cerebral blood flow and electroencephalographic changes during carotid endarterectomy. With results of surgery and hemodynamics of cerebral ischemia. Mayo Clin Proc. 1981;56:533–43.

［3］ Ascher E, Markevich N, Schutzer RW, Kallakuri S, Jacob T, Hingorani AP. Cerebral hyperperfusion syndrome after carotid endarterectomy: predictive factors and hemodynamic changes. J Vasc Surg. 2003;37:769–77.

［4］ Naylor AR, Evans J, Thompson MM, London NJ, Abbott RJ, Cherryman G, Bell PR. Seizures after carotid endarterectomy: hyperperfusion, dysautoregulation or hypertensive encephalopathy? Eur J Vasc Endovasc Surg. 2003;26:39–44.

［5］ Kieburtz K, Ricotta JJ, Moxley RT. Seizures following carotid endarterectomy. Arch Neurol. 1990;47:568–70.

［6］ Karapanayiotides T, Meuli R, Devuyst G, Piechowski-Joswiak B, Dewarrat A, et al. Post-carotid endarterectomy hyperperfu-sion or reperfusion syndrome. Stroke. 2005;36:21–6.

［7］ Wagner WH, Cossman DV, Farber A, Levin PM, Cohen JL. Hyperperfusion syndrome after carotid endarterectomy. Ann Vasc Surg. 2005;19:479–86.

［8］ Reigel MM, Hollier LH, Sundt M, Piepgras DG, Sharbrough FW, Cherry KJ. Cerebral hyperperfusion syndrome: a cause of neurologic dysfunction after carotid endarterectomy. J Vasc Surg. 1987;5:628–34.

［9］ Youkey JR, Clagett GP, Jaffin JH, Parisi JE, Rich NM. Focal motor seizures complicating carotid endarterectomy. Arch Surg. 1984;119:1080–4.

［10］ Nielsen TG, Sillesen H, Schroeder TV. Seizures following carotid endarterectomy in patients with severely compromised cerebral circulation. Eur J Vasc Endovasc Surg. 1995;9:53–7.

［11］ Coutts SB, Hill MD, Hu WY, Sutherland GR. Hyperperfusion syndrome: toward a stricter definition. Neurosurgery. 2003;53: 1053–60.

［12］ Van Mook WNKA, Rennenberg RJMW, Schurink GW, Oostenbrugge RJV, Mess WH, Hofman PAM, de Leeuw PW. Cerebral hyperperfusion syndrome. Lancet Neurol. 2005;4:877–88.

病例 41 颈动脉内膜切除术后取出大脑中动脉 M_1 段的斑块栓子

Carotid Endarterectomy Followed by Retrieval of Plaque Embolus from M_1 Segment of the Middle Cerebral Artery

【病史与体格检查】

患者男性，59 岁，因无症状性左颈内动脉狭窄（80%），于 2015 年 12 月 10 日在全麻下行左侧颈内动脉内膜切除术，术中进行了脑电图和正中神经诱发电位监测。在颈动脉内膜切除术前，患者颈动脉超声和颈部 CTA 提示左颈内动脉狭窄（80%），近端斑块延伸至颈总动脉远端。患者否认任何局灶性神经系统症状病史、短暂性视力丧失或脑卒中病史，并发症包括高血压和抽烟史（80 包 / 年）。

【诊疗过程】

手术过程中发现斑块位置高，为了到达斑块的远端，需要游离并结扎枕动脉的胸锁乳突肌支和枕动脉，舌下神经被硅胶阻断带牵拉至头侧以获得远端显露。术中观察到颈内动脉严重狭窄，在很长的斑块内有溃疡形成。斑块向颈总动脉远端延伸 3～4cm，锐性分离斑块并与动脉壁分离，斑块被去除至颈总动脉近端钳夹处。脑电图提示颈动脉阻断期间正中神经诱发电位保持正常，残端（背侧）压为 41mmHg。斑块切除后，牛心包补片缝合，缝合切口，拔除气管插管。拔管时，正中神经传导速度显示潜伏期（异常），尽管 EEG 未显示任何脑缺血迹象，患者苏醒后出现右侧偏瘫，重新开放切口，经甲状腺上动脉行动脉造影，显示颈总动脉内

膜切除段通畅，在近端钳夹部位发现一个非常小的充盈缺损，大脑中动脉 M_1 段没有显影（图 41-1 和图 41-2）。

神经介入科医师紧急台上会诊，经右股动脉通路，猪尾导管置于主动脉弓部，交换为 Simmons Ⅱ 导管，顺行入路选入左颈总动脉，造影显示颈总动脉内膜切除段通畅。通过交换导丝，将 Mercy 8F 球囊导引导管连接到肝素化盐水冲洗器上，向动脉内注入 1mg 硝酸甘油，以预防和治疗导管引起的动脉痉挛。沿 Synchro 14 导丝推送 Rebar 微导管进入颅内循环，置于大脑中动脉的上段，从大脑中动脉 M_1 段的上段置入一个 solitaire 4×20 取栓装置，6min 后，球囊临时阻断，开始抽栓，取栓装置内可见数枚斑块（图 41-3），血管造影显示 TICI Ⅲ 级血流（图 41-4），使用 Angio-Seal 闭合股动脉。在随后的 4～6h 内，患者神经功能完全恢复。

患者因左颈部大血肿接受颈部探查并放置一根 JP 引流管，颈动脉内膜切除术并大脑中动脉取栓术后两周，患者在室内无任何运动障碍，但偶尔有轻度言语表达困难。语言康复治疗后，在 2016 年 2 月患者的言语完全恢复正常。患者在 2019 年 7 月的最后一次随访中，颈动脉超声显示右侧颈总动脉和颈内动脉无狭窄，无症状性左侧颈内动脉 60%～69% 狭窄，接受药物治疗，尽管经过多次劝导，患者仍未戒烟。

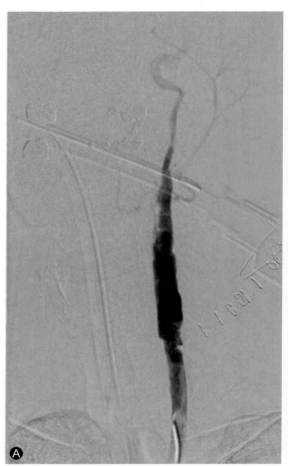
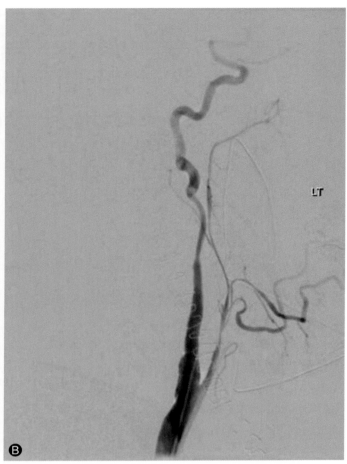

▲ 图 41-1　左颈动脉造影显示颈总动脉内膜切除段通畅和近颅底段颈内动脉痉挛

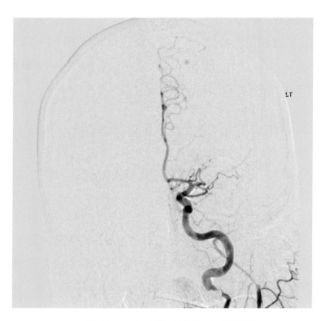

▲ 图 41-2　左大脑中动脉 M_1 段闭塞

【讨论】

围术期卒中是颈动脉内膜切除术最严重的并发症，发生率为 1%～5%[1]，其中无症状颈动脉狭窄患者发生率最低，因近期卒中行颈动脉内膜切除术的患者发生率最高。大多数围术期卒中是缺血性卒中，在接受左颈动脉内膜切除术的患者（右利手患者）中表现为对侧肢体运动无力伴言语障碍，最常见的原因是术中或术后早期的斑块栓塞。由于远端内膜片可能引起内膜切除处形成血栓，表现为颈动脉内膜切除术后原本正常的神经功能随后出现神经功能缺损。在少数脑血流量不足行颈动脉内膜切除术的患者（＜ 10%）中，由于未使用转流管或转流管故障而导致的脑缺血通常是卒中的原因 [2, 3]。

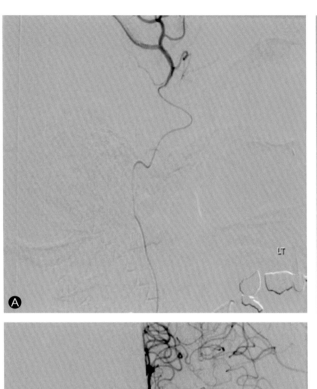

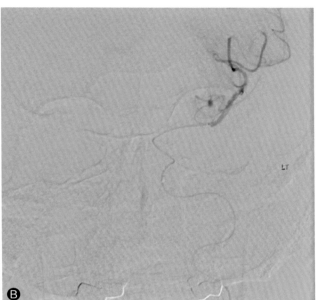

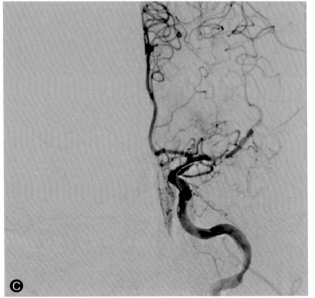

▲ 图 41-3 使用微导丝、微导管和 **Solitaire** 装置取出斑块栓子

如果患者在手术室苏醒时出现神经功能缺损，应重新探查颈动脉内膜切除术部位，并进行动脉造影。如果患者在恢复室或之后（通常在动脉内膜切除术后 30min 至 12h）出现神经功能缺损，则应急查头颅 CT。CT 检查总是阴性结果，因为脑出血通常发生在颈动脉内膜切除术后 24h，而术后几小时缺血性脑梗死在 CT 上表现不明显。术中卒中最早期的 CT 表现是血管高密度段（大脑中动脉高密度征），其他早期症状包

括皮质 - 白质分界不清和皮质低密度，伴有脑实质肿胀、脑回消失。如果排除了脑出血，患者应在 CT 室进行头颈部 CTA 检查，如果患者大脑中动脉（M₁ 或 M₂ 段）闭塞，患者应接受神经血管介入治疗，并在卒中发生后 6～8h 时间窗内，转科成功取栓[4]。对于大脑中动脉外周支闭塞（多发小栓子）的患者，血管内取栓没有帮助，患者应接受物理治疗、作业治疗和言语治疗。

对疑似血栓形成患者，再次探查动脉内膜切

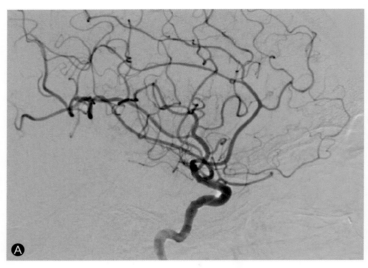
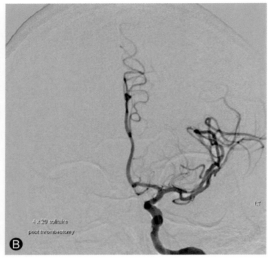

▲ 图 41-4　造影显示大脑中动脉血流重建，以及大脑中动脉和大脑前动脉分支充盈

除部位可改善约 50% 患者的神经功能，这取决于从血栓形成到再次探查的时间间隔，如果合并大脑中动脉闭塞，颈部手术探查将无济于事。部分患者通过早期再探查动脉内膜切除部位并清除新鲜血栓，可使剩余血栓从颅内段自发挤出，从而改善神经功能的预后。

参考文献

［1］ Goodney PP, Likosky DS, Cronenwett JL. Factors associated with stroke or death after carotid endarterectomy in Northern New England. J Vasc Surg. 2008;48:1139–45.

［2］ Calligaro KD, Dougherty MJ. Correlation of carotid artery stump pressure and neurological changes during 474 carotid endarterectomies performed in awake patients. J Vasc Surg. 2005;42:684–9.

［3］ Hans SS, Jareunpoon O. Prospective evaluation of EEG, carotid artery stump pressure, and neurological changes during 314 consecutive carotid endarterectomies performed in awake patients. J Vasc Surg. 2007;45:511–5.

［4］ Roth C, Papanagitou P, Behnke S, Walter S, et al. Stent-assisted mechanical recanalization for treatment of acute intracerebral artery occlusion. Stroke. 2014;41:2559–67.

病例 42　颈动脉内膜切除术治疗复发性颈动脉狭窄

Redo Carotid Endarterectomy for Recurrent Atherosclerotic Carotid Stenosis

【病史与体格检查】

患者男性，63 岁，既往接受过双侧颈动脉内膜切除术，患者 12 年前因左侧颈内动脉重度狭窄采用涤纶补片行左颈动脉内膜切除术，左颈动脉内膜切除术（2007 年）后，患者失访，于 2015 年 12 月因短暂性脑缺血发作症状（短暂性左上肢无力、麻木）入院。颈动脉超声和颈部 CTA 显示右侧颈内动脉严重狭窄（80% 狭窄），左侧颈内动脉闭塞（图 42-1）。既往史包括高血压、嗜烟史（80 包 / 年）和膀胱癌病史，并于 1997 年置入

1 枚冠状动脉支架。患者 2019 年 9 月的颈动脉超声和颈部 CTA 显示颈总动脉远端有不规则的贴壁斑块，管腔横向直径狭窄至 75%（图 42-1）。

【诊疗过程】

患者于 2019 年 9 月 21 日在全麻下再次行颈动脉内膜切除术，颈总动脉远端和颈内动脉近端存在明显狭窄的斑块，斑块上有严重溃疡及血小板血栓（图 42-2），去除斑块，并大量冲洗，5 号 Pilling 扩张器进入颈内动脉远端。没有尝试将

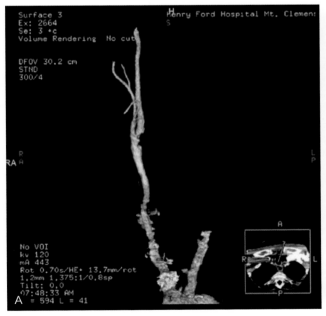 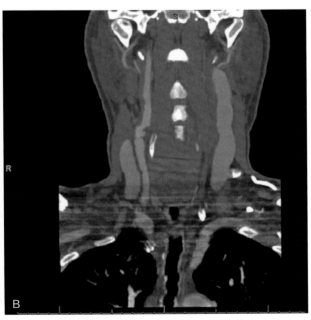

▲ 图 42-1　CTA 显示复发性颈动脉狭窄

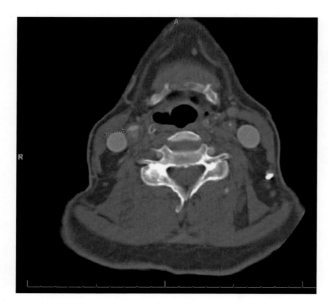

▲ 图 42-1（续） **CTA 显示复发性颈动脉狭窄**

内膜与剩余的动脉壁分离，因为内膜黏附牢固，切口位于 2015 年手术中使用的牛心包补片的中间，移除原补片，用 5-0 聚丙烯（Ethicon）心血管缝合线缝合牛心包补片（图 42-3）。留置一根 JP 引流管，术后第 1 天拔除，术后第 2 天，患者

出院，情况良好，无术后并发症。

【讨论】

颈动脉内膜切除术后复发性颈动脉狭窄可分为 3 种不同类型，即残留病变、早期复发性狭窄（肌性内膜增生）和晚期复发性狭窄（通常是动脉粥样硬化）。Kumar 等的 Meta 分析指出平均随访 47 个月再狭窄率为 5.8%[1]，颈动脉内膜切除术后最初 24 个月内形成的再狭窄最常见的原因是肌性内膜增生，这种病变是平滑肌细胞增殖的结果，表现为平滑肌纤维化同心性增厚并牢固地附着在动脉壁上。该病变栓塞可能性非常低，但由内膜增生引起的闭塞前病变可导致急性血栓形成，并可能导致神经功能缺损。增生性再狭窄病变进展缓慢。再狭窄可能发生在血管钳钳夹的部位，称为"钳夹损伤"。术后 24 个月，晚期复发性狭窄往往是由于复发进展性或新发的动脉粥样硬化病变。复发性颈动脉狭窄的治疗方案包括：①药物治疗持续随访；②再次颈动脉内膜切除术或血管置换术；③颈动脉支架置入术[2]。

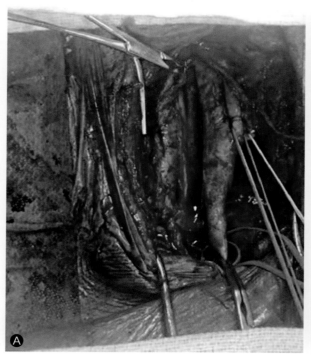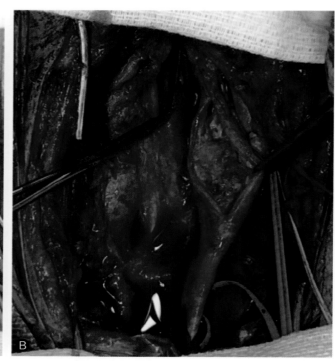

▲ 图 42-2 **术中照片显示颈总动脉远端和颈内动脉近端复发溃疡斑块**

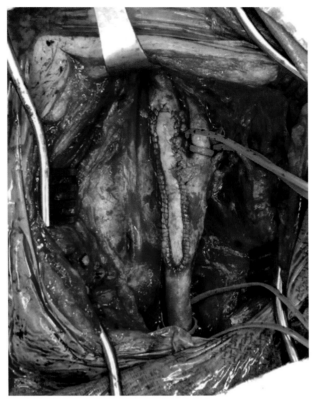

▲ 图 42-3　使用牛心包补片再次行左颈动脉内膜切除术

Tu 等的 Meta 分析指出，再次颈动脉内膜切除术组的脑神经损伤和心肌梗死发生率增加，虽然脑神经损伤往往是可逆的[3]。在长期随访中，颈动脉支架置入术组相比再次颈动脉内膜切除术组，患者更容易发生再狭窄。复发性颈动脉狭窄的治疗方式选择应基于斑块形态、病变位置、相关内科并发症和预期寿命而定。本例患者中，易碎性动脉粥样硬化病变位于颈总动脉远端和颈内动脉极近端，由于是严重溃疡病变，且主要位于颈总动脉的可触及段，因此该患者首选再次颈动脉内膜切除术而非颈动脉支架置入术。

参考文献

[1] Kumar R, Batchelder A, Saratzisa A, AbuRahma AF, et al. Restenosis after carotid intervention and its relationship with recurrent ipsilateral stroke: a systemic review and meta-analysis. Eur J Vasc Endovasc Surg. 2017;57:766–75.

[2] Rubin JR, Rits Y. Natural history and contemporary management of recurrent carotid stenosis. In: Hans SS, editor. Extra-cranial carotid and vertebral artery disease – contemporary management. Cham: Springer; 2018. p. 159–66.

[3] Tu J, Wang S, Huo Z, Wu R, et al. Repeated carotid endarterectomy versus carotid artery stenting for patients with carotid restenosis after carotid endarterectomy. Surgery. 2015;157: 1166–73.

病例 43　颈动脉支架置入术治疗急性脑卒中

Carotid Interposition Graft in a Patient with Prior Carotid Stenting for Acute Stroke

【病史与体格检查】

患者女性，67 岁，因"右侧面瘫，言语障碍，右上肢肌力减退"于 2017 年 3 月 5 日至当地医院急诊科就诊，NIH 脑卒中评分为 9 分。她既往合并高血压、2 型糖尿病及长期吸烟史。转往上级医院后接受了头颅 CT 平扫及颅脑 CTP 检查，随后又完善了头颈 CTA 检查，提示患者左侧颈内动脉重度狭窄（＞90%）和右侧颈内动脉中度狭窄（70%），左侧大脑中动脉 M_1 段闭塞，左侧大脑前动脉 A_1 段可见不规则斑块及狭窄。

【诊疗过程】

患者先进行了左侧大脑中动脉的 Trevo 取栓手术，远端置入 Spider X 脑保护装置后，左侧颈动脉置入雅培公司的 Acculink 支架，复查造影见 TICI3 级血流，支架远端残留轻微狭窄，几周后患者神经症状好转出院。患者于 2019 年复查彩超时发现，支架远端颈内动脉可见重度狭窄（＞80%），支架内可见明显钙化。完善 CTA 检查后证实与彩超结果一致（图 43-1）。

患者全麻后，在 EEG 监护及正中神经诱发电位监护下接受颈动脉部分切除联合人工血管搭桥术，在切除颈总动脉远端 4cm、颈内动脉近端 2cm 后，选择 7mm×4mm 的锥形人工血管裁剪后吻合于颈总动脉与颈内动脉之间，颈外动脉结扎（图 43-2 至图 43-5）。患者术后 1 天状态良好，遂办理出院。

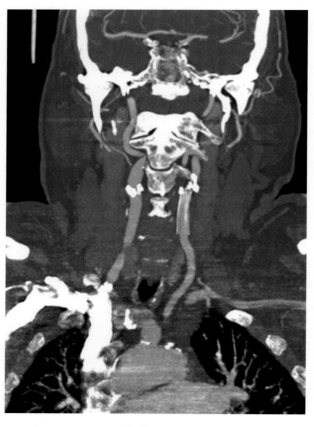

▲ 图 43-1　CTA 示支架内及颈内动脉近端可见明显狭窄

【讨论】

针对颈动脉支架内狭窄的治疗，药涂球囊扩张、再次置入支架或颈动脉内膜切除联合自体静脉补片成形术是常用的手术方式[1]。对于因颈动脉分叉严重钙化导致支架置入失败、支架内狭窄或支架结构损坏等情况，最好选择切除包括支架

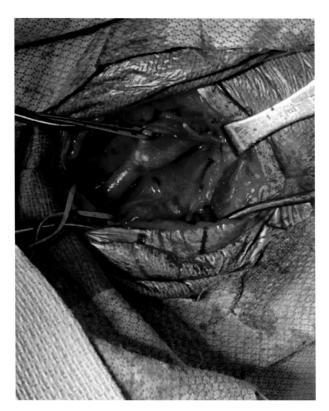

▲ 图 43-2 术中显露颈动脉分叉

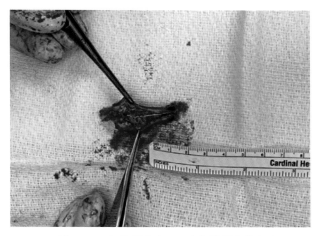

▲ 图 43-4 切除标本内可见支架嵌于斑块之中

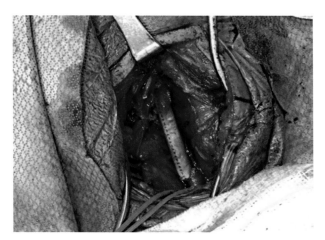

▲ 图 43-5 人工血管间置于颈总动脉及颈内动脉

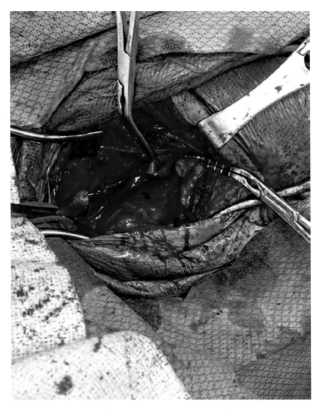

▲ 图 43-3 切除包含支架在内的颈总动脉及颈内动脉

在内的颈动脉远端及颈内动脉近端后用间置人工血管的方式重建颈动脉血流。术前应该行头颈动脉 CTA 检查明确支架远端位置，若支架头端超过了 C_2 椎体，颈内动脉的显露需要更加充分。在颈总动脉置入 7F 血管鞘，经 0.014 导丝置入 3 号 Fogarty 导管，利用球囊阻断颈内动脉利于远端颈内动脉的游离与操作。如果术中 EEG 和正中神经诱发电位监护提示脑缺血或反流压低于 40mmHg，推荐使用转流管。先将转流管远端插入颈内动脉，导管内有返血后再将转流管近端插入颈总动脉。待颈动脉近远端显露完成后，利用包裹人工血管的第二枚转流管重建临时血流，撤除第一枚转流管[2]。先后完成远端、近端人工血管与颈动脉端端吻合，在近端吻合完成前去除转流管。

在此类患者中，支架没有完全覆盖颈内动脉病变与颈总动脉病变进展是导致支架内狭窄的原因。在制订手术方案时，需要考虑患者的解剖显露难易程度，一般状态及预期寿命。此外，手术医师更擅长腔内技术还是开放手术也是需要考虑的因素。

参考文献

［1］ Rubin JR. Redo carotid endarterectomy. In: Hans SS, Shepard ED, Weaver MR, Bove PG, Long GW, editors. Endovascular and open vascular reconstruction: a practical approach. Boca Raton: CRC Press; 2018. p. 149–52.

［2］ Hans SS, Gassner M. Carotid interposition grafting. In: Hans SS, Shepard ED, Weaver MR, Bove PG, Long GW, editors. Endovascular and open vascular reconstruction: a practical approach. Boca Raton: CRC Press; 2018. p. 153–6.

病例 44 近期因不稳定斑块引起的小卒中患者的颈动脉内膜切除术
Carotid Endarterectomy in a Patient with Recent Minor Stroke Due to Unstable High Plaque

【病史与体格检查】

患者男性，68 岁，因"左侧肢体无力持续数小时"就诊于急诊科，既往合并高血压和长期吸烟史。颈动脉彩超和头颈动脉 CTA 检查提示患者右侧颈内动脉重度狭窄（80%），颈内动脉斑块延续至 C_2 椎体（图 44-1），头颅 MRI 提示右侧额叶、枕叶可见缺血灶，经过神经内科医师评估，NIH 脑卒中评分为 4 分。

【诊疗过程】

患者全麻后，在 EEG 监护及正中神经诱发电位监护下接受右颈动脉内膜切除术。切口上缘达耳郭，将腮腺尾叶上推以利于显露血管，为了显露颈内动脉远端，结扎枕动脉主干及胸锁乳突肌支，离断二腹肌后腹。肝素化后阻断颈内动脉、颈总动脉，颈外动脉并放置阻断带。剖开血管壁见不稳定斑块导致管腔重度狭窄，切除斑块后见

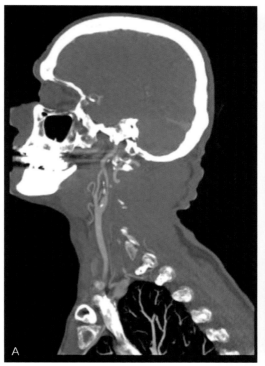
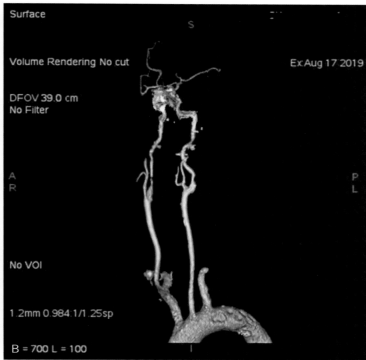

▲ 图 44-1 CTA 示右颈内动脉高位重度狭窄

血管壁光滑，取牛心包补片行颈动脉成形术（图44-2）。颈动脉造影见切除效果满意，大脑中动脉、大脑前动脉及其分支显影良好（图44-3）。除了因牵拉面神经下颌缘支导致患者右侧下唇无力（图44-4），术后患者恢复良好。术后1个月复查颈动脉彩超未见异常，术后3个月，患者嘴唇活动恢复正常。

【讨论】

对于近期发生脑梗的颈动脉重度狭窄患者，

既可以选择颈动脉内膜切除手术（CEA），也可以选择腔内治疗，如颈动脉支架置入术（CAS）。CREST1 研究纳入 2502 例患者，随访 10 年的结果表明 CAS 和 CEA 两种术式的终点事件没有显著差异（7.2% vs. 6.8%）；因脑梗发生（4.1% vs. 2.3%，P=0.01）及心梗发生（1.1% vs. 2.3%，P=0.03）导致了围术期死亡率相同。CEA 组发生脑神经损伤比例为 4.6%～8.6%，绝大部分在几周

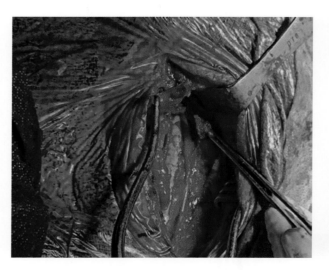

▲ 图 44-2　离断二腹肌后腹以利于显露颈内动脉远端，利用牛心包补片行颈动脉内切除脱并成形术

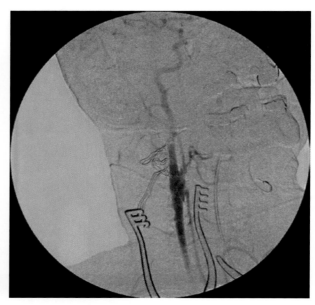

▲ 图 44-3　手术结束后行颈动脉造影见狭窄解除，管腔通畅

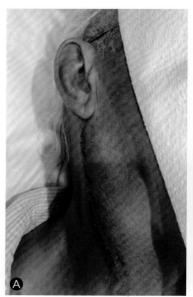
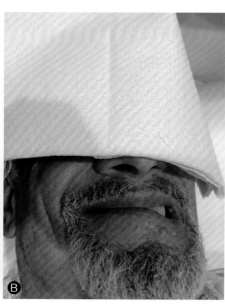

◀ 图 44-4　切口上缘接近耳郭，面神经的下颌缘支受损导致患者右侧下唇无力

后都能完全恢复[1]。Chisci 等在一项回顾性研究中报道 CEA 术后发生脑神经损伤率为 2.3%，该研究中所有患者在术前与术后接受了神经科医师评估[2]。最常见的神经损伤依次为面神经的下颌缘支、舌下神经、迷走神经及副神经。在一些病变位置较高的患者中，发生舌咽神经损伤的概率增加[3]。面神经下颌缘支受损会出现同侧下唇无力，迷走神经受损会导致声音嘶哑，舌下神经受损会导致伸舌偏向患侧，舌咽神经受损会导致舌后 1/3 味觉丧失，吞咽困难。术后两联抗血小板药物使用增加了颈部血肿形成风险，这也是导致神经受损的原因。其他原因包括过度牵拉、钳夹等，完全离断神经相对少见。有时舌下神经和迷走神经会存在解剖变异，这增加了神经损伤风险。总体而言，颈动脉病变位置越高，接受 CEA 手术发生神经损伤风险就越高。

参考文献

[1] Brott TG, Hobson RW, Howard G, Roubin GS, et al. Stenting versus endarterectomy for treatment of carotid artery stenosis. N Engl J Med. 2010;363: 11–23.

[2] Chisci E, Rehring TF, Pigozzi C, Colon S, et al. Cranial nerve injury is associated with dual antiplatelet therapy use and cervical hematoma after carotid endarterectomy. J Vasc Surg. 2016;64(4): 985–9.

[3] Vang S, Hans SS. Carotid endarterectomy in patients with high plaque. Surgery. 2019;166(4):601–6.

第十一篇　主动脉 - 股动脉
人工血管旁路术
Aorto-Femoral Grafting

病例 45　二次主动脉 - 双侧股动脉旁路术　　　　　　　　　　　　　　　　/ 145

病例 46　马蹄肾患者的主动脉 - 股动脉移植　　　　　　　　　　　　　　　/ 148

病例 47　螺旋静脉移植治疗放射性右髂总动脉和髂外动脉闭塞　　　　　　　/ 151

病例 48　主动脉 - 双侧股动脉人工血管旁路感染　　　　　　　　　　　　　/ 153

病例 49　主动脉 - 股动脉旁路移植：30 年随访病例　　　　　　　　　　　/ 156

病例 50　主动脉 - 双侧股动脉旁路移植治疗肾下主动脉闭塞　　　　　　　　/ 159

病例 51　多次动脉重建术后股动脉移植物外露　　　　　　　　　　　　　　/ 162

病例 52　主动脉 - 股动脉旁路移植术后的早期及晚期并发症　　　　　　　　/ 167

病例 45　二次主动脉－双侧股动脉旁路术
Redo Aorto-bifemoral Graft

【病史与体格检查】

患者女性，65 岁，2002 年 5 月因双下肢严重间歇性跛行（约 45m）和左脚缺血性静息痛的症状在门诊就诊，15 年前接受了主动脉－双侧股动脉移植重建，对既往病历的回顾可知当时的症状是行走 100m 时下肢疼痛。采用涤纶移植物进行主动脉－双侧股动脉移植重建，近端主动脉端侧吻合。对其下肢动脉进行了多普勒动脉检查，结果显示右踝肱指数为 0.5，左踝肱指数为 0.38。此外，她还接受了腹主动脉和下肢的 MRA 检查，结果显示主动脉－双侧股动脉移植物（连接至股总动脉和股深动脉）闭塞，股浅动脉和腘动脉轻度至中度弥漫性闭塞。她因左锁骨下动脉闭塞性疾病而导致左上肢脉搏减退。其他病史包括高血压和嗜烟史（60 包 / 年）。既往手术史包括 1999 年的左颈动脉内膜切除术。

【诊疗过程】

2002 年 6 月 26 日，患者接受了二次主动脉－双侧股动脉旁路术。在锐性解剖下仔细解剖近端吻合口，并在双侧腹股沟切开，露出股动脉吻合口处的涤纶移植物末端。左肾静脉放置阻断带。采用 14mm×7mm 针织涤纶 Gelsoft 移植物，使用 4-0 心血管聚丙烯（Ethicon）缝合线，端对端地对分离的主动脉进行近端吻合，移除先前置入的主动脉－双侧股动脉移植物（闭塞）。主动脉分叉以上的主动脉远端用 3-0 心血管聚丙烯缝合线吻合。涤纶移植物的左分支穿过先前输尿管下方的隧道，

与股总动脉和股深动脉以 5-0 心血管聚丙烯缝合线"长鱼嘴样"吻合。我们将移植物右分支穿过右侧的隧道时出现困难，故使用一个 8mm 扩张器，左髂总静脉出现一处撕裂，使用 5-0 心血管聚丙烯缝合线缝合止血，该撕裂处瞬间失血 400～500ml。将涤纶移植物的右分支从输尿管下方穿过腹股沟韧带下方，用 5-0 心血管聚丙烯缝合线与股总动脉和股深动脉行端侧缝合。患者手术过程平安顺利；她于术后第 6 天出院，情况良好。

过去 17 年一直在随访患者，最后一次测踝肱指数（2018 年 10 月 9 日）右侧为 0.89，左侧为 0.77。2018 年 11 月 26 日，她还接受了腹部和骨盆的随访 CTA 检查，结果显示腹腔干起始处狭窄 50%，肠系膜上动脉多灶性狭窄，主动脉－双侧股动脉移植旁路通畅（图 45-1）。两侧股动脉吻合口均通畅；右股浅动脉起始处有动脉粥样硬化斑块，股浅动脉中段和股浅动脉远端其余部分轻度至中度狭窄。此外，左股浅动脉在大腿远端显示弥漫不规则混合粥样硬化斑块，并伴有严重狭窄。患者于 2010 年因肺癌接受左下叶切除术。在 2019 年 6 月的最后一次随访中，患者情况很好，尽管她确实诉说劳累时呼吸急促。

【讨论】

主动脉－双侧股动脉旁路移植是主动脉髂动脉闭塞性疾病患者最有效、最持久的血管重建方式之一。然而，这种手术与围术期死亡率显著相关（3%～5%）。主动脉－双侧股动脉旁路术也与

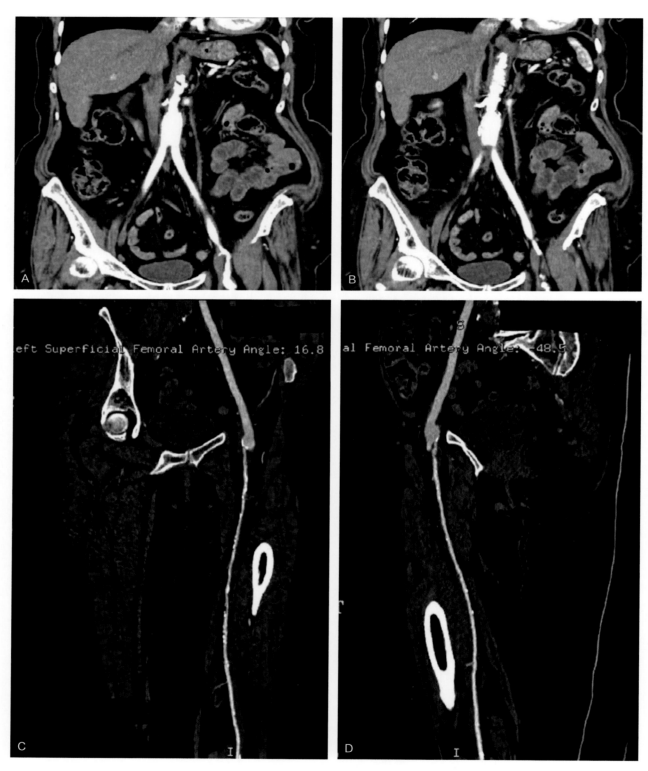

▲ 图 45-1　合并弥漫性双侧股浅动脉闭塞性疾病的患者，行二次主动脉 – 双侧股动脉旁路术后血流通畅

围术期发病率显著相关（3.8%～21.3%）。

手术部位感染和（或）淋巴漏的发生率为 3.5%～22%[1]。主动脉 - 双侧股动脉旁路术的 5 年通畅率为 87%～91%，10 年通畅度为80%～87%[1]。我们之前曾报道，主动脉 - 股动脉移植术后 48 个月的通畅率为 93%[2]。Scali 等报道了 2002—2012 年间 19 例患者因闭塞性疾病接受主动脉 - 双侧股动脉移植手术[3]。二次主动脉 - 双侧股动脉搭桥患者的失血量更大，术中输液量更多，整个手术时间更长[3]。他们得出结论，与首次主动脉 - 双侧股动脉旁路术相比，二次主动脉 - 双侧股动脉旁路术更为复杂[3]。然而，他们有相似的围术期并发症发生率 / 死亡率和中期生存率。

这名患者在为移植物的右分支建立通道时，左髂总静脉受伤。这导致突然失血，患者需要输注 2 个单位红细胞。主动脉 - 双侧股动脉旁路术已通畅 17 年。患者出现双侧股浅动脉闭塞性疾病，症状轻微。在择期患者中，只有当主动脉 - 双侧股动脉移植闭塞时才应考虑采用二次主动脉 - 双侧股动脉旁路术。其他选择，如主动脉 - 股动脉闭塞患者的腋动脉 - 股动脉旁路移植，通畅性较差。如果患者存在腹部异常无法经腹手术，可采用腹膜后入路的腹膜后主动脉和股动脉旁路并股股旁路术，或者可以考虑胸主动脉 - 股动脉旁路术[4]。初次主动脉 - 股动脉搭桥失败后，非高危患者应考虑二次主动脉 - 股动脉旁路术或胸主动脉 - 股主动脉旁路术，高危患者则应考虑行腋动脉 - 股动脉旁路术。选择手术时应考虑患者的并发症、外科医生的经验和患者的预期寿命。

参考文献

[1] DeVries SO, Hunink MG. Results of aortic bifurcation graft for aorto-iliac occlusive disease: a meta-analysis. J Vasc Surg. 1997;26:558–69.

[2] Hans SS, Desantis D, Siddiqui R, Khoury M. Results of endovascular therapy and aorto-bifemoral grafting for Transatlantic Inter-Society Type C and D aorto-iliac occlusive disease. Surgery. 2008 Oct;144(4):583–9.. discussion 589-90

[3] Scali ST, Schmit BM, Freezor RJ, Beck AW, et al. Outcomes after redo aorto-bifemoral bypass for aorto-iliac occlusive disease. J Vasc Surg. 2014;60(2):346–55.

[4] Passman MA, Farber MA, Criado E, Mariston WA. Decreasing thoracic aorta to ilio-femoral bypass grafting: a role for primary revascularization for aorto-iliac occlusive disease. J Vasc Surg. 1999;29: 241–58.

病例 46　马蹄肾患者的主动脉 – 股动脉移植
Aorto-bifemoral Graft in a Patient with Horseshoe Kidney

【病史与体格检查】

患者男性，61 岁，2017 年 2 月到门诊就诊，行走不到 100m 时出现严重髋关节和小腿跛行。未诉任何缺血性静息痛或夜间疼痛。既往病史包括高血压和嗜烟史（60 包 / 年）。

【诊疗过程】

2006 年 6 月，另一位外科医生对患者进行了 8mm INTERING®PTFE 移植（W. L. Gore Inc.）的股动脉 – 股动脉旁路移植术。无创多普勒动脉检测显示踝肱指数为 0.57（左）和 1.0（右）。右侧趾肱指数为 0.70，左侧为 0.33。主动脉造影显示左髂总动脉和髂外动脉闭塞，股动脉 – 股动脉移植物闭塞（图 46-1）。CTA 显示马蹄肾（图 46-2）。患者接受了主动脉 – 双侧股动脉移植重建，近端端侧吻合。使用 16mm×8mm 针织涤纶移植物。血管夹应用于肾动脉和马蹄肾峡部正上方的主动脉颈。结扎肠系膜下动脉，分离腹股沟韧带边缘并在输尿管下建立腹膜后隧道，将移植物置入马蹄肾峡部前方并从隧道引出后，带到腹股沟切口处，与股总动脉端侧吻合。

他的手术过程顺利；最后一次随访时间为 2017 年 9 月，踝肱指数右侧为 1.09，左侧为 1.13，趾肱指数右侧 0.63，左侧 0.64。

【讨论】

该患者的髂动脉闭塞（髂总和髂外动脉闭塞）表现为 TASC-D 型主髂动脉阻塞性疾病。如果股总动脉与髂外动脉连接处近端重建，可以尝试左髂支架置入。TASC-D 型主动脉 – 髂动脉闭塞性疾病髂股支架的一期通畅率低于主动脉 – 股动脉搭桥，但二期通畅度相似。我们无法从既往病历中确定是否对该患者进行介入治疗。在马蹄形肾患者中，重要的是通过 DSA 和（或）CTA 或 MRA 确定马蹄形肾脏的动脉供应。如果马蹄肾的动脉供应是由两侧的一条主肾动脉提供的，那么开放式动脉搭桥是一种简单的手术。

然而，如本文所述，对于马蹄肾峡部较大的患者，应尽一切努力保存峡部。如果峡部减少为少量纤维组织，则可以安全地将其分开。Davidovic 等报道了 15 例接受马蹄肾腹主动脉重建的患者（10 例主动脉瘤，5 例主动脉髂动脉闭塞性疾病）[2]。术前血管造影显示 12 例患者中有 8 例有多支肾动脉。他们进行了肾血供重建（7 例患者独立使用补片，3 例患者进行主动脉 – 肾动脉旁路）[2]。该患者可以尝试重复股股旁路移植，但考虑到患者年龄（61 岁）和之前失败的股股旁路移植，有人认为，对于有 2 条肾主动脉的患者，首选直接主动脉重建（主动脉 – 双侧股动脉移植），直接主动脉重建不会牺牲马蹄肾的动脉供应。

这名患者，在尝试开放旁路移植之前，可以考虑髂股动脉支架置入。但由于髂总动脉闭塞和髂外动脉长段闭塞，因此首选主动脉 – 股动脉移植。在接受 TASC-D 病变动脉重建的患者中，与主动脉 – 股动脉移植术相比，髂股动脉支架术的一期通畅率较低，但二期通畅率相当。

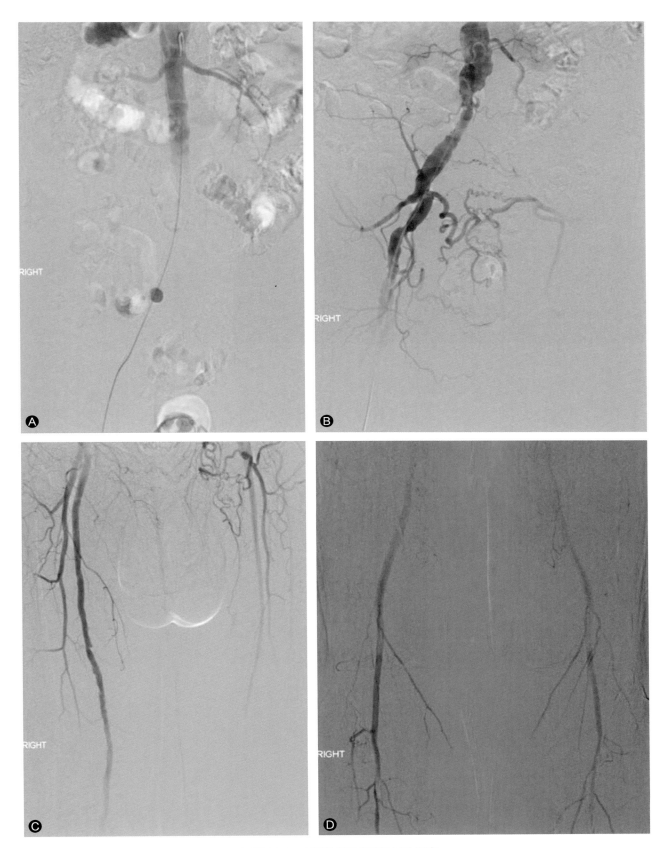

▲ 图 46-1　左髂总动脉和髂外动脉闭塞

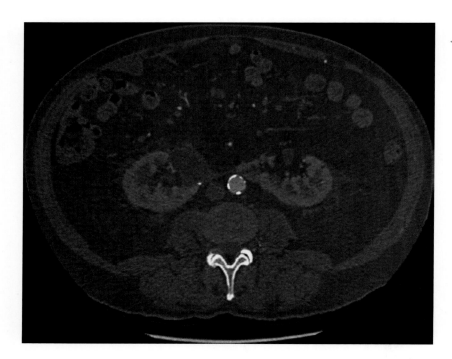

◀ 图 46-2 **CTA** 腹部和骨盆显示马蹄肾

参考文献

［1］ Hans SS, Desantis D, Siddiqui R, Khoury M. Results of endovascular therapy and aorto bifemoral grafting for Transatlantic Inter-Society Type C and D aorto-iliac occlusive disease. Surgery. 2008;144(4):583–9; discussion 589–90.

［2］ Davidovic LB, Kostic DM, Jakovljevic NS, Perisic M, et al. Abdominal aortic surgery and horseshoe kidney. Ann Vasc Surg. 2004;18(6):725–8.

病例 47　螺旋静脉移植治疗放射性右髂总动脉和髂外动脉闭塞

Spiral Vein Graft for Radiation-Induced Right Common and External Iliac Artery Occlusion

【病史与体格检查】

患者男性，34 岁，1998 年 10 月到门诊就诊，行走约 50m 时右下肢疼痛不适。他另诉有缺血性静息疼痛和夜间疼痛。右股腘动脉、胫后动脉和足背动脉未触及波动，左侧下肢脉搏搏动从腹股沟到足部可触及。患者 17 岁时（1982 年 5 月），因睾丸周围横纹肌肉瘤累及精索行左侧睾丸切除术。当时，他被发现主动脉前和主动脉旁淋巴结肿大，并进行了腹膜后淋巴结清扫。术后接受了化疗和放疗。淋巴结病理报告未分化间叶肉瘤（横纹肌肉瘤）阳性。既往病史包括高血压、1 型糖尿病和嗜烟史（20 包 / 年）。经左股动脉入路逆行腹主动脉造影和下肢（动脉流出道）造影显示，右髂总动脉和右髂外动脉闭塞，侧支循环不良，连接右股总动脉，流出道良好（图 47-1）。

【诊疗过程】

由于对腹膜后组织进行了放射治疗，认为在这种情况下，"标准动脉旁路移植"不是理想的选择，因为很难获得移植物周围组织进行覆盖；因此决定进行螺旋静脉移植。获取从腹股沟至脚踝处的右大隐静脉，从右主动脉分叉处到股总动脉，从右下肢经 24F 胸导管进行 16cm 长、8mm 直径的螺旋静脉移植（采用大隐静脉重建）。在腹主动脉远端水平进行近端阻断。左髂总动脉在近端阻断（主动脉 / 右髂总血管连接处）。

术后患者出现心动过速，其原因尚不清楚。

患者足背动脉和胫后动脉搏动可触及，右侧踝肱指数为 0.9，左侧为 1.0。患者于 1 个月后入院，存在深静脉血栓累及右股静脉，可能继发于脱水，因为患者出现腹痛、恶心和呕吐，且已多日未口服液体。患者接受了腹主动脉造影，显示从右髂总动脉起点到股动脉的移植血管通畅（图 47-2）。剖腹探查发现腹膜后有广泛瘢痕形成，大网膜几

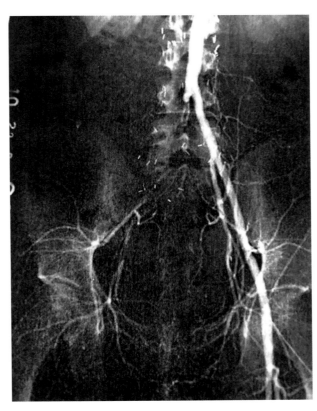

▲ 图 47-1　主动脉造影显示右髂总动脉和髂外动脉闭塞

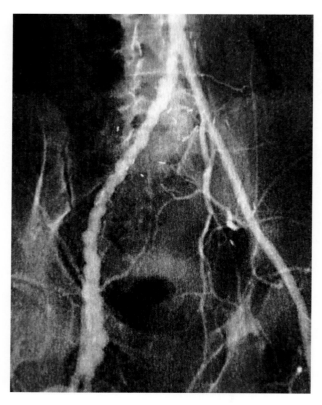

▲ 图 47-2　术后动脉造影显示移植物血流通畅

乎不存在，由于移植物覆盖不足，无法使用人工血管。因此，螺旋静脉移植是首选的动脉替代物。患者最后一次就诊是在 2003 年 9 月，恢复良好，脉搏可触及，建议他继续随访，但尚未返院随访。

【讨论】

螺旋静脉移植物作为上腔静脉替代物的良好长期效果已被报道，但关于螺旋静脉移植用于主髂动脉和股动脉重建的报道相对较少[1]。治疗该患者动脉闭塞的各种替代方法包括交叉股动脉 - 股动脉旁路移植或使用深静脉作为动脉替代物。Clagett 等报道了在切除感染的主髂和股股移植物后使用深静脉系统（股静脉和腘静脉），住院死亡率为 10%，截肢发生率为 10%[2]。使用深静脉作为新主动脉移植物的优点是抗感染和中期随访时良好的通畅性。但深静脉需要进行广泛的解剖才能采集，因为它们的壁很薄，很难处理，也很难进行移植物扩张[2]。此外，深静脉系统的获取和大隐静脉的切除可导致严重的静脉水肿。螺旋静脉移植的缺点包括大隐静脉构建螺旋形态时需要长段螺旋缝合，这可能导致新生内膜增生，导致移植血管狭窄[1]。此外，作为主髂血流管道，静脉移植有扩张的倾向，因为它承受着更高的压力[1]。

放射性动脉炎是一种罕见但公认的放射治疗并发症。这些病变通常与动脉粥样硬化难以区分；然而，动脉受累主要局限于照射野[3]。组织学变化包括内部弹性膜纤维化、血管损伤、血管壁缺血性坏死、动脉周围纤维化、玻璃样变和血管壁增厚并纤维化沉积[3]。与此类损伤相关的辐射剂量为 39.0～80Gy[3]。血管成形术和支架置入术近期效果良好。这些病变需要比较高的扩张压力才能开通[3]。此处描述的患者有 TASC-D 病变，对于长节段闭塞，通常首选开放式手术旁路。患者的年龄较低，病变范围较广，因此我们支持对该患者进行开放手术重建。

参考文献

[1] Hans SS. Spiral vein grafts as vascular conduit in irradiated and contaminated tissue beds: a report of five cases a midterm follow up. J Am Coll Surg. 2002 Nov;195(5):732–6.

[2] Claggett GP, Bowers BL, Lopez-Vigo MA, Rossi MB. Creation of a neo aorto-iliac system from lower extremity deep and superficial veins. Ann Surg. 1993;218:239–48.

[3] Baerlocher MO, Rubin BB. Primary stenting of bilateral radiation induced external iliac stenosis. J Vasc Surg. 2004;40(5): 1028–31.

病例 48　主动脉－双侧股动脉人工血管旁路感染
Infected Aorto-bifemoral Graft

【病史与体格检查】

患者女性，64 岁，因右侧踇趾发紫至医院急诊就诊。该患者既往有高血压、嗜烟史（60 包 / 年）及 Arnold-Chiari 畸形（小脑扁桃体下疝畸形）病史。右股动脉、腘动脉及足背动脉搏动消失，左股动脉搏动减弱、以远动脉（腘动脉、足背动脉）无搏动。踝肱指数（ABI）右侧为 0.48、左侧为 0.75。患者行腹主动脉造影提示，右髂总动脉闭塞、左髂外动脉狭窄，双侧股动脉及以远动脉充盈良好。

【诊疗过程】

患者于 2000 年 4 月接受了"主动脉 - 双侧股动脉旁路术"，移植物近端以端侧吻合至主动脉；术后 10 天顺利出院，出院时双侧足背动脉搏动可触及。2000 年 6 月随访时，患者双侧足背脉搏动仍可触及，双侧踝肱指数均为 1.0。

2000 年 9 月，患者腹股沟区出现搏动性包块（图 48-1）并全身无力。腹部及盆腔 CTA 提示移植物旁混合回声积液（图 48-2）；腹股沟包块的穿刺液呈稀薄淡灰色，且培养出表皮葡萄球菌生长（图 48-3）。2000 年 10 月，患者静脉注射万古霉素抗感染，并再次行腹部及双侧腹股沟区探查，移除未与组织相容的主动脉 - 双侧股动脉旁路，取右大隐静脉制作螺旋式静脉移植物（长约 25cm、直径 8mm），行主动脉 - 右股动脉重建，左髂外动脉行内膜切除后予静脉补片修补，左股动脉则取左副隐静脉作补片修补。术后

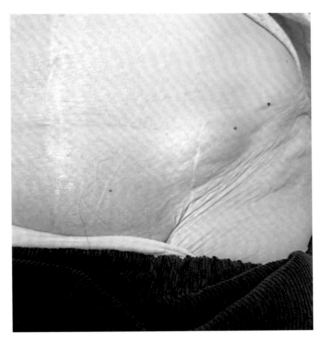

▲ 图 48-1　主动脉 - 双侧股动脉旁路术后，左侧腹股沟区包块

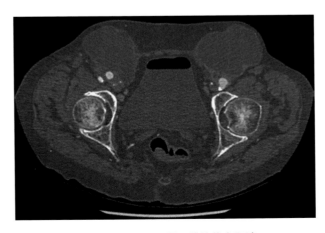

▲ 图 48-2　CTA 显示移植物旁积液

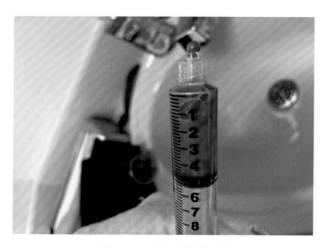

▲ 图 48-3　左腹股沟区穿刺液

MRA 显示主动脉 - 右股动脉螺旋静脉旁路通畅，但左髂外动脉闭塞（图 48-5）。患者术后并发呼吸衰竭，接受了 3 天的通气支持；取大隐静脉的术区合并感染，但经过局部伤口护理（清创及换药）和抗生素治疗后痊愈。随访至 2005 年，患者的旁路人工血管通畅，腹部及腹股沟切口一期愈合，右下肢获取大隐静脉的术区感染经治疗后二期愈合，下肢缺血症状改善，可正常行走。2005 年多普勒动脉检查显示踝肱指数右侧为 1.0、左侧 0.68。

【讨论】

尽管主动脉瘤开放重建（腹主动脉瘤开放手术）及主动脉 - 双侧股动脉旁路术后发生移植物（人工血管）感染并不常见，但却是一种毁灭性的并发症。

该并发症与严重肢体缺失有关的并发症发生率及死亡率密切相关。在高危患者中，低级别葡萄球菌感染（表皮葡萄球菌）可以通过引流、长期应用抗生素及改善患者营养状况进行保守治疗[1]。然而，如患者出现脓毒血症，或者继发于脓毒血症的吻合口动脉瘤，则必须去除人工血管，并进行动脉重建，除非患者（主动脉 - 髂动脉闭塞症患者）已形成丰富侧支循环，在去除人工血管后仍能保证下肢血供的可推迟动脉重建。人工血管去除后，动脉重建的方法有两种：①采用解剖外旁路重建：腋动脉 - 双侧股动脉旁路或双侧腋动脉 - 股动脉旁路，这类患者的远端吻合口往往位于股浅动脉近端；②采用冷冻保存或利福平浸泡的人工血管进行重建，同时用带蒂网膜包裹人工血管。腋动脉 - 股动脉旁路容易形成血栓，患者可能需要多次手术以维持下肢血供[2]。Claggett 等报道，在切除感染的主动脉 - 髂动脉和腘动脉旁路后，使用深静脉系统（股静脉及

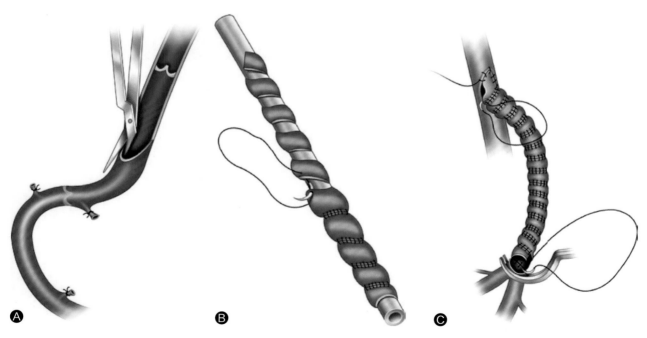

Ⓐ　Ⓑ　Ⓒ

▲ 图 48-4　构建螺旋静脉移植物

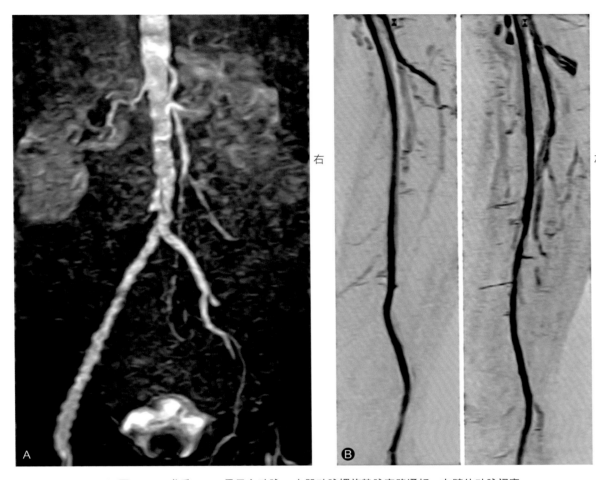

▲ 图 48-5 术后 MRA 显示主动脉 - 右股动脉螺旋静脉旁路通畅，左髂外动脉闭塞

腘静脉）进行动脉重建，这类患者住院死亡率为 10%、截肢率 10%（BK/AK）[3]。但是，获取深静脉往往需要更广泛的手术解剖区（fairly extensive dissection），同时，无法解决由于深静脉管壁薄弱带来的移植物扩张倾向。

此外，切除深静脉的患者往往有发生明显静脉水肿的可能。在特定病例中螺旋静脉移植是一种合适的选择，因为其更易于操作，同时浅表解剖即可获取大隐静脉。但是由于螺旋静脉移植物的构建需要较长的缝合，有可能发生新的内膜增生从而导致移植物狭窄[4]。如果患者合并假单胞菌感染，则不应使用自体静脉进行重建，因为静脉断裂仍是一个值得注意的问题。假单胞菌释放的细菌蛋白酶将导致吻合口破裂。

参考文献

［1］ Lawrence PF. Conservative treatment of aortic graft infection. Semin Vasc Surg. 2011;24(4):199–204.

［2］ Nypaver T. Primary and secondary aortoenteric fistulas in endovascular and open vascular reconstruction. In: Hans SS, Shephard AD, Weaver MR, Bove PG, Long GW, editors. Endovascular and open vascular reconstruction: a practical approach. Boca Raton: CRC Press; 2018. p. 257–62.

［3］ Claggett GP, Bowers BL, Lobez-Vigo MA, Rossi MB. Creation of a neo-aorto-iliac system from lower extremity deep and superficial veins. Ann Surg. 1993;218:239–48.

［4］ Hans SS. Spiral vein grafts as vascular conduits in irradiated and contaminated tissue beds: a report of five cases and midterm follow up. Jr Am Coll Surg. 2002;195(5):732–6.

病例 49　主动脉 - 股动脉旁路移植：30 年随访病例
Aorto-femoral Graft: A 30-Year Follow-Up

【病史与体格检查】

患者男性，40 岁，于 1989 年 6 月出现严重下肢跛行（跛行距离 50 米）。该名患者合并高血压、高脂血症、嗜烟史（50 包 / 年）及冠状动脉疾病（需冠状动脉搭桥）。双侧股动脉及以远动脉搏动均未触及。踝肱指数右侧为 0.56、左侧为 0.54。腹主动脉造影显示肾下主动脉自肠系膜下动脉水平起闭塞，由双侧股总动脉发出侧支供血，同时双髂内动脉逆流供血。

【诊疗过程】

1989 年 7 月 17 日，患者在全麻下接受了"主动脉 - 双侧股动脉人工血管重建术"。该患者主动脉直径较小，与股动脉直径相当。术中使用 14mm×7mm 编织型涤纶人工血管进行血管重建，近端吻合口采用端端吻合。患者术后恢复顺利，于术后第 6 天出院。随访显示足部动脉搏动正常，双侧踝肱指数均为 1.0。

1995 年，患者再次出现累及臀部、大腿及小腿的症状性跛行。由于远端动脉搏动减弱及踝肱指数降低（右侧 0.82、左侧 0.79），患者进行了腹主动脉造影及下肢动脉的检查，提示双侧股动脉吻合口严重狭窄。1995 年 4 月 17 日，患者在腰麻下接受了双侧股动脉吻合口的翻修。术中采用涤纶补片进行血管成形，并将吻合口延伸至双侧股浅动脉开口前 2～3cm 处。术后效果良好，双侧踝肱指数恢复至 1.0，双侧腹股沟切口一期愈合。

2008 年 11 月 1 日，患者进行了经前路腰椎手术。几天后，患者出现左足麻木，同时左腹股沟区移植物搏动消失。左侧踝肱指数 0.4、右侧 0.96。CTA 提示主动脉 - 双侧股动脉旁路移植物的左支闭塞。因此患者接受了经左股动脉吻合口的移植物左支取栓术，同时使用 PTFE 补片进行吻合口成形。术后双足动脉搏动可触及，同时双侧踝肱指数正常。

2019 年 6 月 24 日，患者在随访中被发现右股动脉存在响亮的杂音，右胫后动脉及足背动脉不再可触及，右侧踝肱指数 0.76、左侧 1.05。多普勒超声显示右股动脉吻合口的收缩期峰值流速为 495cm/s。腹主动脉 CTA 显示，主动脉 - 双侧股动脉旁路血流通畅，但右股动脉吻合口严重钙化狭窄（80%），并向近端延伸（图 49-1）。

该患者进行了主动脉 - 双侧股动脉旁路右股远段的切除（长约 4cm），同时取直径 8mm 的涤纶直筒人工血管，与右股残端及右股浅动脉近端分别行端端吻合，并将右股深动脉与该人工血管行端侧吻合（图 49-2）。翻修主动脉 - 双侧股动脉旁路右股后，患者恢复良好、双足动脉搏动可触及。

【讨论】

年轻（＜ 50 岁）的主动脉 - 髂动脉闭塞患者往往预后不良，这与动脉粥样硬化性疾病致命的自然病程相关。

这类患者的主动脉、股动脉及腹股沟以远的下肢动脉直径小。Reed 等报道，年龄＜ 50 岁的

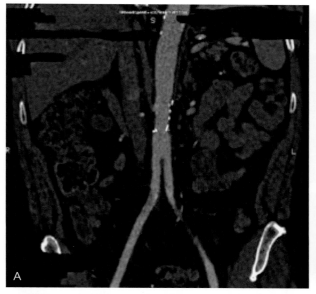

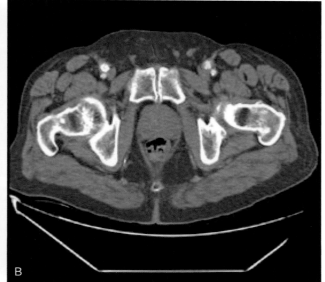

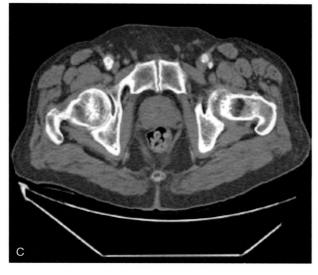

▲ 图 49-1　**CTA 显示主动脉－双侧股动脉旁路通畅，移植物右股见钙化斑块**

主动脉－股动脉旁路术后患者，旁路 5 年的通畅率为 66%～81%[1]。Valentine 等报道，主动脉－股动脉重建后出现晚期移植失败在年轻患者中很常见 [2]。该患者在 1989 年行主动脉重建后戒烟，并进行锻炼，尽管进行了二次手术干预，但其状态良好。通过无创检测（踝肱指数及多普勒超声）评估移植物状态有助于发现可治疗的狭窄病变，从而通过经皮介入治疗或手术重建（移植物修补）改善旁路一期和二期通畅率。脊柱及骨科术后的

医源性动脉损伤已有报道，该患者即在经前路腰椎术后出现主动脉－双侧股动脉旁路血管血栓形成，很可能与牵开器的外部压力以及左股动脉吻合口狭窄相关 [3]。

拟接受骨科及脊柱手术的患者，如已因严重血管疾病进行了血管重建，应考虑与骨科（脊柱外科及血管外科医师）密切合作以避免急性动脉事件，即便无法避免，仍可确保能够及时处理。

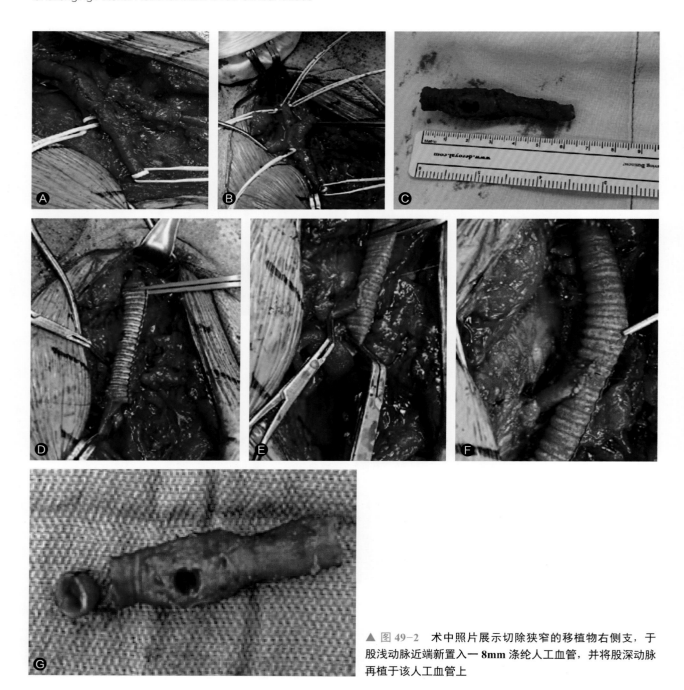

▲ 图 49-2 术中照片展示切除狭窄的移植物右侧支，于股浅动脉近端新置入一 **8mm** 涤纶人工血管，并将股深动脉再植于该人工血管上

参考文献

[1] Reed AB, Conte MS, Donaldson M, Mannick JA, et al. The impact of age and aortic size on the results of aorto-bifemoral bypass grafting. J Vasc Surg. 2003;37(6):1219–25.

[2] Valentine RJ, Hansen ME, Myers SI, Chervu A, et al. The influence of sex and aortic size in late patency after aortofem-oral graft revascularization in young adults. J Vasc Surg. 1995;21:296–306.

[3] Hans SS, Shepard AD, Reddy P, Rama K, et al. Iatrogenic arterial injuries of spine and orthopedic operations. J Vasc Surg. 2011;53(2): 407–13.

病例 50　主动脉 – 双侧股动脉旁路移植治疗肾下主动脉闭塞

Aorto-Bifemoral Grafting for Infrarenal Aortic Occlusion

【病史与体格检查】

患者女性，68 岁，2019 年 8 月因明显双下肢跛行（跛行距离 50m）就诊。患者诉双足感觉异常，伴有静息痛。合并高血压及嗜烟史（60 包 / 年）。双侧股动脉、腘动脉、胫后动脉及足背动脉未触及搏动。多普勒超声显示双侧髂外动脉、股总动脉及股浅动脉呈双相波形，双侧腘动脉、胫后动脉及足背动脉则呈单相波形。右侧趾肱指数为0.26、左侧为 0.25。腹主动脉 CTA 显示肾下主动脉闭塞，肾动脉开口以下 1cm 处主动脉由髂总动脉中段及小直径髂外动脉发出侧支供血。双侧股

动脉、腘动脉及胫后动脉血流通畅，但管径细小（图 50-1）。

【诊疗过程】

患者在 2019 年 9 月 5 日接受主动脉 – 双侧股动脉旁路移植，使用 14mm×7mm 编织型涤纶人工血管，近端与主动脉行端端吻合，远端则与近端股浅动脉端侧吻合。

患者术后恢复顺利，术后第 7 天办理出院，双下肢可触及胫后动脉及足背动脉搏动。术后复查 CTA 显示主动脉 – 双侧股动脉旁路血流通畅

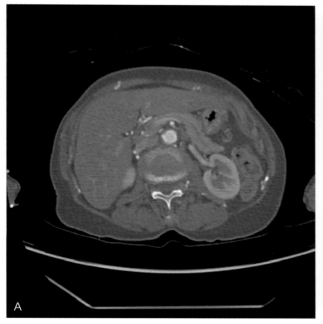
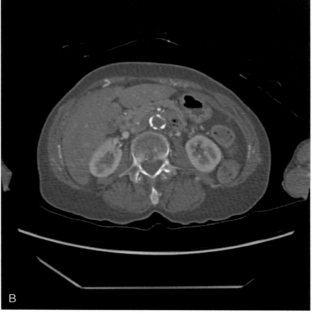

▲ 图 50-1　CTA 显示肾动脉水平以下主动脉闭塞

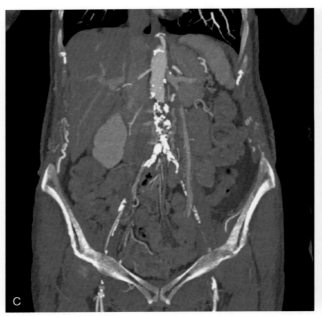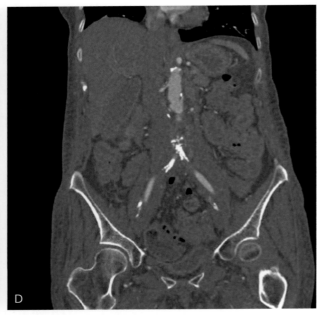

▲ 图 50-1（续） CTA 显示肾动脉水平以下主动脉闭塞

（图 50-2），双肾动脉血流通畅。术后无创动脉多普勒检查显示双侧踝肱指数均为 1.0（2019 年 10 月 21 日）。

【讨论】

主动脉 - 髂动脉粥样硬化闭塞性疾病的进展最终将导致主动脉闭塞。一部分患者或合并小腹主动脉瘤，可能表现为慢性血栓形成。通常情况下，慢性腹主动脉闭塞多发生于近肾水平、肠系膜下动脉或主髂动脉分叉处。大多数患者存在严重的跛行症状。目前已有针对腔内技术治疗主动脉闭塞的一些病例报道及小样本短期随访结果。

但是大多数外科医生仍建议低风险患者直接重建主动脉（主动脉 - 双侧股动脉旁路移植）。无法耐受主动脉 - 双侧股动脉旁路的严重肢体缺血患者，可解剖外重建（腋动脉 - 股动脉旁路）。关于主动脉重建有几个技术要点需要注意。在解剖肾周主动脉时，应小心在左肾静脉周围放置阻断带，并游离左肾静脉。在多数患者中，离断左肾静脉并非必要。如必须离断左肾静脉，应注意保留肾上腺及性腺静脉。

然而，如能在不离断左肾静脉的情况下行近端吻合，则可离断性腺静脉及肾上腺静脉，以确保左肾静脉头端游离。显露并游离双肾动脉及肾上主动脉，最好在肾动脉开口附近放置阻

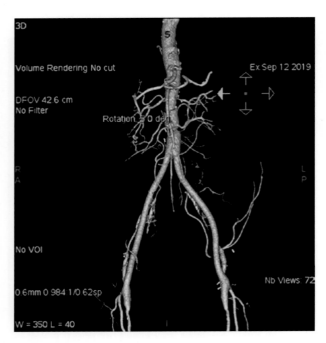

▲ 图 50-2 术后 CTA 显示主动脉 - 双侧股动脉旁路通畅，同时双肾动脉血供保留

断带。为了游离肾上主动脉，需用 5-0 心血管聚乙烯缝合线将肾上腺动脉小心缝扎，同时需离断两侧膈肌脚。

West 等报道了 33 例肾周主动脉闭塞患者，其中 26 例通过肾上主动脉阻断行主动脉 – 肾动脉内膜切除术，另有 20 例肾下主动脉闭塞患者，均未发现肾上主动脉阻断对肾功能造成任何明显损害[1]。我们中心治疗的 38 例主动脉闭塞患者（26 例为肾周、8 例为肠系膜下动脉水平、4 例为主动脉分叉）均未发生死亡。

参考文献

［1］　West CA, Johnson LW, Doucet L, Caldito G, et al. A contemporary experience of open aortic reconstruction in patients with chronic atherosclerotic occlusion of the abdominal aorta. J Vasc Surg. 2010; 52:1164–72.

病例 51　多次动脉重建术后股动脉移植物外露

Exposed Femoral Graft Following Multiple Arterial Reconstruction

【病史与诊疗过程】

患者男性，64岁，因近期（3周）行右股动脉 - 左腘动脉人工血管旁路（8mm INTERING® PTFE W. L. Gore, Newark, DE）后因左侧移植物外露至门诊就诊。既往有严重高血压及嗜烟史（60包/年）病史。在过去15年，患者接受了多次主动脉重建手术。2002年，患者接受了双侧髂动脉支架置入术，其中左髂总动脉置入39mm×7mm Palmaz® GENESIS™球扩支架（Cardinal Health, Dublin OH）、右髂总动脉置入29mm×7mm Palmaz® GENESIS™球囊扩张支架（Cardinal Health, Dublin OH）。到2003年，支架闭塞，患者因症状性髂动脉闭塞接受主动脉 - 双侧股动脉旁路移植，术中使用14mm×7mm编织型涤纶人工血管，近端与主动脉行端端吻合。2009年，患者主动脉 - 双侧股动脉旁路移植物的左支血栓形成，进行修复。2010年，患者行右股浅动脉及腘动脉支架成形术。2011年，患者出现右足冰冷，后发展为右股浅动脉远端、包括支架内血栓形成，因而接受了右股动脉 - 腘动脉原位旁路术。

2015年，患者因左下肢疼痛麻木，行主动脉 - 双侧股动脉旁路左支及左股浅、股深动脉切开取栓。2016年6月，患者因左足冰冷再次就诊，考虑其症状继发于左股浅动脉血栓形成及股深动脉分支流出不良，遂接受了左股动脉 - 腘动脉非倒置大隐静脉旁路。

2016年8月，患者至门诊就诊，查体发现其左腹股沟区伤口表面裂开，伴少量血性流体渗出。清除血清肿并送培养显示，金黄色葡萄球菌阳性、凝固酶阴性、草绿色链球菌阴性。第二天，患者左腹股沟伤口出血，检查可见一长2cm的裂口，未见移植物外露及活动性出血。但是，伤口周围扪及硬结。患者开始接受静脉注射万古霉素及哌拉西林 - 他唑巴坦（Zosyn）治疗，并行CTA检查。CTA提示主动脉 - 双侧股动脉旁路及双侧股动脉 - 腘动脉旁路血流通畅，同时左侧腹股沟炎性改变，主动脉 - 双侧股旁路左肢远端瘤样扩张，但无外渗（图51-1）。

患者原计划于住院第4天接受左腹股沟区清创及缝匠肌皮瓣移植。然而，住院第3天时，患

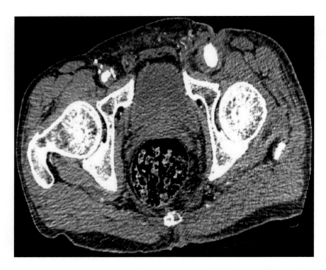

▲ 图51-1　主动脉 - 双侧股动脉旁路移植物左支感染，同时左侧腹股沟区软组织增厚，动脉瘤样扩张，移植物周围可见少量气体

者发生左腹股沟区二次出血，遂急诊行皮肤及软组织清创，并翻修左股动脉-腘动脉旁路，拆除近端吻合口，将新的吻合口延伸至近端股浅动脉，缝匠肌皮瓣修复创面并负压治疗。此时，培养未见任何微生物生长。住院第 10 天，患者血红蛋白及红细胞压积稳定，予以办理出院，并按照感染性疾病会诊的建议继续负压治疗，并口服利福平加静脉使用头孢唑啉 6 周。

7 天后，患者再次因左腹股沟活动性出血急诊入院，并因急性出血出现低血压、贫血和 III 期失血性休克。患者被送至手术室，探查发现主动脉-双侧股动脉旁路左支远端吻合口缝线处出血，予以切除感染的主动脉-双侧股动脉旁路左支，近端缝扎，创面负压旷置。左胫后动脉及足背动脉均无多普勒血流信号。此时培养出耐万古霉素的粪肠球菌（VRE）和近平滑假丝酵母菌。

2 周后，患者接受了左侧腋动脉-腘动脉旁路术，术中使用 8mm INTERING PTFE 人工血管（W. L. Gore Inc., Newark, DE），术后患者左胫后动脉恢复多普勒血流信号。住院期间，患者继续静脉注射抗生素，术后第 9 天复查 CTA 显示左腋动脉-腘动脉旁路血流通畅。患者于术后第 14 天出院，并继续腹股沟负压治疗，配合静脉使用达托霉素加口服氟康唑 4 周。患者可行走，随访时可触及足背动脉搏动，状态维持良好。

2017 年 5 月 23 日，患者因左下肢冰冷、无脉急诊就诊。胸/腹 CTA 及多普勒动脉检查显示，左腋动脉-腘动脉旁路闭塞，左足无血流信号。患者接受了交叉股动脉-腘动脉（近端）旁路术，术中使用 8mm INTERING PTFE 人工血管，以 8mm 扩皮器于耻骨上间隙建立隧道后将人工血管穿出。

显露相容良好的涤纶人工血管右肢和右股动脉-腘动脉原位旁路起点，于左膝关节上方显露腘动脉，并横断腓肠肌内侧头以游离腘动脉。交叉人工血管近端在右股动脉-腘动脉原位旁路起点附近与右股动脉端侧吻合，远端与左腘动脉端侧吻合（图 51-2）。术后患者左足背动脉恢复。3 周后，患者因左腹股沟区 PTFE 人工血管外露

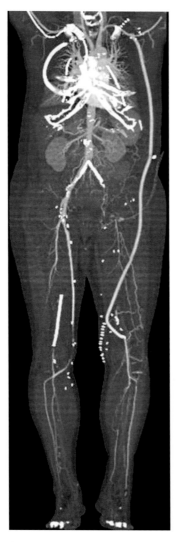

▲ 图 51-2　胸腹 CTA 显示主动脉-双侧股动脉旁路移植物右支通畅，左支结扎。右股动脉-腘动脉原位旁路及左腋动脉-腘动脉旁路通畅

而就诊。由于已使用左侧缝匠肌皮瓣，患者遂在 2017 年 6 月 13 日接受了股薄肌皮瓣及游离厚皮瓣移植，同时创面负压治疗（图 51-3）。之后 3 周，患者创面完全愈合并覆盖移植血管（图 51-4）。2018 年 5 月血管实验室检查显示，患者右侧踝肱指数为 0.85、左侧为 0.69。2019 年 6 月患者末次随诊时伤口愈合良好，亦无移植物感染的临床证据。

2020 年 3 月，患者因继发于右股总动脉-左腘动脉旁路血栓形成的急性下肢缺血症状至急诊就诊。取栓失败后，患者行左膝关节以上截肢，并于 2020 年 4 月安装膝上假肢。

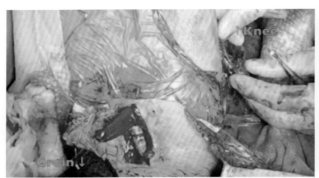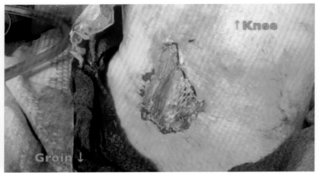

▲ 图 51-3　外露的 PTFE 人工血管及股薄肌皮瓣

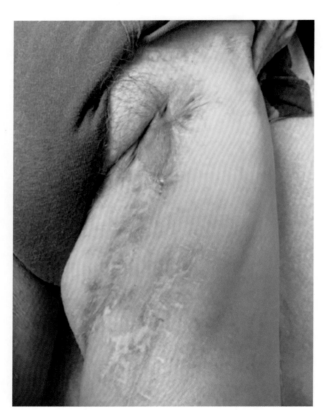

▲ 图 51-4　左腹股沟区创面愈合良好

【讨论】

　　主动脉移植物感染可分为：①早期感染，定义为首次术后 4 个月内发生的感染，该类感染多为高级别的强毒株；②晚期感染，定义为首次术后 4 个月以后发生的感染，多为低级别的低毒性感染。移植物感染可以是直接感染或是血行感染[1-4]。尽管围术期污染是感染的常见原因，但近 50% 的感染发生于主动脉重建后 25～70 个月[5-7]。最常见的是以金黄色葡萄球菌为主的革兰阳性菌。其他常见的微生物有凝固酶阴性葡萄球菌、链球菌、肠球菌及其他革兰阴性菌（假单胞菌、大肠埃希菌、拟杆菌）。主动脉移植物感染的危险因素包括但不限于手术时间长（＞ 4h）、围术期不同部位感染、鼻腔携带葡萄球菌、高龄、女性、严重肢体缺血、肥胖、慢性阻塞性肺疾病、高血糖、营养不良、终末期肾病、免疫缺陷、动脉瘤内感染血栓、围术期抗生素选择 / 剂量 /时机不恰当、无菌操作中断、组织创伤、菌血症及手术部位感染。

　　目前，已有多种分级系统用以描述主动脉感染。最常用的两种分级方法是 Szilagyi 法和 Samson 法。根据 Szilagyi 分级，Ⅰ级感染为累及伤口的浅表性蜂窝组织炎，Ⅱ级为累及皮下组织的深层感染，Ⅲ级为移植物感染[8]。Samson 分级，Ⅰ级感染局限于真皮，Ⅱ级感染累及皮下组织，Ⅲ级为不累及吻合口的移植物感染，Ⅳ级为累及吻合口但未发生出血或菌血症的移植物感染，Ⅴ级移植物感染累及吻合口并出血和（或）内出血[6]。

　　主动脉移植物感染的主要治疗原则是清除周围感染组织、切除移植物和二期血管重建。抗生素在这类患者的治疗中起着关键作用，通常需要使用约 6 周。过去主动脉移植物感染的标准治疗是建立腋动脉 - 双侧股动脉旁路后切除移植物。然而，腋动脉 - 双侧股动脉旁路术的死亡率为 25%～40%，并存在主动脉残端破裂（死亡率 30%)、移植物血栓形成、长期通畅率低，以及 5%～15% 的再感染风险。为了改善预后，近期的文献表明，原位重建，带或不带肌肉皮瓣的清创术在围术期死亡率、截肢率及再感染率方面具有优势[9]。原位血管重建可采用冰冻保存的同种异体移植物、自体股静脉-腘静脉（深静脉）、螺旋形静脉移植物、利福平浸泡或镀银的涤纶或 PTFE 人工血管。然而，在腹股沟区切口不可取、腹部条件不良、存在严重并发症的情况下，可采用解剖外旁路。

对于有严重并发症的患者，可采用抗生素、局部清创、肌肉皮瓣及负压治疗等更为保守的治疗方案。为了挽救移植物，应确保移植物周围是健康的、未受感染的活组织。在 Ryu 等的一项回顾性研究中，缝匠肌皮瓣可为下肢血管重建术后腹股沟区软组织感染提供覆盖[5]。对于无法使用缝匠肌皮瓣的患者（如本例患者），股薄肌是一个合适的选择。Morasch 等在 18 例患者中实施了股薄肌皮瓣移植，其中 2 例移植失败，平均随访 40±10 个月，随访期间，未发生移植物再感染[10]。其他可用于覆盖外露移植物的肌肉皮瓣有股直肌和阔筋膜张肌。吻合口动脉瘤缝合区出血、全身性脓毒血症或侵袭性细菌感染（革兰阴性菌感染）是保守治疗的禁忌。

主动脉-双侧股动脉旁路移植术后的患者，如果出现移植单侧支感染，可以尝试移植物单侧支切除并血管重建或移植物完全切除。Crawford 等的回顾性研究证实，当感染位于腹股沟区以远时，移植物单侧支切除是可行的。在他们的研究中，50% 患者在切除感染单侧支后，于中位时间 2 年内出现了主体或对侧支的继发感染[2]。对侧支或移植主体感染的预测因素有培养阳性的腹股沟区以上的移植物感染，和针对主动脉-髂动脉闭塞疾病行原位主动脉-双侧股动脉人工血管置换。然而，在该项研究中，腹股沟区以上感染培养出的微生物与引起移植物感染复发的微生物是相异的，因而对侧支也许是出现了新的感染。

对于腹股沟区切口不可取（继发感染或多次干预）的患者，腹股沟区原位搭桥或解剖外旁路不可行。Met 等报道了 11 年期间为 24 例患者实施解剖外旁路，特别是在腹股沟切口不可取的情况下，通过腋动脉-腘动脉旁路挽救患者肢体[3]。自 1970 年以来的多个病例研究显示，旁路的 1 年通畅率为 58%～77%、1 年肢体挽救率为 65%～86%。然而，Seeger 等的小样本研究则显示旁路术后 7 个月的一期通畅率为 0%，移植物 100% 血栓形成[7]。Met 等强调，疾病的整体状态以及外科手术技巧决定了移植物的一期通畅率。然而，关于腋动脉-腘动脉旁路术后 1 年通畅率的资料有限。在我们的患者中，重建术后 9 个月腋动脉-腘动脉旁路闭塞，随后患者接受了交叉股动脉-腘动脉旁路，在过去的 2 年 3 个月里，该旁路血管血流通畅，同时未发现右侧主动脉支主体感染的征象。在大多数主动脉-双侧股动脉旁路术后移植物单侧支感染的患者中，完整切除旁路血管尤其重要。但是，在该患者中，移植物右侧支愈合良好，且无感染复发。因而保留移植物主体及右侧支是可行的。

【评论】（来自 Mark D. Morasch 医生）

这显然是一个极具挑战性的病例和极其复杂的问题。应该祝贺作者的毅力及坚持。我怀疑许多血管外科医生会在某个时刻选择放弃，结扎人工血管，取出感染移植物，并接受截肢作为最终结局。也就是说，长段的解剖外重建，如腋动脉-腘动脉旁路或股动脉-腘动脉交叉旁路有时更像是一种疾病而非是一种治疗，因为其具有极高的血栓形成发生率。在大多数情况下，同轴的、原位的、遵循解剖结构的血管重建可能是更好的选择，尽管它们的感染复发率高，尤其是需要移植物时。为了取得原位重建的成功，细菌分离株的毒性必须最小，同时新的移植材料必须被灌注良好的肌肉皮瓣充分覆盖。腹股沟区覆盖移植物的肌肉皮瓣有多种合适的选择，在这些选择中，股薄肌尤其适合，因为它的血供来自于股深动脉分支，而股深动脉通常在任何腹股沟区的旁路重建后均能保持通畅。其他选择有腹直肌皮瓣，其血供来自于腹壁下动脉，以及缝匠肌，其由股浅动脉供血，因而常失去直接血供。此外，根据不同的皮瓣获取技术，股薄肌的长度，以及其在椎弓根上远距离活动度，使股薄肌皮瓣成为覆盖大面积缺损的最佳选择，即使那些延伸至腹股沟韧带近端的缺损。移植物感染一直是令人烦恼的问题，虽然毒株分离通常需要完整切除所有移植物，然而通过细致的操作、密切的随访以及一点幸运，低毒性感染患者通常可过关，通过移植物部分切除、解剖外旁路或原位血管重建达到保肢目的。

参考文献

［1］ Calligaro KD, Veith FJ, Yuan JG, et al. Intra-abdominal aortic graft infection: complete or partial graft preservation in patients at very high risk. J Vasc Surg. 2003;38:1199–205.

［2］ Crawford JD, Landry GJ, Moneta GL, et al. Outcomes of unilateral graft limb excision for infected aorto-bifemoral graft limb. J Vasc Surg. 2016;63:407–13.

［3］ Met R, Hissink RJ, Van Reedt Dortland RWH, et al. Extra-anatomical reconstruction in the case of an inac-cessible groin: the axillo-popliteal bypass. Ann Vasc Surg. 2007;21:240–4.

［4］ O'Connor S, FRCP H, Andrew P, et al. A systemic review and meta-analysis of treatments for aortic graft infection. J Vasc Surg. 2006;44:38–45.

［5］ Ryu YD, Jung HJ, Ramaiah VG, et al. Infected groin (graft/patch): managed with sartorius muscle flap. Vasc Special Int. 2016;32(1):11–6.

［6］ Samson RH, et al. A modified classification and approach to the management of infections involving peripheral arterial prosthetic grafts. J Vasc Surg. 1988;8(2):147–53.

［7］ Seeger JM, Pretus HA, Welborn BM, et al. Long-term outcome after treatment of aortic graft infection with staged extra-anatomic bypass grafting and aortic graft removal. J Vasc Surg. 2000;32:451–61.

［8］ Szilagyi DE, Smith RF, Elliott JP, Vrandecic MP. Infection in arterial reconstruction with synthetic grafts. Am Surg. 1972;176:321–33.

［9］ Armstrong PA, Back MR, Bandyk DE, et al. Selective application of sartorius muscle flaps and aggressive staged surgical debridement can influence long term outcomes of complex prosthetic graft infection. J Vasc Surg. 2007;46(1):71–8.

［10］ Morasch MD, Sam AD, Kibbie MR, Dumaniau MJ. Early results with the use of gracilis muscle flap, coverage of infected groin wounds after vascular surgery. J Vasc Surg. 2004;39(6):1277–83.

病例 52 主动脉－股动脉旁路移植术后的早期及晚期并发症

Complications (Early and Late) of Aortofemoral Grafting

【病史与体格检查】

患者男性，62 岁，因双下肢（臀肌和大腿）间歇性跛行（跛行距离 50m）于 2012 年 1 月至门诊就诊，同时诉勃起功能障碍。既往有高血压、慢性阻塞性肺疾病史和嗜烟史（60 包 / 年）。双侧股动脉、腘动脉、胫动脉及足背动脉均未触及搏动。无创多普勒检查显示右侧踝肱指数为 0.52，左侧为 0.34。CTA 显示肾下主动脉闭塞伴双髂总动脉、双髂内动脉闭塞，同时合并双髂内动脉瘤（图 52-1）。

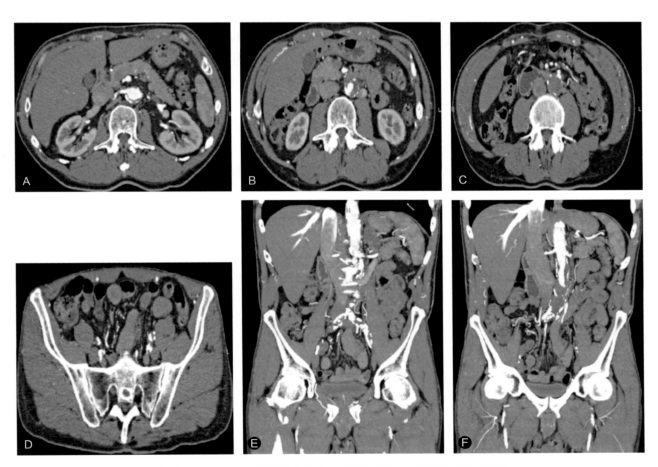

▲ 图 52-1 CTA 显示肾下主动脉、双侧髂总动脉及双侧髂内动脉闭塞

【诊疗过程】

患者因血栓性主动脉瘤（直径 3.5cm）于 2012 年 1 月 29 日行主动脉－双侧股动脉旁路（16mm×8mm 编织型涤纶人工血管）术。血栓延伸至肾动脉开口以下 1cm 处。术后出现继发于肺炎的呼吸衰竭，呼吸支持 3 天。

同时发现该患者右下肢无力，无法对抗重力抬起。病情稳定后，患者由 ICU 转至普通外科病房，并开始接受物理及职业治疗。患者双足可触及明显动脉搏动。2013 年 6 月无创多普勒检查显示右侧踝肱指数为 1.01、左侧为 1.02。动脉重建后的前 2 个月内，患者因右侧股四头肌无力需右膝支具，但在术后 6 个月内患者右下肢运动能力恢复正常。

此后 5 年例患者未规律随诊，直至 2019 年 7 月，患者因右足缺血性静息痛，伴跟腱皮肤持续损伤后形成的痛性溃疡（图 52-2）而就诊。无创多普勒检查显示右侧踝肱指数为 0.3，左侧为 0.5。此外，双侧腹股沟区均可见搏动性包块。腹股沟区多普勒超声显示双侧吻合口动脉瘤，并部分血栓形成，其中右侧瘤体直径 3.0cm、左侧直径 2.5cm。

2019 年 8 月 8 日，患者行右股动脉吻合口动脉瘤切除，并清除了大量血栓，取一段长约 5cm 的直径 8mm 编织型涤纶人工血管，近端与原移植物缝合，并与右股深动脉行长匙样端端吻合，同时行右股动脉－腘动脉原位旁路术（图 52-4）。患者术后出现下肢肿胀，在抬高患肢或使用膝

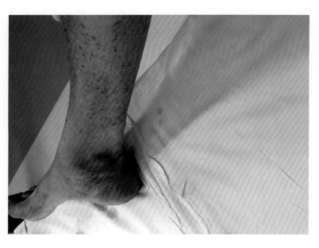

▲ 图 52-2　右足跟处溃疡

下弹性支撑后可缓解。

2019 年 7 月主动脉造影显示主动脉－双侧股动脉旁路通畅，右侧股总动脉、股浅动脉近端及中段闭塞。右腘动脉于膝上由侧支供血，小腿主要由胫前动脉供血，并延伸至足背动脉（图 52-3）。

【讨论】

患者在行主动脉－双侧股动脉旁路后并发脊髓缺血及右大腿肌肉无力，这可能就是第 10 章中所描述的右腰骶根缺血／梗死（Ⅲ型）[1]。该患者为主动脉闭塞（小直径腹主动脉瘤血栓形成），同时双髂总动脉、双髂内动脉闭塞，合并双髂内动脉瘤。

在主动脉重建过程中，患者很有可能发生盆腔侧支循环中断。由于髂内动脉远端无法从主动脉移植物侧支中重建单独旁路，因而该种情况是无法避免的。幸运的是，患者在动脉重建 6 个月后从运动无力中恢复，无须拐杖即可行走。

股动脉吻合口动脉瘤在第 25 章中有描述。股动脉吻合口动脉瘤通常于主动脉－股动脉重建 5～10 年出现，多表现为无症状搏动性包块，亦可出现局部压迫症状（疼痛及股神经痛）。股动脉吻合口动脉瘤血栓形成及破裂并不常见。

在该病例中，右股动脉吻合口动脉瘤血栓形成伴右股浅动脉闭塞，导致了严重的肢体缺血，通过修复移植物的右支、切除吻合口动脉瘤，并将涤纶人工血管吻合于股深动脉，同时接受右股动脉－腘动脉原位旁路术，恢复了右下肢动脉血供。当吻合口动脉瘤直径达到或＞3cm 时，需进行修复。随着髂动脉闭塞性疾病行主动脉－双侧股动脉旁路术的患者减少，股动脉吻合口动脉瘤的发生率正在降低。这是经皮介入治疗（髂血管成形和支架置入）主动脉－髂动脉闭塞性疾病的患者增加的结果。

【评论】（来自 Peter K. Henke 医生）

在过去的 10～15 年里，由于先进的腔内技术的出现，采用主动脉－股动脉旁路术治疗主动脉－髂动脉疾病的比率显著降低[2]。通常情况下，主动脉－股动脉旁路术合乎逻辑，至少有可能降低

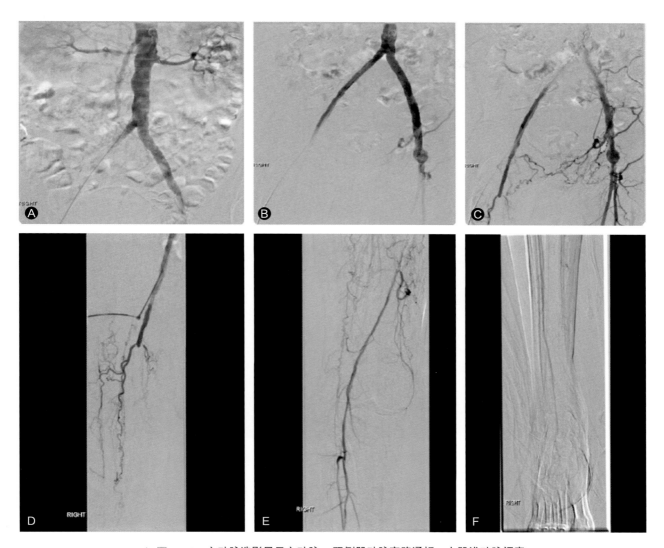

▲ 图 52-3　主动脉造影显示主动脉 - 双侧股动脉旁路通畅，右股浅动脉闭塞

早期发病率和死亡率，对于后期或需要再次行开放手术的患者，不会断其后路。该病例中，开放式主动脉 - 股动脉旁路术（AFB）仍然是闭塞性腹主动脉瘤合并髂动脉疾病患者的最佳选择。患者有小内径动脉瘤，但它们是通畅的，无须治疗。

脊柱缺血伴发暂时性麻痹，这一并发症非常罕见[3]。该患者的潜在病因包括肾下旁路移植时牺牲了关键的脊柱侧支（在该病例中最有可能），髂内动脉栓塞，及可能因低血压导致缺血加重。开放腹主动脉瘤手术的瘫痪发生率低于 1%，有时纯粹是特发性的，找不到明确病因。治疗以支持治疗为主，正如在该病例中所做的，同时进行

合理的康复训练。

AFB 术后吻合口假性动脉瘤相当常见，尤其是在旁路移植术后 5 年或更长时间后。多数仅为轻度扩张，直径并未达到 2.5～3.0cm。几乎没有明确的证据表明瘤体尺寸多大需接受治疗，但是一般来说，当合并栓塞或血栓形成时，无论瘤体大小如何，都有明确的修复指征。通常情况下，如病例所示，通过移植物置换进行修复，同时覆盖股深动脉开口。这是最佳方案，没有更好的血管腔内治疗方法。

其次，如果需进一步行血管重建，患者可考虑自股浅动脉残端（动脉内膜切除术）或移植物

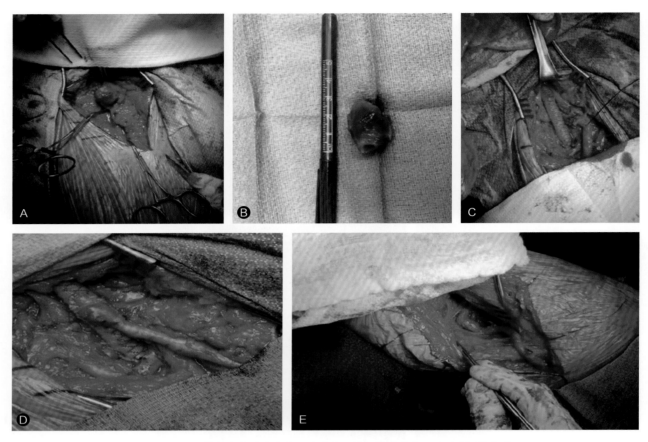

▲ 图 52-4　修复右股动脉吻合口动脉瘤，并行右股动脉 – 腘动脉原位旁路

本身行旁路手术，如该病例。因为该病例采用原位结构，静脉移植血管吻合口足够大，直接缝至移植物上时，不应留有瘢痕。然而，如果使用倒置大隐静脉行旁路移植，可能最终导致移植物静脉吻合端瘢痕形成，此时应考虑与原生动脉吻合。

假性动脉瘤也可能是感染的表现，通常是无痛性的，如果处理不及时就可能出现文献中的类似状况 [4]。一般情况下，移植物与原生动脉相容

不佳，周围伴或不伴有积液。虽然超出了这篇邀评的范围，但原位修复的方法是存在的，包括利福平浸泡涤纶人工血管或使用 ePTFE 人工血管。

总的来说，主动脉 – 股动脉旁路手术是经典的手术方式，然而肯定会有并发症，本文病例注意到了一种非常罕见的并发症以及一种常见的晚期并发症，但是该术式仍然应该是血管外科医师治疗主动脉 – 髂动脉疾病的一种选择。

参考文献

［1］ Gloriczki P, Cross A, Stenson AW, Carr M, Bower TC, et al. Ischemic injury to spinal cord a lumbar-sacral plexus as after aorto-iliac reconstruction. Am J Surg. 1991;162:131–6.

［2］ Bredahl K, Jensen LP, Schroeder TV, Sillesen H, Nielsen H, Eiberg JP. Mortality and complications after aortic bifurcated bypass procedures for chronic aortoiliac occlusive disease. J Vasc Surg. 2015;62(1):75–82.

［3］ Rosenthal D. Spinal cord ischemia after abdominal aortic operation: is it preventable? J Vasc Surg. 1999;30(3):391–7.

［4］ Seabrook GR, Schmitt DD, Bandyk DF, Edmiston CE, Krepel CJ, Towne JB. Anastomotic femoral pseudoaneurysm: an investigation of occult infection as an etiologic factor. J Vasc Surg. 1990;11(5):629–34.

第十二篇　主动脉－肠系膜动脉血管旁路术

Aorto-Mesenteric Bypass

病例 53　慢性肠缺血急性发作的肠系膜动脉血供重建　　　　　　　　　　　　　/ 172

病例 53 慢性肠缺血急性发作的肠系膜动脉血供重建

Mesenteric Revascularization in Patients with Acute on Chronic Bowel Ischemia

【病史与体格检查】（病例 53A）

患者女性，70 岁，因餐后腹痛、体重减轻 9 个月于 2002 年 6 月门诊就诊，并伴有厌食、气痛和腹泻等不适。既往合并有 2 型糖尿病、冠状动脉搭桥术后、高脂血症、甲状腺功能减退和 III 期慢性肾脏病等。CTA 显示腹腔干动脉狭窄约 70%，肠系膜上动脉起始处闭塞（约 2cm）。2002 年 7 月，因右下腹疼痛急性发作急诊入院。

【诊疗过程】（病例 53A）

患者于 2002 年 7 月入院后，静脉注射肝素抗凝，并行主动脉肠系膜上动脉旁路移植术，术中置入 8mm PTFE 人工血管。沿正中切口显露并分离左三角韧带后向右侧牵拉肝脏左叶，分离打开胃网膜并将带鼻胃管的食管向左侧牵拉，置入牵开器系统（Bookwalter III retractor system, Symmetry Surgical, Antioch, TN）以露出右膈肌角。用 Metzenbaum 长剪刀将右膈肌角的肌肉纤维分开，在膈肌角上切开 5～6cm，钝性分离主动脉前筋膜，显露主动脉，并在其前侧和两侧各游离 3～4cm 备用。

打开 Treitz 韧带后，在小肠系膜根部显露肠系膜上动脉，其位于肠系膜上静脉左侧，未触及搏动。在胃壁后方和胰体前方，经过右侧横结肠系膜构建隧道。术中静脉注射 8000U 肝素后于闭塞段附近使用 Satinsky 钳阻断，用剪刀将腹腔干上方主动脉局部切开，在主动脉壁

上做一 0.5～2cm 的切口备用。然后将一个直径 8mm INTERING PTFE 人工血管（W. L. Gore Inc., Newark, DE）一端通过端侧吻合到腹腔干上方主动脉壁，另一端与肠系膜上动脉端端吻合。术后可触及肠系膜上动脉远端搏动良好，缺血肠管由苍白转变为粉红色。术后肠道疼痛症状明显缓解且体重有所增加。患者于 2010 年出现左足缺血性溃疡伴左侧踇趾骨髓炎，呈坏疽性改变，行腹主动脉和下肢 CO_2 低剂量造影（图 53-1），考虑患者存在 IV 期慢性肾病，首选 CO_2 造影。并于 2010 年 6 月行左股动脉内膜切除术和股动脉 - 腘动脉搭桥术，由于左腿大隐静脉已被用于冠状动脉搭桥手术，因此采用了 8mm PTFE 人工血管。术后因左股动脉 - 腘动脉旁路血管闭塞于 2010 年 7 月行膝下截肢，2010 年 10 月去世。

【病史与诊疗过程】（病例 53B）

患者女性，60 岁，于 1989 年 8 月接受了主动脉 - 双侧股动脉原位重建，术中应用 14mm× 7mm 涤纶人工血管。患者的主要症状是间歇性跛行，并存在近肾主动脉闭塞，肠系膜上动脉近端阻塞（长 3cm），肠系膜下动脉未闭，以及右侧股总动脉闭塞（图 53-2）。利用人工血管，近端吻合于主动脉，远端与肠系膜下动脉端端吻合，远端小肠末端处出现 6 英寸的缺血段。立即从右大腿取下大隐静脉（5cm）吻合到右侧人工血管的近端和肠系膜上动脉近端（逆行入路）（图

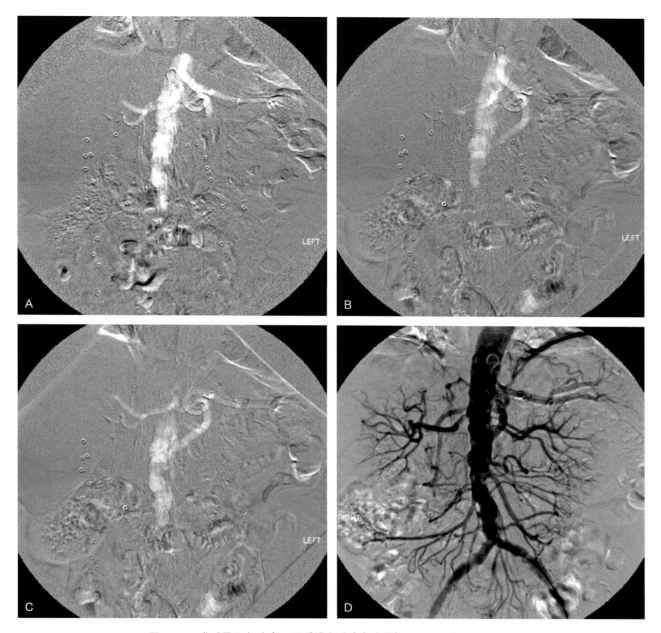

▲ 图 53-1　术后显示主动脉 - 肠系膜上动脉旁路通畅，伴少量增粗的代偿侧支

53-3），术后小肠颜色恢复正常。术后第 8 年患者出现腹痛，体重减轻。复查造影显示移植物闭塞，建议行顺行旁路手术，患者拒绝接受进一步的手术干预。

【讨论】

随着医生对该病的认识加深及双功彩超的应用，慢性肠系膜缺血的诊出率增加。关于其最佳

的治疗方式，无论是血管重建（开放或血管内）还是外科修复（经主动脉内膜切除或主动脉 - 肠系膜动脉搭桥术；顺行旁路或是逆行旁路）仍然存在争议[1]。在大多数病例中，缺乏客观有效的方法来保证血供重建后的长期通畅性。腔内治疗的创伤较小，但仅对内脏动脉狭窄病变的患者有效。据 Jimenez 等报道，顺行主动脉 - 肠系膜上动脉旁路手术的移植物长期通畅率和预后令人满

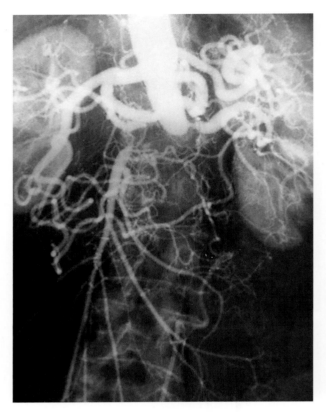

▲ 图 53-2　主动脉造影显示近肾主动脉闭塞、肠系膜上动脉近端闭塞和局部 IMA

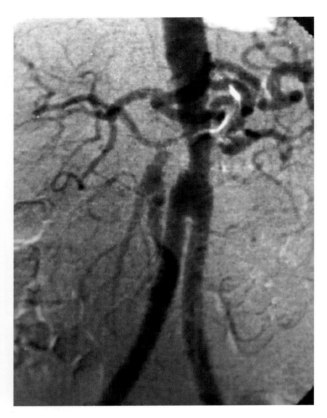

▲ 图 53-3　人工血管 - 肠系膜上动脉的逆行旁路搭桥

意，一期和二期手术 5 年通畅率为 69%[2]。

【评论】（来自 Frank M. Davis 医生和 Peter K. Henke 医生）

慢性肠系膜缺血（CMI）的诊断和治疗仍然是一个挑战，且患者有相当高的发病率和死亡风险。尽管 CMI 的确切发病率仍然未知，但目前研究表明在美国住院患者中的发病率低于 1/10 万，而最近的调查显示 CMI 的确诊人数正在逐步增加[3, 4]。CMI 的典型症状包括腹痛、体重减轻和"进食恐惧"。腹痛通常发生在餐后几分钟到 30min 内，持续 5～6h。通常存在无明显原因的体重下降，并在伴有营养不良和恶病质时才会来医院就诊治疗。部分患者 CMI 临床表现不太典型，仅有隐约的腹痛、恶心、呕吐或排便习惯的改变，没有典型的餐后症状。少数患者可以完全无症状。先前的尸检研究表明，6%～10% 的人至少有一条肠系膜动脉狭窄超过 50%，在有周围血管疾病的

患者中，发病率可高达 27%[5]。CMI 患者通常有动脉粥样硬化危险因素，吸烟史、高血压和高脂血症的比例超过 60%～70%[6, 7]。鉴于症状的多变性，加上与其他疾病过程的潜在重叠，CMI 的诊断仍然困难，并可能延误治疗。

CMI 最严重的并发症之一是肠系膜动脉血栓形成，进而导致急性肠系膜缺血（AMI）。急性动脉血栓形成合并严重的动脉粥样硬化是 AMI 发生的两大常见原因，因为高达 20% 的 AMI 患者有 CMI 病史，伴有腹痛、厌食或体重减轻[8, 9]。对于从 CMI 发展到 AMI 的患者，典型的症状包括存在早期肠系膜缺血及与查体不相符的腹痛，但在 20%～25% 的病例中可能不存在这种情况，这取决于病因和出现的时间[10]。在透壁缺血坏死发生之前，腹膜刺激相对较小，因此触诊压痛不明显。此外，与继发于栓塞事件的 AMI 患者相比，急性或慢性肠系膜缺血的患者往往有肠梗死，发病时更为隐蔽，因为广泛的侧支能够维持肠道活性，

直到严重狭窄的血管或侧支循环最终闭塞。因此，在相符的病史与体格检查的背景下，一旦怀疑应及时检查治疗。关于 AMI 的诊断，已经发生了模式的转变。过去主张早期积极地使用诊断性动脉造影；然而，目前当怀疑 AMI 时，大部分已被 CTA 检查取代。目前可以使用快速多排 CTA（MDCTA）很好的评估急性和慢性肠系膜缺血 [11]。最新一代 CT 扫描仪的广泛使用提高了 AMI 的诊出率，提供了大量关于中心动脉和静脉循环的信息。

一旦确诊肠膜急性或慢性缺血，患者的治疗目标是迅速恢复内脏器官的血流。出现 AMI 症状和体征的患者需要紧急腹部探查、评估肠道活力和血管重建。慢性肠缺血急性发作的肠系膜血供重建有以下几种方式：动脉内膜切除术、顺行动脉旁路、逆行动脉旁路或复合血供重建。对于急诊情况下的动脉搭桥，只需要对 SMA 进行一次搭桥，而移植物的定向主要受流入血管中动脉粥样硬化和闭塞性疾病的程度以及移植物的整体位置的影响。因此，移植物的逆行定位是常见的，其起源是右髂总动脉，呈"Lazy C"型。这避免了由于血流动力学压力增加而造成的主动脉紧

缩，并能避免动脉扭折。另外，复合手术逆行肠系膜支架置入术可用于急性动脉粥样硬化性 SMA 血栓形成。该技术结合了低侵入性肠系膜血管重建，且不违背一般外科原则。最近小型单中心研究表明复合手术的预后是良好的 [7]。目前一般不应用单纯的腔内治疗方式，因为可能需要同期行肠切除。如前所述，由于疾病的严重程度，传统上需要对 SMA 进行搭桥手术。近年来，AMI 血供重建后的死亡率从 20 世纪 90 年代的 50% 下降到 21 世纪最初 10 年的 30%；然而，即使在成功的手术血管重建后，AMI 患者的死亡率仍然很高 [3]。与死亡率增加相关的因素有肾功能不全、年龄 > 70 岁、代谢性酸中毒、症状持续时间和二次剖腹探查手术时需要切除肠管 [12]。最后，由于复发率高，短期和长期随访对于维持开放的、特别是腔内重建的血管的通畅是至关重要的 [13]。

本文作者详细报道了 2 例慢性肠系膜缺血急性发作相关手术修复过程。重点介绍了 AMI 患者表现的多变性，以及可用于治疗这种潜在致命疾病的外科手术的多样性。技术问题描述详细，总体结果良好。

参考文献

［1］ Scali ST, Ayo D, Giles K, Gray S, et al. Outcomes of antegrade and retrograde open mesenteric bypass for acute ischemia. J Vasc Surg. 2019;69:129–40.

［2］ Jimenez JZ, Huber TS, Ozaki CK, Flynn TC, et al. Durability of antegrade synthetic aortomesenteric bypass for chronic mesenteric ischemia. J Vasc Surg. 2002;35:1078–84.

［3］ Schermerhorn ML, Giles KA, Hamdan AD, Wyers MC, Pomposelli FB. Mesenteric revascularization: management and outcomes in the United States, 1988–2006. J Vasc Surg. 2009; 50(2):341–8.. e341

［4］ Mitchell EL, Moneta GL. Mesenteric duplex scanning. Perspect Vasc Surg Endovasc Ther. 2006;18(2):175–83.

［5］ Valentine RJ, Martin JD, Myers SI, Rossi MB, Clagett GP. Asymptomatic celiac and superior mesenteric artery stenoses are more prevalent among patients with unsuspected renal artery stenoses. J Vasc Surg. 1991;14(2):195–9.

［6］ Pecoraro F, Rancic Z, Lachat M, et al. Chronic mesenteric ischemia: critical review and guidelines for management. Ann Vasc Surg. 2013;27(1):113–22.

［7］ Kasirajan K, O'Hara PJ, Gray BH, et al. Chronic mesenteric ischemia: open surgery versus percutaneous angioplasty and

stenting. J Vasc Surg. 2001;33(1):63–71.

［8］ Mansour MA. Management of acute mesenteric ischemia. Arch Surg. 1999;134(3):328–30;discussion 331

［9］ Endean ED, Barnes SL, Kwolek CJ, Minion DJ, Schwarcz TH, Mentzer RM Jr. Surgical management of thrombotic acute intestinal ischemia. Ann Surg. 2001;233(6):801–8.

［10］ Howard TJ, Plaskon LA, Wiebke EA, Wilcox MG, Madura JA. Nonocclusive mesenteric ischemia remains a diagnostic dilemma. Am J Surg. 1996;171(4):405–8.

［11］ Horton KM, Fishman EK. Multidetector CT angiography in the diagnosis of mesenteric ischemia. Radiol Clin N Am. 2007; 45(2):275–88.

［12］ Kougias P, Lau D, El Sayed HF, Zhou W, Huynh TT, Lin PH. Determinants of mortality and treatment outcome following surgical interventions for acute mesenteric ischemia. J Vasc Surg. 2007;46(3):467–74.

［13］ Kanamori KS, Oderich GS, Fatima J, et al. Outcomes of re-operative open or endovascular interventions to treat patients with failing open mesenteric reconstructions for mesenteric ischemia. J Vasc Surg. 2014;60(6):1612–9.. e1611–2

第十三篇　腹股沟韧带下动脉血管旁路术

Infrainguinal Arterial Bypass Graft

病例 54　股动脉 – 腓动脉旁路术治疗不稳定心绞痛患者的严重肢体缺血　　　/ 177

病例 55　止血带辅助下股动脉 – 腓动脉旁路术治疗严重钙化性疾病　　　/ 180

病例 56　远端股动脉 – 胫后动脉旁路术治疗陈旧性坏疽　　　/ 183

病例 57　自体拼接静脉旁路移植术再次重建腹股沟动脉　　　/ 186

病例 58　拼接头静脉再次行股动脉 – 胫后动脉旁路术　　　/ 190

病例 54 股动脉－腓动脉旁路术治疗不稳定心绞痛患者的严重肢体缺血

Femoral-Peroneal Bypass for Critical Limb Ischemia in a Patient with Unstable Angina

【病史与体格检查】

患者男性，76 岁，因右脚缺血性静息痛及相关感觉异常入院。既往有冠状动脉搭桥术、冠状动脉支架置入、起搏器置入等冠心病病史，合并有高血压、慢性肾衰竭（肌酐 2.1mg/dl）和嗜烟史，查体右股动脉水平以下所有动脉搏动消失。彩超显示右侧足背和胫后动脉血流缺失，踝肱指数和足肱指数无法测出。患者在休息时心肌缺血（心绞痛）症状加重，给予静脉注射肝素、并紧急行冠状动脉血管成形术及冠状动脉支架置入术。

【诊疗过程】

冠心病症状稳定后行右下肢动脉造影，显示右股浅动脉从中段到腘动脉长段闭塞，胫后及胫前动脉闭塞，腓动脉存在血流信号，中段狭窄约 60%（图 54-1）；因右大隐静脉已被用于冠状动脉搭桥，我们利用对侧大隐静脉行右股浅动脉近端到腓动脉顺行旁路术。近端吻合后用逆行瓣膜刀进行瓣膜消除，在止血带的辅助下通过内侧入路显露腓动脉的中远段，并与狭窄区域下方的腓动脉进行远端吻合，腓动脉直径略＜2mm（图

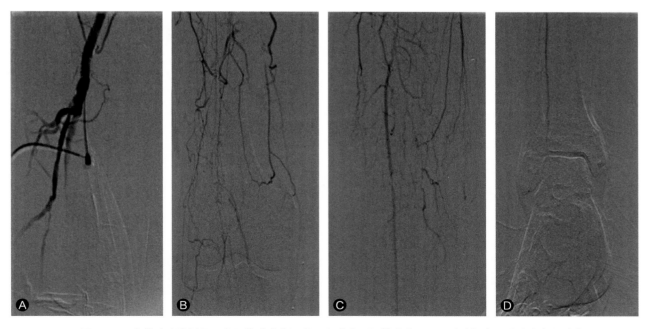

▲ 图 54-1　术前动脉造影显示右股浅动脉中远段及腘动脉、胫前动脉和胫后动脉闭塞，腓动脉中段狭窄

54-2）。术后预后良好。2019 年 10 月复查彩超显示右股动脉 – 腓动脉旁路血流通畅，随访 CTA 显示右股动脉 – 腓动脉旁路通畅（图 54-3）。

【讨论】

大隐静脉鉴于它的长度、直径、兼容性和耐用性，是腹股沟下动脉搭桥术的首选自体移植物。

但 20% 的患者存在同侧大隐静脉不能满足重建条件[1]。在这种情况下，下肢血管重建的最佳替代移植物仍然是一个悬而未决的难题。对于膝下重建，人工移植物明显不如自体移植物。Chew 等报道了 203 例患者的 226 例自体腹股沟下重建，使用对侧大隐静脉（31%）、单段小隐静脉（5%）、单段臂静脉（19%）和自体复合静脉（45%），对

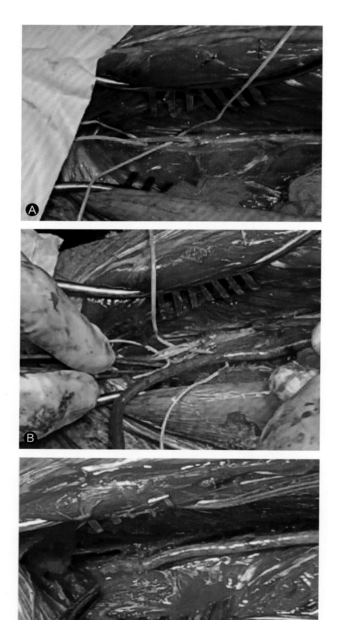

▲ 图 54-2　显露腓动脉远端并切开动脉，并与未反转的对侧隐静脉远端吻合

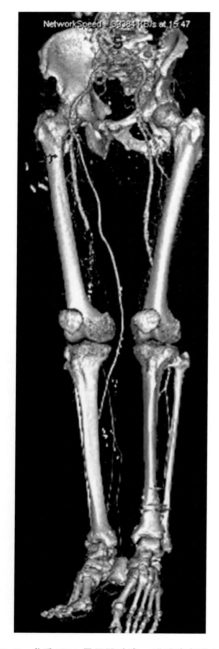

▲ 图 54-3　术后 CTA 显示股动脉 – 腓动脉旁路血流通畅

侧大隐静脉的 5 年通畅率明显更好 [1]。Conte 等指出，近年来需要行下肢动脉搭桥术的患者面临着越来越复杂的医疗和手术挑战，其特征是高龄、女性比例增加、糖尿病和肾脏疾病的患病率较高 [2]。Ambur 等从国家手术质量改善计划数据库中发现，从 2012 年到 2015 年，有 6978 例患者接受了腹股沟下动脉搭桥手术；其中 327 例（4.7%）患有严重慢性肾脏疾病，550 例（7.9%）为血液透析状态，由此认为慢性肾脏病是下肢动脉搭桥术围术期发病率和死亡率的一个重要预测因子 [3]。严重慢性肾病患者术后预后较差，死亡率高，接受透析的患者生存期和术后预后会更差 [3]。

参考文献

［1］ Chew DKW, Owens CD, Belkin M, Donaldson MC, et al. Bypass in the absence of ipsilateral greater saphenous vein: safety and superiority of the contralateral greater saphenous vein. J Vasc Surg. 2002;35:1085–92.

［2］ Conte HS, Belkin M, Upchurch GR, Mannick JA, et al. Impact on increasing comorbidity on infrainguinal reconstruction: a 20-year prospective. Ann Surg. 2001;233(3):445–52.

［3］ Ambur V, Park P, Gaugher JP, Golarz S, et al. The impact of chronic kidney disease on lower extremity bypass outcomes in patients with critical limb ischemia. J Vasc Surg. 2019;69 (2):491–6.

病例 55　止血带辅助下股动脉－腓动脉旁路术治疗严重钙化性疾病

Femoral-Peroneal Bypass for Severe Calcific Disease Using Tourniquet Occlusion

【病史与体格检查】

患者男性，78 岁，因右侧第四足趾溃烂感染入院。足部 X 线片显示骨髓炎，入院立即应用哌拉西林舒巴坦（Zosyn）和万古霉素抗感染治疗。彩超显示严重的双侧股浅动脉及腘动脉闭塞。患者合并有缺血性心肌病（冠状动脉支架置入）、心房颤动、严重的双侧颈动脉狭窄、高血压和嗜烟史（吸烟累计指数为 80 包 / 年）等。既往手术史包括 10 年前进行冠状动脉介入治疗后，因闭合器并发症行右侧第二足趾截肢和右股动脉修复。动脉造影显示右腘动脉近、中段闭塞，胫腓干几乎闭塞，胫前动脉闭塞，胫后及腓动脉存在血流

信号，从腹主动脉到足部的所有动脉均有严重钙化（图 55-1）。在止血带的辅助下进行右股动脉 - 腓动脉中段旁路术，以促进溃疡愈合（图 55-2）。术后动脉造影显示右股动脉 - 腓动脉旁路通畅，大腿中部残留一个小的动静脉瘘，股浅静脉轻微充盈（图 55-3）。术后彩超显示移植血管通畅，远端血流良好。患者于 2019 年 12 月因左足趾缺血性坏疽入院，动脉造影显示右股动脉 - 腓动脉原位搭桥通畅，残余动静脉瘘血栓形成。由于左股总动脉接近闭塞，动脉严重钙化，随后行左股总动脉内膜切除术和牛心包补片血管成形术。术后患者左足缺血性病变明显改善，10 天后出院回家。

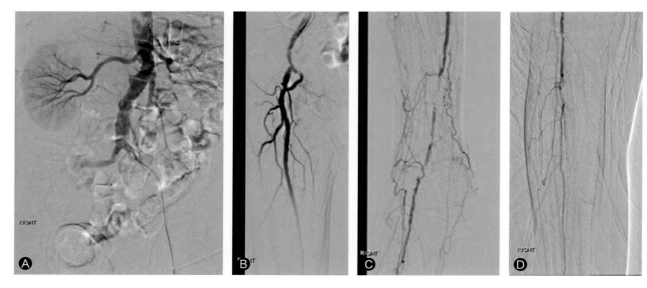

▲ 图 55-1　术前造影显示右腘动脉闭塞、胫腓干重度狭窄，腓动脉存在血流信号

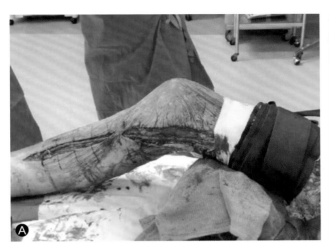
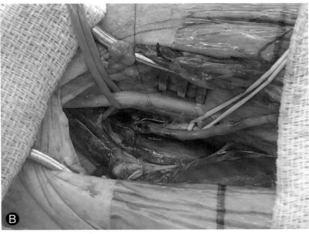

▲ 图 55-2　止血带阻断血流后行右股动脉 – 腓动脉旁路术

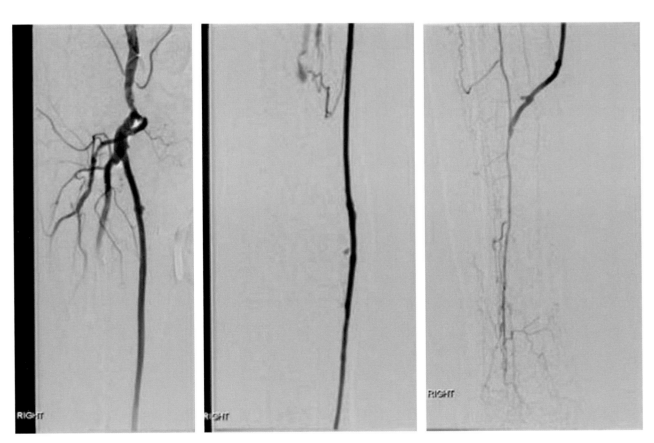

▲ 图 55-3　右股动脉 – 腓动脉旁路通畅，大腿上部有一残余动静脉瘘，深静脉轻度充盈

【讨论】

伴有严重动脉钙化的患者行股动脉搭桥术时，夹持小动脉可能导致动脉夹层，而微型牛头犬式夹持器难以阻断目标动脉血流。在远端吻合术之前使用止血带压迫止血可更好地显露术野，以减少膝下靶血管的游离范围。由于避免了对钙化和易碎动脉的钳夹，早期手术失败率可能会得到降低[1, 2]。止血带应用＜ 1h 对肌肉活检没有任

何不良影响 [1]。Bergamini 等回顾分析了 361 例原位隐静脉旁路手术，6 年一期通畅率为 63%，二期通畅率为 87% [3]。由于技术故障和自体静脉问题，他们再次修复了 86 个（24%）静脉血管。在随访期间，95 例（26%）血管旁路因血栓或血流动力失效而进行了二次手术。手术和随访期间，需通过仔细的双工彩超评估需要处理的瓣膜反流（N_6）和瘘管（N_4）。

瓣膜残留可导致早期血栓形成。在大直径静脉中，移植物可能不会形成血栓，但在随访过程中可能会发生内膜增生性狭窄，影响旁路血管的通畅。如果残余的动静脉瘘很小（或没有充盈或深静脉充盈非常弱），可能会像报道中描述的那样自发形成血栓。然而，大的动静脉瘘可能会威胁移植物的通畅。原位旁路的长期通畅取决于静脉血管的质量和流入道动脉粥样硬化的程度。通过双工彩超进行术中和术后仔细检查，有助于我们采用血管成形术或开放式手术来改善因移植物狭窄而导致的血流动力学障碍，从而预防移植物血栓形成。残存的动静脉瘘可用弹簧圈栓塞或结扎治疗。

参考文献

［1］ Cierro A, Dardik H, Quin F, Silvestri F, et al. The tourniquet revisited as an attempt to lower limb revascularization. J Vasc Surg. 2000;31(3):436–42.

［2］ Wagner WH, Trieman RL, Cosman DV, Cohen J, et al. Tourniquet occlusion for tibial artery construction. J Vasc Surg. 1993;

18:637–47.

［3］ Bergamini TM, Town JB, Bandyk DF, Seabrook GR. Experience within situ saphenous vein bypass during 1981–1989. Detrimental factors of long-term patency. J Vasc Surg. 1991;13(1):137–49.

病例 56　远端股动脉 – 胫后动脉旁路术治疗陈旧性坏疽

Femoral Distal Posterior Tibial Bypass for Established Gangrene

【病史与体格检查】

患者男性，70岁，因左足趾坏疽入院（图56-1），入院后即应用哌拉西林舒巴坦（Zosyn）和万古霉素抗感染治疗，并进行彩超检查和动脉造影术，动脉造影显示左股浅动脉和腘动脉闭塞，腓动脉和胫后动脉存在血流信号，但胫后动脉近段闭塞，足弓处动脉显影差（图56-2）。

【诊疗过程】

患者于2016年9月13日行左股动脉 – 胫后动脉远端原位旁路术，并在距骨水平切除左第二、第三、第四和第五足趾。采用左腹股沟斜切口显露股总动脉和股深动脉，从股浅动脉起始处取出血栓，端端吻合大隐静脉与股浅动脉近端，并采用逆行瓣膜刀切开瓣叶以获得动脉血流。在小腿远端胫后肌腱和趾长屈肌之间显露胫后动脉，用7-0 Proline缝合线进行端侧吻合。缝合创面后再次进行消毒、铺巾，并在距骨水平进行第二、第三、第四和第五足趾的截肢。患者术后恢复良好，截肢部位在6周内愈合（图56-3）。术后1年动脉造影显示左股动脉 – 胫动脉旁路通畅（图56-4）。术后3年（2019年10月最后一次随访）旁路仍通畅，日常在特制矫形器的辅助下行走。

【讨论】

长段的股动脉 – 胫后动脉旁路治疗下肢坏疽是极具有挑战性的。在胫后动脉和腓动脉通畅的

脚趾坏疽（组织坏死）患者中，远端吻合的首选部位是胫后动脉，其可为足部提供最大的血流。外踝旁路（腓动脉远端、胫后动脉远端、足底外侧动脉和足背动脉）是糖尿病和肾衰竭患者膝下旁路的重要分支。由于人工旁路的效果很差，建

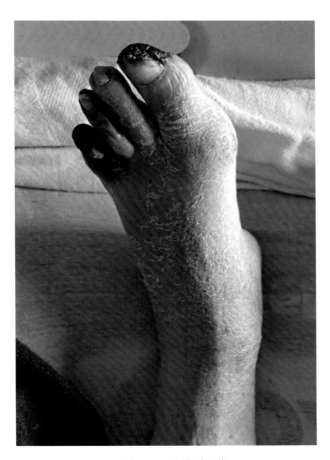

▲ 图 56-1　左足趾坏疽

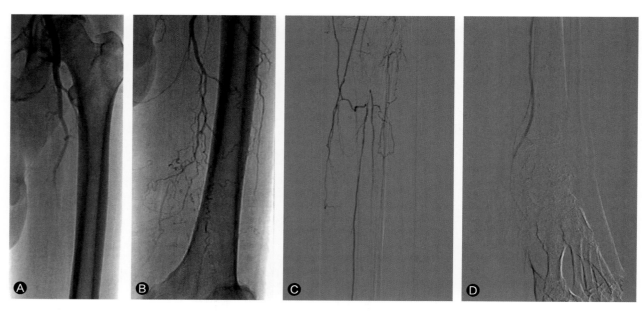

▲ 图 56-2　术前动脉造影显示左股浅动脉和左腘动脉闭塞，腓动脉和胫后动脉存在血流信号

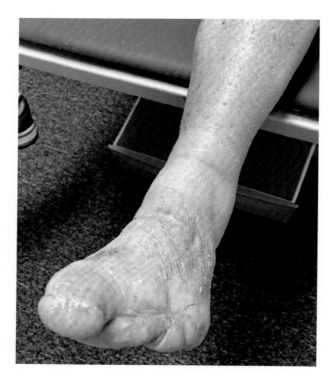

▲ 图 56-3　截肢部位（足趾）愈合

议使用自体静脉。同侧股浅动脉 / 腘动脉未闭且造影无明显狭窄，进行近端吻合是比较好的选择，因为可构建比较短的旁路。据报道下肢搭桥术后感染率为 4.8%～18% [1-3]。术前氯己定（洗必泰）冲洗、腹股沟横向切口和跳跃切口（皮肤桥）可降低手术部位的感染，其他因素包括 ABI < 0.35，输血超过 2 个单位的血细胞，手术时间超过 220min[3]。Wiseman 等从 NSQIP 数据库（2005—2012 年）中总结出医院手术部位感染发生率为 2.1%，出院后为 6.9%[1]。对于仅限于足部远端（足趾）的感染性坏疽患者更倾向于先进行足部感染部分的截肢，几天后再进行动脉旁路；对于干性坏疽患者可同期行动脉搭桥和足部 / 足趾部分截肢。

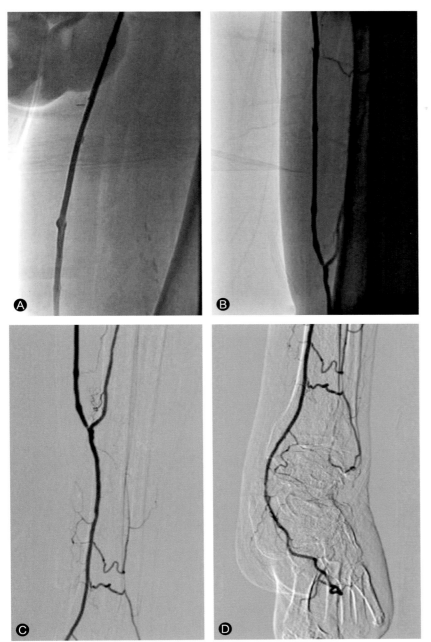

◀ 图 56-4　1 年后随访，左股动脉 – 胫后动脉旁路转流道通畅

参考文献

［1］ Wiseman JT, Fernandes-Taylor S, Barnes ML, Saunders RS. Predictors of surgical site infection after hospital discharge in patients undergoing major vascular surgery. J Vasc Surg. 2015; 62(4):1023–31.

［2］ Kalish JA, Farber A, Homa K. Factors associated with surgical site infection after lower extremity bypass in the society for vascular surgery, quality initiative. J Vasc Surg. 2014; 60(5):1238–46.

［3］ Heckman KE, Michael E, Blay E, Helenowski IB, et al. Evidence based intervention for reducing surgical site infection in lower extremity vascular bypass predictors. JACS. 2019;226(1):44–53.

病例 57　自体拼接静脉旁路移植术再次重建腹股沟动脉

Autogenous Composite Vein Bypass for Redo Infrainguinal Arterial Reconstruction

【病史与体格检查】

患者女性，61岁，因严重缺血的夜间静息痛3个月于2018年4月就诊。并发症包括高血压、高脂血症和嗜烟史（80包/年）。既往手术史包括2017年1月在外院因缺血性静息痛行右股动脉-腘动脉旁路术（膝下）。2017年9月因左侧间歇性跛行接受了左髂外动脉支架置入术和左股动脉-腘动脉旁路移植术。术后2个月旁路血管闭塞并行TPA溶栓和远端吻合口的球囊扩张血管成形术。

2018年4月，患者行动脉造影发现左股动脉-腘动脉旁路闭塞，左股浅动脉和腘动脉闭塞，腓动脉和胫前动脉有血流信号，胫前动脉远端1/3处狭窄（图57-1）。

【诊疗过程】

标记测量下肢静脉后于2018年5月24日接受了左侧股总动脉内膜切除术和左股总动脉-胫

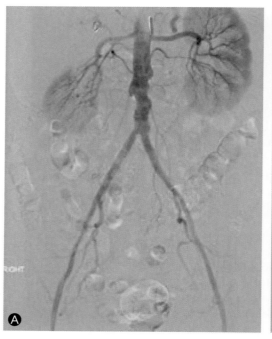
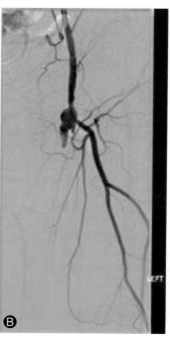
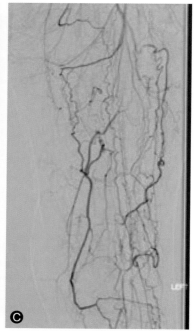

▲ 图 57-1　患者行动脉造影发现左股动脉-腘动脉旁路闭塞，左股浅动脉和腘动脉闭塞，腓动脉和胫前动脉有血流信号

186

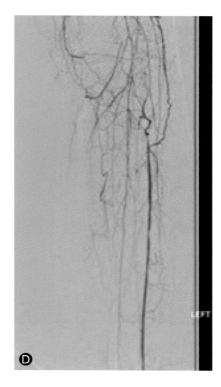
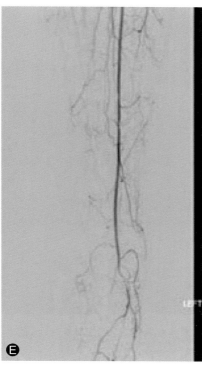

◀ 图 57-1 （续）患者行动脉造影发现左股动脉 – 胭动脉旁路闭塞，左股浅动脉和胭动脉闭塞，腓动脉和胫前动脉有血流信号

前动脉中部搭桥术，术中使用了三段复合静脉。最初，先采用俯卧位游离出两条小隐静脉。右小隐静脉在其整个长度上是足够的，但左小隐静脉仅在其远端段直径适合。游离出双侧小隐静脉缝合创面后翻转体位为仰卧位，从膝盖下方至脚踝采集右大隐静脉，将 3 个静脉段端对端缝合（静脉造口术）。在先前进行的股胭原位旁路术（闭塞）处进行近端吻合。以端端吻合方式至原位旁路的最近端。逆行瓣膜刀进行瓣膜消除后，通过内侧的跳跃切口将静脉保持在皮下平面内，在止血带辅助下阻断血流后，取左小腿前外侧中段切口，在胫前肌腱和蹿长伸肌肌腱之间，显露胫前动脉。用手术刀通过交叉切口在骨间膜中形成隧道，复合静脉旁路穿过骨间膜，并用 7-0 Proline 缝合线进行远端吻合。术后即刻造影显示远侧吻合口处狭窄（图 57-2），然而，足背动脉的多普勒信号很好，狭窄考虑是由于血管痉挛造成的。

　　然而术后 6h 足部血流信号消失，再次手术探查，断开远端吻合，重新显露腹股沟切口打开跳跃切口，用拇指和示指渐进式轻轻按压手动清除血栓，直到获得搏动血流。由于静脉稍长，在

胫前动脉的先前吻合口远端构建了一个新的吻合口，术后足背动脉搏动良好。术后 CTA 显示股动脉 – 胫前动脉旁路通畅（图 57-3）。患者于 2018 年 10 月出现旁路闭塞，进行溶栓治疗后通路通畅，

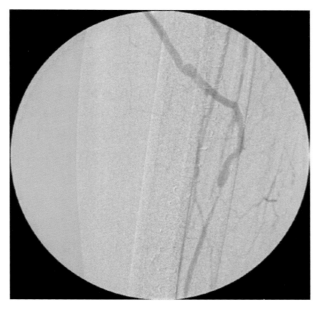

▲ 图 57-2　术中造影显示静脉旁路远端穿过骨间膜并与胫前动脉吻合。吻合口远端动脉狭窄

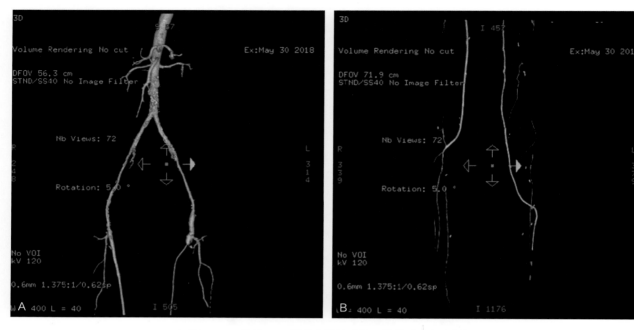

▲ 图 57-3　术后 CTA 显示左股总动脉 - 胫前动脉旁路通畅

但整个旁路已经变得非常狭窄。由于患者的症状明显改善（缺血性休息疼痛缓解），踝肱指数为 0.4，因此认为不应进行再次干预。患者已禁烟，目前正在服用低剂量阿司匹林和氯吡格雷。

【讨论】

应用隐静脉行下肢动脉再次搭桥术是初次搭桥术失败后最有效的血供重建方法[1]。对于人工旁路的患者，如果解剖条件适合腔内治疗也是一种替代方法。DeFrang 等报道了 85 例动脉搭桥手术，其中臂静脉（32%）、拼接静脉（16%）、小隐静脉（2%）、对侧大隐静脉（14%）、人工移植物（16%），以及复合移植物（人工和静脉，5%）。他们报道了 24 个月内初次旁路失效的平均时间，4 年通畅率为 79.8%[1]。

Biancari 等回顾分析了 51 例严重肢体缺血的腘下动脉重建，发现静脉移植和人工移植合并动静脉瘘 1 年的初次通畅率为 44%，无动静脉瘘的人工移植物通畅率为 17%[2]。Conrad 等报道了 69 例患者（48 例静脉移植，21 例人工血管）采用置管溶栓治疗腹股沟下旁路移植急性闭塞的长期结果，71% 的病例溶栓成功，且明确了 33 例

急性闭塞的原因并进行了血管成形术或有限手术修复的治疗方法[3]。他们观察到（与本报道中的患者一样）少数患者存在弥漫性内膜增生，并且没有对弥漫性内膜增殖性病变患者进一步干预。复合移植物制备过程中及术后即刻进行的血栓清除术可造成内膜的损伤，并导致弥漫性内膜增生。

【评论】（来自 Nicolas J. Mouawad 医生）

在缺乏令人满意的单段自体大隐静脉的情况下进行下肢动脉重建仍然是当代血管外科实践中的难题。事实上，在外周动脉疾病日益流行的今天，由于静脉内消融手术以及冠状动脉搭桥术不断增多，迫使血管外科医生对于行二次腹股沟下动脉搭桥术，不得不选择新颖、复杂（且耗时）的移植物创建方法。

尽管有人工和生物血管可供选择，但自体血管总是更有利的，尤其是在严重肢体缺血的情况下，靶血管为腘下动脉。对侧大隐静脉、双侧小隐静脉，甚至上肢静脉的采集，以及拼接多节段以构建足够长度的血管，已经进行了多年，并继续保持自体静脉的优势。研究表明，与人工移植物相比，拼接的静脉移植物预后较好，具有良好

的通畅率和保肢率 [4-6]。对于没有足够长度自体血管的患者，积极的血管腔内治疗也越来越受欢迎，并且预后良好，尤其是对那些首次接受拼接静脉旁路的患者 [7]。本病例重点提醒我们，积极的下肢动脉重建的目标是消除静息痛和避免大范围截肢来改善患者症状。我们必须在这一努力中保持积极性，尽可能继续使用自体复合血管，并尽可能多地使用拼接段，因为手臂（静脉）确实可以拯救下肢。

参考文献

［1］ DeFrang RD, Edward JM, Moneta GL, Yeager RA, et al. Repeat leg bypasses after multiple prior bypass failures. J Vasc Surg. 1994;19:268–77.

［2］ Biancari F, Railio M, Lundin J, Alback A. Redo bypass surgery to the infrapopliteal artery for critical leg ischemia. Eur J Vasc Endovasc Surg. 2001;2(21):137–42.

［3］ Conrad MF, Shepard AD, Rubinfeld IS, Burke MW. Long term results of catheter-directed thrombolysis to treat infrainguinal bypass graft occlusion: the urokinase era. J Vasc Surg. 2003; 37(5):1009–16.

［4］ Vauclair F, Haller C, Marques-Vidal P, Déglise S, Haesler E, Corpataux JM, Saucy F. Infrainguinal bypass for peripheral arterial occlusive disease: when arms save legs. Eur J Vasc Endovasc Surg. 2012;43:48–53.

［5］ Arvela E, Söderström M, Albäck A, Aho PS, Venermo M, Lepäntalo M. Arm vein conduit vs prosthetic graft in infrainguinal revascularization for critical leg ischemia. J Vasc Surg. 2010; 52:616–23.

［6］ McGinigle KL, Pascarella L, Shortell CK, Cox MW, McCann RL, Mureebe L. Spliced arm vein grafts are a durable conduit for lower extremity bypass. Ann Vasc Surg. 2015; 29:716–21.

［7］ Ramdon A, Lee D, Hnath JC, Chang B, Feustel PJ, Darling RC 3rd., Ramdon et al. Effects of endovascular first strategy on spliced vein bypass outcomes. J Vasc Surg. 2019:pii: S0741–5214(19)31733–1.

病例 58　拼接头静脉再次行股动脉 – 胫后动脉旁路术

Repeat Femoral Posterior Tibial Bypass Using Spliced Cephalic Vein

【病史与体格检查】

患者男性，56 岁，于 2019 年 8 月因右脚疼痛难忍就诊，合并有高血压、嗜烟史（60 包 / 年）和酗酒。既往手术史包括 2017 年 3 月采用同侧顺行大隐静脉行右侧股浅动脉远端 – 胫后动脉中段旁路术。术后未进行随访并在外院进行了 2 次腔内治疗。患者的右股动脉搏动良好，但股动脉以下动脉未触及搏动。无创动脉多普勒监测显示右侧 ABI 为 0.26，左侧为 1.0。动脉造影显示右股动脉 – 胫后动脉旁路闭塞，右侧股浅动脉与腘动脉交界处通畅，右腘动脉闭塞，胫后动脉有血流信号，胫后动脉轻微成角的位置就是胫后动脉中段远端吻合口（图 58-1）。

【诊疗过程】

左上肢静脉标测后行右股浅动脉远端 – 胫后动脉远端的静脉搭桥术。从肘部下方到上臂中部有两条头静脉，它们连接在一起形成一条较大的头静脉，从肩部至肘部正下方采集静脉，两个分支都得到保留（图 58-2）。采用端端方式吻合静脉以获得足够长度。静脉以非反向方式使用，近端吻合后，在外展肌上方进行股浅动脉远端吻合。瓣膜刀逆行切开瓣膜，在原来吻合口下方 3～4cm 处显露远端胫后动脉。由于瘢痕组织的形成，解剖很困难。胫后动脉直径较细，选用 7-0 Proline 缝合线降落伞式缝合远端吻合口（图 58-2）。术中彩超提示患者踝关节处胫后动脉血流信号良好。但于动脉搭桥 12h 后移植物急性血栓形成，再次探查清除血栓。血栓形成的原因可能是远端吻合口上方存在瓣膜。再次显露吻合口，远端通过 2F 的 Fogarty 导管取栓，术后胫后动脉搏动良好。患者切口愈合良好，但 2 周后因大腿下部出现血肿进行了 3 次经皮抽吸。最后一次复查彩超（2019 年 10 月）显示胫后动脉远端血流通畅（图 58-3）。

【讨论】

自 Kakkar 于 1969 首次应用手臂静脉作为血管移植物后[1]，众多研究者报道关于同侧大隐静脉不足或不可用而使用头臂静脉进行下肢动脉旁路手术的大宗病例系列[2-4]。Varcoe 等分析了 37 例使用头臂静脉的腹股沟下动脉重建术，其中几乎 50% 是二次手术，5 年一期通畅率为 37%±9%，二期通畅率 76%±8%，保肢率 91%±5%[2]。Faries 等报道了 1990 年至 1998 年间 153 例下肢的血供重建[4]，122 例移植物由头臂静脉段拼接而成，31 例为复合人工自体血管。47.7% 的患者术中应用血管造影进行瓣膜检查和异常管腔的识别。研究指出头臂静脉 5 年一期通畅率为 53.8%±8.7%，二期通畅率为 57.7%±8%，他们认为当没有足够的大隐静脉时，首选是手臂静脉[4]。

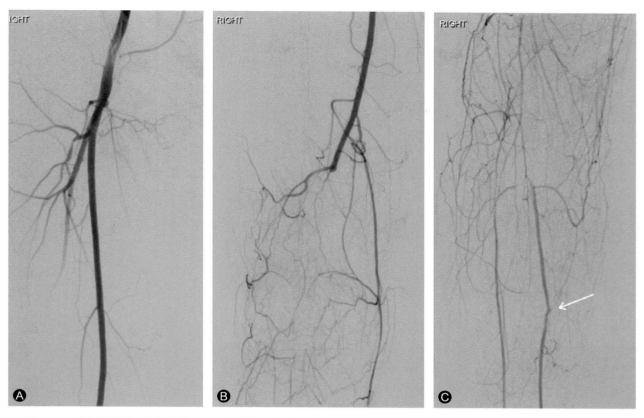

▲ 图 58-1　动脉造影显示右股动脉 - 胫后动脉旁路闭塞；右股浅动脉与腘动脉交界处通畅，右腘动脉闭塞，胫后动脉存在血流信号

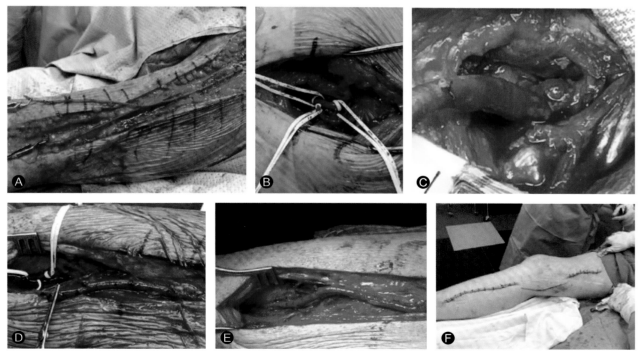

▲ 图 58-2　**A.** 在左上臂采集重复的头静脉；**B.** 显露远端股浅动脉和近端腘动脉；**C.** 近端吻合；**D.** 显露胫后动脉远端后阻断带悬吊，阻断钳位于头静脉的远端。静脉表面的皮肤标记用于正确定位；**E.** 完成远端吻合；**F.** 缝合创面

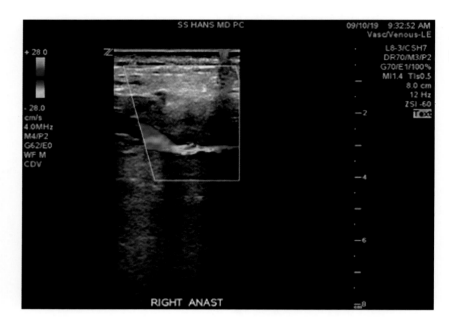

◀ 图 58-3　术后彩超显示移植物血流通畅

参考文献

［1］　Kakkar VV. The cephalic vein as a preferred vascular graft. Surg Gyn Ecol Obstet. 1969;128:351–6.

［2］　Varcoe RL, Chee W, Subramaniam P, Roach DM. Arm vein as a last autogenous option for an infrainguinal bypass surgery: it is worth the effort. Eur J Vasc Endovasc Surg. 2007;33:737–41.

［3］　Andros G, Haris RW, Salles-Cunha S, Dulawa LB, et al. Arm veins for arterial revascularization of the leg: arteriographic and clinic observations. J Vasc Surg. 1986;4:416–27.

［4］　Faries PL, Arora S, Pomposelli FB Jr, Pulling MC, et al. The use of arm vein for lower extremity revascularization: results of 520 procedures performed in eight years. J Vasc Surg. 2000; 31(1):50–9.

第十四篇 腘动脉外膜性囊性疾病

Adventitial Cystic Disease of the Popliteal Artery

病例 59 复杂的腘动脉外膜囊肿的治疗 / 194

病例 59 复杂的腘动脉外膜囊肿的治疗

Management of a Patient with Complicated Adventitial Cystic Disease of the Popliteal Artery

【病史与体格检查】

患者男性，77 岁，2011 年 10 月因"左下肢间断性跛行"就诊，跛行距离约 45m。既往合并退行性关节炎和高脂血症。查体：右下肢所有脉搏均正常；左下肢股动脉脉搏正常，腘动脉及肢体远端动脉搏动未触及。查双侧 ABI，右侧 ABI 为 1.0，左侧 ABI 为 0.71。双下肢 CTA 显示左侧腘动脉外膜囊肿并伴血栓形成（图 59-1）。患者入院行左下肢动脉造影术，术中发现左侧腘动脉近端狭窄，中段完全闭塞，提示血管外膜囊性病变（图 59-2）。血管病变长度约 3cm。手术方案为左腘动脉自体静脉血供重建。

【诊疗过程】

患者仰卧位，首先取患者自体 10cm 长的大隐静脉。然后通过后入路显露左腘动脉，充分游离并显露腘动脉近端和远端，并分别套阻断带备用。术中可见病变动脉周围有炎症反应，外周静脉给予 7500U 肝素。术中仔细剥离动脉外膜囊肿，由于囊肿附着于血管较为牢固，血管阻断钳分别在腘动脉病变近远端阻断。切开病变处动脉，可见血栓形成，完全切除囊肿，囊内可见呈胶状物

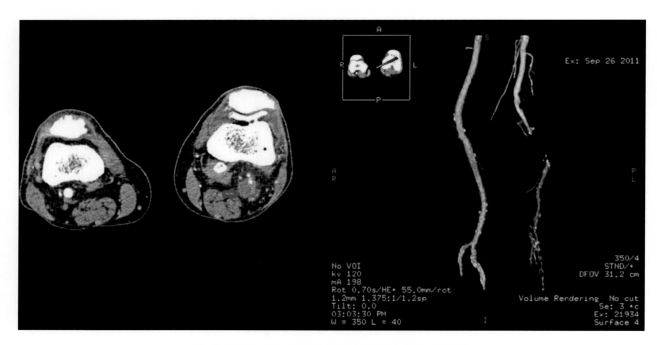

▲ 图 59-1　CTA 显示左腘动脉外膜囊肿合并血栓形成

（图 59-3）。先前获取的大隐静脉与腘动脉近端吻合，5-0 聚丙烯血管缝合线连续缝合。应用瓣膜刀切开静脉瓣膜，采用 7-0 聚丙烯血管缝合线连续缝合远端吻合口。值得注意的是，其静脉在其远端的直径为 3mm。术后第 5 天患者出院。

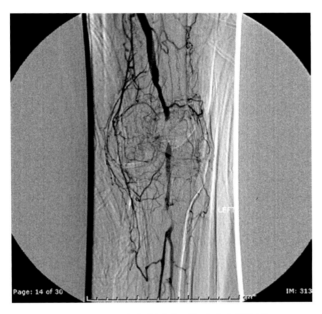

▲ 图 59-2　动脉造影显示腘动脉中段闭塞

患者于 2012 年 6 月再次出现跛行的症状，入院进行下肢动脉造影，造影显示搭桥血管闭塞。进行 TPA 溶栓治疗及 24h 外周静脉输注溶栓药物，确保静脉旁路通畅。由于静脉旁路管径较小，给予患者行球囊扩张成形术，并置入 1 枚直径 6mm、长 50mm 的 Gore®Viabahn® 覆膜支架（W. L. Gore, Newark, DE），应用 6mm×40mm 的球囊进行后扩张（图 59-4）。术后左足背动脉搏动可触及，彩超确定其血流通畅。术后随访 7 年没有任何症状显示复发。患者规律服用抗血小板药物（小剂量阿司匹林和氯吡格雷）。

【讨论】

　　腘动脉外膜囊肿是一种罕见的非动脉粥样硬化性腘动脉疾病，可引起间歇性跛行或严重肢体缺血等症状。最近的文章报道了约 600 例。此类疾病最早是在 1947 年报道的，髂动脉受累及；然而，超过 85% 的病例腘动脉受累及[1, 2]。其他较少受累的动脉有髂外动脉、股动脉、肱动脉、腋动脉和桡动脉。这种病变发生在邻近关节间隙的动脉上，其发病原因尚无统一的共识。许多有争

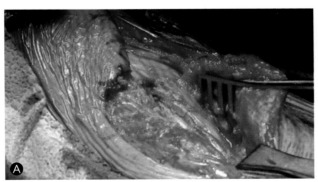

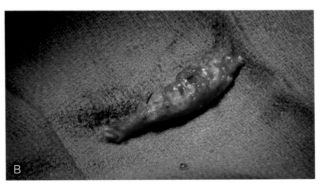

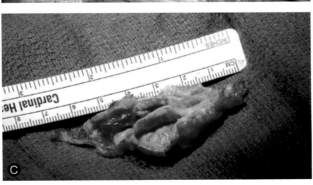

▲ 图 59-3　腘动脉外膜囊肿及血栓形成

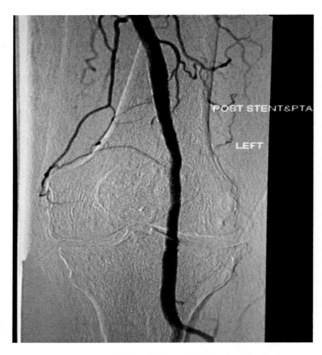

▲ 图 59-4　左胭动脉溶栓及覆膜支架置入术后

议的假说包括重复创伤理论、神经节理论、系统障碍理论和发展理论 [3]。外膜囊肿在动脉外膜和中层之间充满胶状黏液物质。胭动脉外膜囊肿发病患者常为男性（男女比 5：1），年龄在 35 岁左右，主诉常为突然出现短距离跛行。与患有间歇性跛行症状的其他外周动脉疾病的患者相比，症状恢复时间通常更长（约 20min）。下肢动脉 CTA 是最常用的影像检查；此外，MRI 是另一种非侵入性成像方式。外膜囊性病变的典型征象是弯刀征 [4-6]。然而，约 1/3 的病例为胭动脉完全闭塞。血管外膜囊肿的治疗包括囊肿切除和自体血管移植。自体血管移植有 1% 的复发风险 [1]。其他治疗方法包括影像引导下的囊肿切除术和腔内血管成形术。仅仅行囊肿切除或抽吸术的复发率较高。由于囊肿位于中膜和外膜之间，应避免行血管腔内成形术。本例患者的静脉移植物血栓形成，很可能继发于移植大隐静脉直径不足。覆膜支架移植物（GORE® Viabahn® Endoprosation）在过去 7 年的研究中显示适用于此种病例。

【评论】（来自 S. Keisin Wang 医生和 Raghu L. Motaganahalli 医生）

胭动脉外膜囊肿疾病（ACD）占血管外膜囊肿 80% 以上，20 世纪 50 年代由 Ejrup 首先描述 [7]。ACD 是一种非动脉粥样硬化性疾病，患者多数不吸烟，发病年龄较年轻，也缺少外周动脉疾病的危险因素。因此，在转诊到对应的专科前，这种罕见的疾病诊断（不到 0.1% 的跛行表现）经常被漏诊 [8]。目前在病理与生理学上尚无共识，多种发病机制的学说也存在争论。根据临床的易用性和可用性，可以结合多普勒超声、CTA、MRA 和（或）DSA 来明确诊断。动脉管腔偏心（"弯刀征"）或同心（"沙漏征"）压迫在影像上的征象固然重要，但一些 ACD 的诊断通常没有这些征象的表现，而是通过评估非侵入性成像的结果实现的。

本章作者描述了一位近期被诊断为 ACD 的 77 岁男性患者的临床经验。这个病例较不典型，因为此类患者往往在更年轻的时候发病。对于这位无吸烟史的患者，考虑到其跛行严重影响生活而行血管重建术，行囊肿切除和自体血管搭桥术。在随访中，由于桥血管直径不足，大隐静脉桥血管血栓形成需再次行介入手术，通过溶栓和覆膜支架置入重建血流。

由于现实世界中病例罕见，目前暂无共识的治疗指南。由于囊性结构形成于血管中膜和外膜之间，行腔内血管成形和支架置入术后，由于侵袭性弹性回缩，动脉管腔出现进行性再次狭窄可能性极高。此外，通过抽吸囊液的方法也因效果差及易复发而不被临床推荐。因此，完全切除病变段囊肿和血管搭桥已成为治疗方法的最佳选择 [9]。最近，我们发表了 ACD 病例报道，收集了 14 个机构的 47 例患者 [5]。正如预期的那样，跛行（93%）是最常见的症状，最常受影响的动脉是胭动脉（87%）。最终，41 例患者接受了外科干预。在平均 20 个月的随访中，再干预率为 18%，完全切除和血管搭桥的再干预率最低（P=0.04）。与开放式血管重建术相比，血管腔内治疗尚未显示出其疗效的持久性和有效性。

参考文献

[1] Desy NM, Spinner RJ, Cambria RP. The etiology and management of cystic adventitial disease. J Vasc Surg. 2014;60(1):235–45.

[2] Allemang MT, Kashyup VS. Adventitial cystic disease of the popliteal artery. J Vasc Surg. 2015;62(2):290.

[3] Levien LJ, Benn CA. Adventitial cystic disease: a unifying hypothesis. J Vasc Surg. 1998;28(2):193–205.

[4] Paravastu SC, Regi JM, Turner DR, Graines PA. A contemporary review of cystic adventitial disease. Vasc Endovasc Surg. 2012;46:5–14.

[5] Motagnahalli RL, Smeds MR, Harlander-Locke MP, Lawrence PF. A multi-institutional experience in adventitial cystic disease. J Vasc Surg. 2017;65:157–61.

[6] Lezotte J, Le QP, Slanley C, Hans S. Adventitial cystic disease: complicated and uncomplicated. Ann Vasc Surg. 2018;46:370–2.

[7] Ejrup B, Hiertonn T. Intermittent claudication; three cases treated by free vein graft. Acta Chir Scand. 1954;108(2–3): 217–30.

[8] Hernandez Mateo MM, Serrano Hernando FJ, Martinez Lopez I, et al. Cystic adventitial degeneration of the popliteal artery: report on 3 cases and review of the literature. Ann Vasc Surg. 2014;28(4):1062–9.

[9] Desy NM, Spinner RJ. The etiology and management of cystic adventitial disease. J Vasc Surg. 2014;60(1):235–45, 245. e231–211

第十五篇　腘动脉假性动脉瘤及动静脉瘘

Popliteal Venous Pseudoaneurysm and Arteriovenous Fistula

病例 60　关节镜术后腘动脉假性动脉瘤伴动静脉瘘　　　　　　　　　　　　/ 199

病例 60 关节镜术后腘动脉假性动脉瘤伴动静脉瘘

Popliteal Venous Pseudoaneurysm and Associated Arteriovenous Fistula Following Knee Arthroscopy

【病史与体格检查】

患者女性，73 岁，因慢性膝关节疼痛 6 个月就诊，检查发现内侧半月板损伤，于是进行关节镜检查及内侧半月板部分后角切除术。术后 3 天，患者小腿肿胀加重，腘窝及腿部疼痛，肌力 2 级（不能对抗重力）。检查腘窝处可触及肿块，无震颤，足背动脉及胫后动脉搏动可触及。怀疑 DVT，多普勒超声检查发现有肿物内充满血流信号并与腘动脉有沟通，未见 DVT 相关表现。

下肢 CTA 显示：动脉期股动脉和股静脉同时显影（图 60-1）。腘窝处可见膨大血管，最大前后径 3.7cm 的假性动脉瘤，腘动脉与腘静脉之间

有一瘘口。动脉造影显示腘动脉和腘静脉（同时显影），假性动脉瘤延迟显影（图 60-2），假性动脉瘤下方可见动静脉瘘口；并可见胫前动脉高度分离。

【诊疗过程】

通过腘窝后入路，对患者实施动静脉瘘和假性动脉瘤结扎术。在同侧静脉造影下，使用聚丙烯缝合线缝合静脉假性动脉瘤出血处；从腓肠肌内侧头抽出大的肌内血肿。患者术后恢复良好，术后 5 天出院回家。

术后第 12 天，患者因肿胀疼痛加重至急诊室。

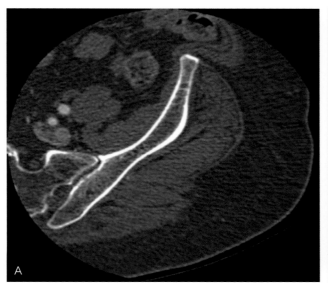 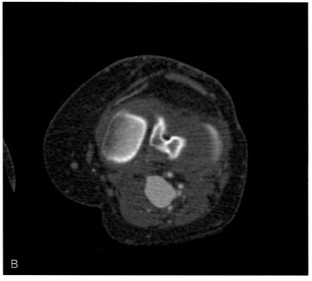

▲ 图 60-1　A. CTA 显示骨盆水平近端 2 根血管显影，并延伸至腘窝；B. 图示动脉期腘窝大的假性动脉瘤

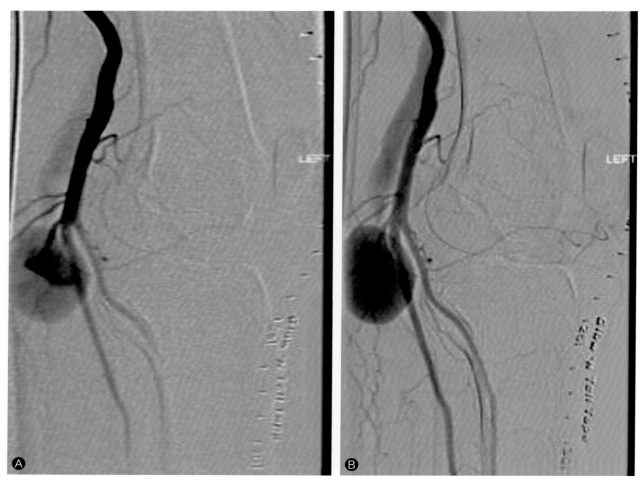

▲ 图 60-2　A. 前后位血管造影显示动脉期 2 根血管显影，假性动脉瘤延迟充盈；B. 侧位显示动静脉瘘与静脉假性动脉瘤相通

急查多普勒超声显示胫后静脉血栓和 4.0cm 残余血肿。患者属于 DVT 进展高风险，于是给予 3 个月香豆素类药物抗凝治疗。再次随访患者，患者已无 DVT 及血肿进展风险，左腿已经完全恢复负重能力及功能。

【讨论】

已知的膝关节镜并发症，主要包括出血、感染、深静脉血栓形成[1]。少见的并发症有，动静脉血管损伤、神经损伤及关节软骨损伤。半月板切除术后延迟出现假性动脉瘤和动静脉瘘虽有报道，但未见起源于腘动脉的假性动脉瘤同时合并动静脉瘘的相关报道[2]。

最有可能引起该并发症的原因是在放置颞侧膝关节镜套管针时无意损伤到膝动脉。该患者膝

外上动脉与静脉之间形成了动静脉瘘，使得动脉血流进入腘静脉，从而引起破裂并形成了假性动脉瘤。另外，与半月板后角的连接处相近的神经血管束可能在膝关节外旋过程中或半月板切除术中受损[3-5]。该患者先前存在腘静脉血管瘤，由于动静脉瘘引起的高压进而破裂，血管瘤破裂出血局限后形成假性动脉瘤（PSA）。因此，所有患者在关节镜检查后出现新发疼痛和腘窝充盈或肿块时，必须考虑到罕见的血管损伤情况。在之前报道的腘动脉假性动脉瘤病例中，假性动脉瘤用聚丙烯修复，但动脉损伤需要进行短段旁路移植[2]。该患者不需搭桥移植，因为动脉损伤主要发生膝动脉，腘动脉未见明显损伤。

根据损伤的类型和位置不同，治疗策略也有所差异。关节镜术后假性动脉瘤的腔内治疗越来

越受欢迎，已报道在腘窝处使用覆膜支架的治疗方案，效果不错[6]；但本病例强调在手术干预之前，于动脉造影时用侧位视图去确认假性动脉瘤的起源。如果依旧不确定，应根据动脉损伤程度，进行开放修复、直接结扎或短段搭桥术。

膝关节镜检查后如果出现下肢持续疼痛或肿胀，应考虑有血管并发症，如腘静脉血栓形成或假性动脉瘤，应当及时进行膝关节多普勒超声检查。

参考文献

［1］　Sherman OH, Fox JM, Snyder SJ, Del Pizzo W, Friedman MJ, Ferkel RD, Lawley MJ. Arthroscopy– "no-problem surgery". An analysis of complications in two thousand six hundred and forty cases. J Bone Joint Surg Am. 1986;68(2):256–65.

［2］　Saint-Lèbes B, Chastonay E, Borens O, Dubuis C, et al. Popliteal venous pseudoaneurysm and arteriovenous fistula after orthopedic surgery. World J Cardiovasc Surg. 2013;3(1):1–7.

［3］　Mullen DJ, Jabaji GJ. Popliteal pseudoaneurysm and arteriovenous fistula after arthroscopic meniscectomy. Arthroscopy. 2001;17(1):E1.

［4］　Coleman R. Combined arteriovenous fistula and venous an-eurysm following knee arthrodesis. ANZ J Surg. 2006;76 (11):1030–2.

［5］　Bernard M, Grothues-Spork M, Georgoulis A, Hertel P. Neural and vascular complications of arthroscopic meniscal surgery. Knee Surg Sports Traumatol Arthrosc. 1994;2(1):14–8.

［6］　Alserr AH, Antonopoulos CN, Papapetrou A, Kakisis JD, Brountzos E, Liapis CD. Endovascular repair of popliteal artery pseudoaneurysm with arteriovenous fistula after knee arthroscopy: case report and literature review. Vasc Endovasc Surg. 2014;48(2):166–70.

第十六篇　腹主动脉瘤腔内修复术

Endovascular Aneurysm Repair for Intact Abdominal Aortic Aneurysm

病例 61　Aorfix™ 支架在瘤颈严重成角患者 EVAR 术中的应用　　　　　　　　　　　　　／ 203

病例 62　EndoAnchors 在短瘤颈患者 EVAR 手术中的应用　　　　　　　　　　　　　　／ 207

病例 63　EVAR 术后内漏的多次干预　　　　　　　　　　　　　　　　　　　　　　　／ 210

病例 64　马蹄肾患者 EVAR 术中瘤颈破裂　　　　　　　　　　　　　　　　　　　　　／ 213

病例 65　主动脉 - 单髂动脉支架置入和股股旁路移植后腹股沟处移植物外露　　　　　　　／ 217

病例 66　使用右髂动脉分支 EXCLUDER® 支架对腹主动脉瘤、

　　　　　双侧髂总动脉瘤和左髂内动脉瘤进行腔内修复术　　　　　　　　　　　　　　　／ 221

病例 67　动脉瘤腔内修复术伴晚期置入物分支支架闭塞　　　　　　　　　　　　　　　　／ 225

病例 61 Aorfix™ 支架在瘤颈严重成角患者 EVAR 术中的应用

Endovascular Aneurysm Repair in a Patient with Severe Aortic Neck Angulation Using Aorfix™ Device

【病史与体格检查】

患者男性，91 岁，精神矍铄，在腹盆腔 CT 平扫检查中发现腹主动脉瘤（AAA），瘤体横断面 7.5cm 伴随瘤颈严重成角（接近 90°）。患者行 CT 平扫检查是因为其患有慢性肾病（CKD V 期），尿素氮 54mg/dl 及肌酐 2.7mg/dl。患者相关的并发症包括了高血压病、慢性阻塞性肺疾病（吸烟史）和轻度嗜烟史。2D 心脏超声提示左心室射血分数 60%。患者曾在静脉注射 10ml 对比剂（Isovue 350 和 CO_2）后行腹主动脉造影。利用 Omniflush 导管对腹主动脉和髂动脉造影提示患者右肾动脉

通畅，左肾动脉没有显影，可能存在左肾动脉闭塞（图 61-1）。

【诊疗过程】

2013 年 8 月 8 日，利用 Aorfix™ 支架（Lumbard Medical, Oxfordshire, UK）为患者进行了腹主动脉瘤腔内修复手术（EVAR）。因为瘤颈严重成角，主体支架 27mm×12mm×126mm，对侧髂腿支架 90mm×14mm，右侧髂延长支架 56mm×14mm。我们从左股动脉鞘内捕获主体支架短腿开口遇到了困难，因此我们利用 RIM 导管尝试捕获导丝。

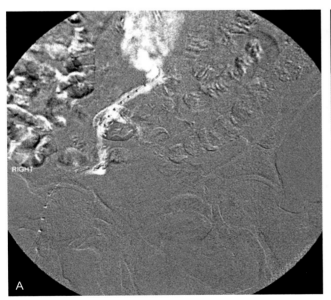
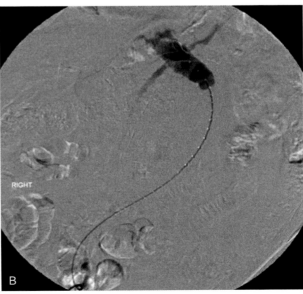

▲ 图 61-1　CO_2 和 Isovue 350 主动脉造影提示有严重瘤颈成角的巨大 AAA

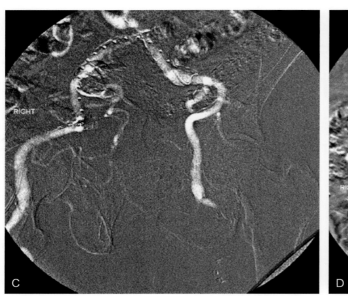
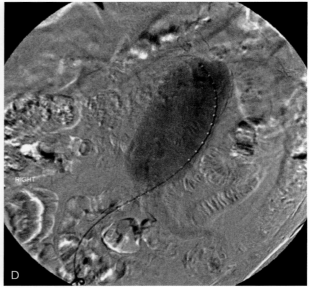

▲ 图 61-1（续） CO_2 和 Isovue 350 主动脉造影提示有严重瘤颈成角的巨大 AAA

尽管我们顺利捕获了导丝（180cm 长），在回收的时候导丝脱出了抓捕器。在左肘窝显露肱动脉，置入长鞘，交换 260cm 长的 Stiff 导丝进入对侧肢体，然后通过左股动脉鞘进行捕获并引出。对比剂和 CO_2 进行完整动脉造影提示动脉瘤被成功隔绝，瘤颈成角明显缓解，右肾动脉和肠系膜上动脉灌注良好，没有内漏（图 61-2）。术中用了 CO_2 和小剂量的对比剂。患者术后没有情况发生。因为有慢性肾病（CKD 期），患者在术后 1 个月和以后每 6 个月进行超声检查。2018 年 6 月最后一次超声检查提示瘤囊明显缩小（4.2cm×4.1cm），没有内漏。患者术后肾功能稳定，肌酐范围在 2.5～3mg/dl。患者 2018 年 10 月 5 日因肺癌去世。

【讨论】

在当代血管外科手术中，EVAR 手术在需要 AAA 修复患者中的比例不到 75%。因为 EVAR 手术创伤小，对于开放手术风险很高的患者来说 EVAR 手术是极其有利的。EVAR 手术相较于开放手术有更低的并发症发生率和死亡率。然而，当 AAA 和入路血管有解剖限制时 EVAR 的应用是受限的。瘤颈解剖的不利因素包括大的成角和短瘤颈，都会影响支架近端固定从而降低 EVAR 手术的成功率。

Aorfix 支架就是被设计用于瘤颈严重成角（> 60°），相较于其他支架其已被证实有良好的长期成功率。有学者报道了 205 例利用 Aorfix 支架治疗 AAA 的病例。他们发现瘤颈直径和锚定区内曲度是移植物相关并发症发生的最佳预测指标。在 5 年的随访时间内，移植物相关并发症在 17.6% 的患者中发生。更大的主动脉瘤颈有

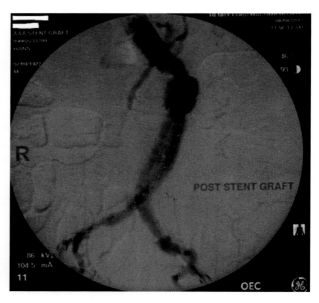

▲ 图 61-2 术毕主动脉造影提示 AAA 隔绝良好，支架与瘤颈贴合良好

更多的并发症，瘤颈每增加 1mm 往往并发症发生率增加 22%[1]。

【评论】（来自 M. Ashraf Mansour 医生）

他们得出结论，EVAR 术中使用 CO_2 造影是安全的，这降低了对比剂的用量且可以预防肾功能损害的发生[3]。为了预防对比剂肾病，我们在本例患者随访中使用超声检查。Pineda 等报道了 156 例患者，他们在 EVAR 术后至少 5 年 的随访中使用超声检查。他们报道：至少 1/4 的患者在随访的某一节点（平均 7.5 年）进行干预[4]。有 22% 的患者在第一个 5 年内以及 6% 的患者在 5 年后需要进行第一次干预，由此支架对于支架的监测需持续 5 年以上。

利用逆行技术进行短腿开口超选，包括导丝（软超滑导丝）和导管（Kumpe, VanSchie 5, Multipurpose, Cobra）配合下从对侧入路选择性地将导丝经髂支开口进入支架主体，同时将 Omniflush 导管在支架内旋转 360° 进行确认。Titus 等报道了一项前瞻性随机对照研究，进行了 EVAR 手术中经对侧捕获和逆行短腿开口超选两种方式的比较。他们得出结论，如果逆行超选在开始的几分钟内不能成功，那么成功率将大大降低，翻山捕获的方法会更有效[2]。我们能够利用捕获技术抓捕导丝，但是利用的导丝较短（180cm），我们不能在导丝上推进导管。如果选择对侧捕获技术，那么利用可交换长度的导丝（260cm）是很重要的。最终，我们通过左肱动脉入路进行了短腿超选。如果传统方法不成功的话左肱动脉入路是有帮助的。这常常在小部分病例中是有必要的。

因为患者合并慢性肾功能不全 V 期，随访中利用超声进行影像学检查。在支架置入过程中，我使用了含碘对比剂和 CO_2 来减少对比剂肾病的发生。Criado 等对 114 例患者利用 CO_2 进行 EVAR 手术造影进行了报道（72 例单独使用 CO_2，42 例使用 CO_2 和含碘对比剂）。

EVAR 手术以一种微创的方式处理 AAA，是简单有效的。有多种因素可能会潜在地影响 AAA 患者的治疗，这在广义上包括了解剖及生理因素。导致 EVAR 复杂化的解剖因素包括了近端瘤颈成角、短或锥形瘤颈、髂动脉迂曲、多条肾动脉或者马蹄肾以及其他少见因素。除了心肺功能状态，影响 EVAR 手术的主要生理因素是导致肾功能受损的慢性肾疾病。本病例包含因素为近端瘤颈成角和慢性肾病。

随着 EVAR 手术在美国逐渐被血管外科医生所熟悉，同时有多种多样的支架可使用，这使得很多患者开始接受这种微创手术。

在 2005 年，美国约有 50% 的 AAA 患者接受了 EVAR 手术，直到 2015 年这一比例稳步上升至 80%[5]。为了完成安全有效的修复，一系列支架规格是必需的，包括小的输送系统、适应成角的灵活性和可变性、持久的固定方法。本病例中，利用 Aorfix 支架（Lombard Medical）轻松处理了近端瘤颈成角。这是一个关键的技术要点，因为美国市场上有很少类似的支架。一旦支架开始释放，接下来的挑战就是进行短腿超选。在大多数平置的 AAA 病例，这不是一个问题。然而在瘤颈弯曲和瘤囊很大时，仅仅在 2D 图像上导引导丝和导管是非常困难的。对于外科医生来讲，手术的这个步骤是非常令人沮丧和具有挑战性的。有经验的手术者往往会设定一个阈值，一旦超过了阈值就会选择其他方法，比如从对侧或者肱动脉入路捕获导丝。手术剩余部分相对简单，即增加髂动脉延长支。

在 CKD 患者中，有必要预防因对比剂肾病（CIN）导致的透析治疗。当肾功能正常时，CIN 可以通过减少对比剂用量和水化来预防。在本案例中，因为不具备此种条件，替代成像成为必须。在这种情况下，有 2 种方法可以减少对比剂用量，包括 CO_2 成像和血管内超声（IVUS）。本案例中，CO_2 成像成功应用并减少了对比剂用量。本案例没有在术后评估患者肾功能及是否使用透析治疗。

血管外科医生应该时刻牢记的是 AAA 修复的目的是预防患者因动脉瘤破裂导致死亡。因此在 AAA 患者术前评估时，对于预期寿命的评估是有必要的[6]。换句话说，如果患者因为其他并发症而预期寿命是 1～2 年，那么承担每年 7%～9% 的动脉瘤破裂风险是合理的。本例患者术后 5 年因肺癌去世，与 AAA 无关。

总体来说，本病例说明 AAA 修复的临床决策包含很多方面。这也证实在血管外科，没有"一刀切"。

参考文献

［1］ Wang S, Hicks CW, Malas MB. Neck diameter and inner curve seal zone predict endograft-related complications in highly angulated necks after EVAR repair using the Aorfix endograft. J Vasc Surg. 2018;17:760–9.

［2］ Titus JM, Cragg A, Alden P, Alexander J, et al. A prospective randomized comparison of contralateral snare versus retrograde gate cannulation in endovascular aneurysm repair. J Vasc Surg. 2017;66(2):387–91.

［3］ Criado E, Upchurch GR, Young K, Rectenwald JE, et al. Endovascular aneurysm repair with carbon dioxide guided angiography with patients with renal insufficiency. J Vasc Surg. 2012;55(6):1570–5.

［4］ Pineda DM, Phillips ZM, Calligaro KD, Krol E. The fate of endovascular aneurysm repair after five years monitored with duplex ultrasound imaging. J Vasc Surg. 2017;66(2):392–5.

［5］ Suckow BD, Goodney PP, Columbo JA, Kang R, et al. National trends in open surgical, endovascular and branched-fenestrated endovascular aneurysm repair in Medicare patients. J Vasc Surg. 2018;67(6): 1690–7.

［6］ Schermerhorn ML, Buck DB, O'Malley AJ, Curran T, McCallum JC, Darling J, Landon BE. Long-term outcomes of abdominal aortic aneurysm in the Medicare population. N Engl J Med. 2015;373(4):328–38.

病例 62 EndoAnchors 在短瘤颈患者 EVAR 手术中的应用

Endovascular Aneurysm Repair in a Patient with Short Aortic Neck with Use of EndoAnchors

【病史与体格检查】

患者女性，66 岁，2014 年 12 月因主治医生要求她做腹部和盆腔的 CTA 检查来门诊。发现腹主动脉瘤，直径 5.8cm（横断面）；瘤体梭形且短瘤颈（8mm）。然而，瘤颈相对平直且成角 < 20°。既往史包括嗜烟史、高血压和晚期慢性阻塞性肺疾病。

【诊疗过程】

2015 年 1 月 9 日，患者接受了 EVAR 手术，置

入了美敦力支架（Medtronic, Inc., Minne-apolis, MN, US）。支架主体到右侧髂腿为 36mm×16mm×166mm，对侧髂腿为 16mm× 12mm× 124mm。4 个 EndoAnchors（Heli-FX™, EndoAnchor™, Aptus/Medtronic, Inc., Minneapolis, MN, USA）置入瘤颈部位（图 62-1）。结束造影显示 AAA 隔绝满意，没有内漏。术后患者进行了腹盆腔 CTA 和彩超的随访。2018 年 4 月 3 日腹盆腔 CTA 显示 AAA 隔绝满意，没有内漏；瘤体最大直径 4.8cm × 4.7cm（图 62-2）。最后复查是在 2019 年 11 月，

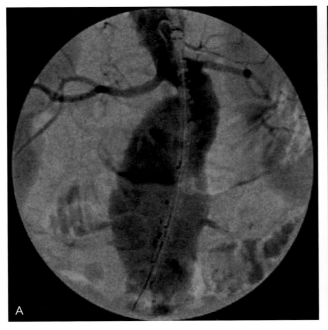
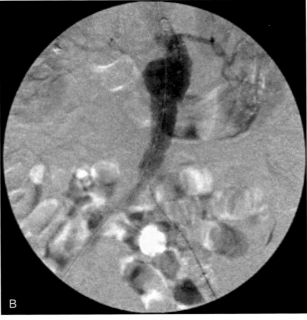

▲ 图 62-1 术中造影显示放置 EndoAnchors 的巨大 AAA

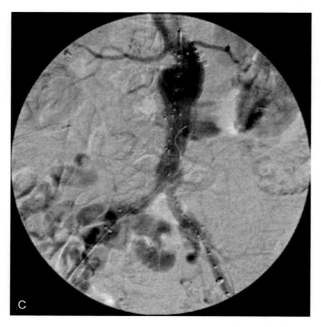

▲ 图 62-1（续） 术中造影显示放置 EndoAnchors 的巨大 AAA

患者恢复良好，无任何 EVAR 相关并发症。只不过因为慢性阻塞性肺疾病，她气促越来越明显。

【讨论】

如果患者瘤颈短（＜ 10mm）、直径大、成角明显，那么发生 I a 型内漏和支架移位的风险就增加。EndoAnchors 置入对于 EVAR 手术是有效的，能够预防早期和晚期内漏发生。EndoAnchors 已被证实可以有效预防 EVAR 术后初始 I a 型内漏的发生。DeVries 等 2 年时间内纳入 319 例患者进行了 Heli-FX 主动脉固定系统全球注册研究 ANCHOR[1]。他们报道在预防性治疗组中的成功率达 96.6%（172/178）。66 例患者中有 26 例患者（39%）在 1 年期的影像学随访显示瘤囊回缩。相似地，Arko 等纳入了 70 个短瘤颈（4～10mm）的患者，在 EVAR 术中置入 EndoAnchor 固定器[2]。有 4 例发生 I a 型内漏，其中 3 例即时处理了。他们没有观察到支架移位的发生。近期，Varkevisser 等在美国外科医师协会国家手术质量改进计划中统计了 2012 年到 2016 年间进行 Zenith 开窗支架 EVAR 手术、开放手术及肾下 EVAR 手术治疗 AAA 的资料[3]。他们发现在总共 6825 例的 AAA 修复手术中，有 220 例

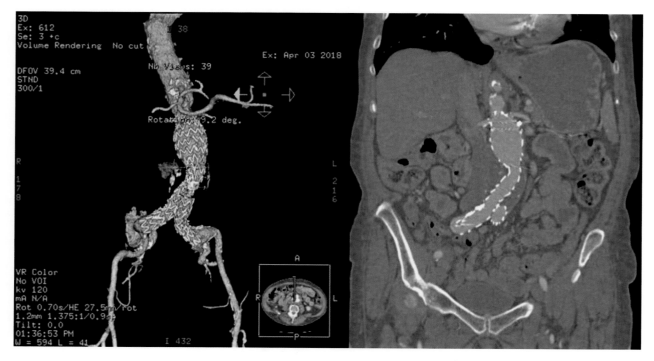

▲ 图 62-2 术后 CTA（3 年后）显示 AAA 瘤腔隔绝满意，没有内漏，在瘤颈可看到 EndoAnchors

的 ZFEN，181 例的开放手术及 6464 例的肾下 EVAR 手术。他们得出结论 ZFEN 手术相较于开放手术有着更低的围术期死亡率和并发症发生率，且手术效果与肾下型 EVAR 手术类似。

本例患者在 EVAR 术后 5 年的随访中无内漏发生。然而，一些短瘤颈患者在 EVAR 术后 5～6 年的随访中会发生内漏。因此，EVAR 术后更长时间的影像学随访是很重要的。

参考文献

［1］ DeVries JPPM, Ouriel K, Mehta M, Varnagy D, et al. Analysis of EndoAnchors for endovascular aneurysm repair by indications for use. J Vasc Surg. 2014;66:1460–7.

［2］ Arko FR, Stanly GA, Pearce BJ, Henretta JP. Endo suture aneurysm repair in patients treated with Endurant II/IIS in conjunction with Heli-FX EndoAnchor implants for short neck. J Vasc Surg. 2019;70:732–40.

［3］ Varkevisser RRB, O'Donnell TF, Swerdlow NJ, Liang P, et al. Fenestrated endovascular aneurysm repair is associated with lower peri-operative morbidity and mortality compared with open repair of complex AAAs. J Vasc Surg. 2019; 69(6):1670–8.

病例 63　EVAR 术后内漏的多次干预

Endovascular Aneurysm Repair Followed by Multiple Interventions for Endoleaks

【病史与诊疗过程】

患者男性，78 岁，2007 年 4 月 1 日因 5.2cm 大小的动脉瘤（横断面）接受了 EVAR 手术，置入了 AneuRx 支架。2006 年，动脉瘤横断面只有 4.4cm。AneuRx 支架主体（Medtronic, Dublin Ireland，28mm×16mm×135mm）从右股动脉导入，对侧髂腿为 18mm×18mm×115mm，同侧髂延长支架为 18mm×18mm×55mm。术后造影显示双肾和髂内动脉灌注良好。术后患者进行 CTA 和彩超随访，瘤腔在 6 个月的随访基础上是稳定的（CTA 和超声交替使用）。2010 年 8 月腹盆腔 CTA 提示Ⅱ型内漏（图 63-1）。

在术后随访中，主动脉瘤腔一直到 2010 年 8 月都是稳定的，没有内漏的相关证据；瘤腔增大

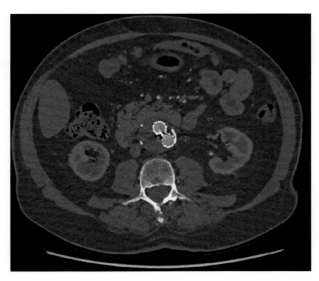

▲ 图 63-1　CT 提示Ⅱ型内漏

至 5.6cm×5.6cm，内漏增大至 2.8cm×1.3cm，内漏最大可能来源于左侧的髂腰动脉。因此在 2010 年 9 月，患者接受了髂腰动脉的弹簧圈栓塞手术，这是通过在髂总动脉置入 Omniflush 导管并超选入髂内动脉完成的。我们使用了一个 25cm 长的 5F 鞘，帮助 Kumpe 导管和导丝进入髂内动脉。利用超滑导丝能够超选入髂腰动脉，利用对比剂显示内漏位置。

2 个 3mm×2mm 的 MReye® 的弹簧圈（Cook Medical, Bloomington, IN, USA）和 3 个 4mm×14mm 的 Nester® 弹簧圈（Cook Medical）（图 63-2）。术后造影显示髂腰动脉成功栓塞。术后间隔 6 个月的 4 次超声复查中均显示动脉瘤腔稳定。在 2012 年 7 月，动脉瘤腔 5.6cm×5cm 并提示Ⅱ型内漏（瘤腔大小没有变化）。

2015 年 3 月，动脉瘤腔增大至 6cm×5.8cm，患者接受了肠系膜上动脉和双侧髂内动脉造影。除了左侧髂腰动脉，没有发现其他的内漏来源。右侧髂内动脉造影未发现内漏证据。经左股动脉穿刺，RIM 导管置入髂内动脉，利用 PROGREAT® 导管（Terumo Interventional Systems, Somerset, NJ, USA）和 0.018 微导丝，导管推进至内漏位置。然后，置入 3 个 3mm×14cm 的微钢圈。术后造影提示栓塞满意，髂腰动脉不显影。

腹盆腔 CTA 随访提示手术结果满意，没有Ⅱ型内漏的证据。在 2018 年 3 月，腹盆腔 CTA 提示瘤腔 6.3cm×6.1cm 大小，没有内漏的明确证据。AneuRx 支架有向肾动脉远端移位，支架近

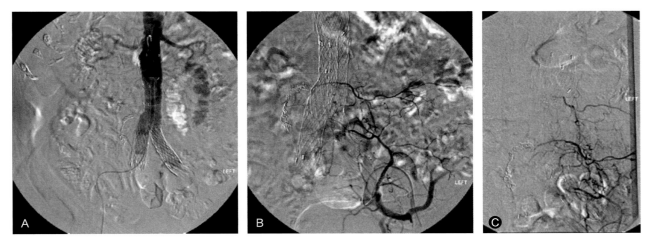

▲ 图 63-2　**2012 年经髂内动脉入路进行髂腰动脉的弹簧圈栓塞术。请注意右侧 2010 年髂腰动脉栓塞后弹簧圈的位置**

端到最低肾动脉距离增加了 1.5cm。患者在 2018 年进行了一次腹盆腔 CTA 的随访，瘤腔继续增大至 6.7cm×6.3cm，出现了明显的 I a 型内漏。患者接受了 I a 型内漏修复术，术中使用了主动脉延长支（Endurnat，32mm×32mm×49mm）同时利用 Reliant™ 支架球囊（Medtronic）对主动脉延长支进行了扩张。术后造影提示 I a 型内漏消失（图 63-3）。患者在 2019 年 6 月进行了腹主动脉超声随访，最后 2 次测量提示瘤腔稳定

（6.7cm×6.3cm），没有内漏证据（2019 年 9 月）。

【讨论】

EVAR 术后内漏的处理一直是血管外科医生面临的难题。关于 I 型和Ⅲ型内漏的处理有统一的共识。Ⅱ型内漏的发生过程一直存在争议。

目前研究提示 20% 的Ⅱ型内漏持续存在，持续存在的Ⅱ型内漏与二次干预、瘤腔增大和 AAA 破裂密切相关 [1-4]。支架近远端未完全密封会导

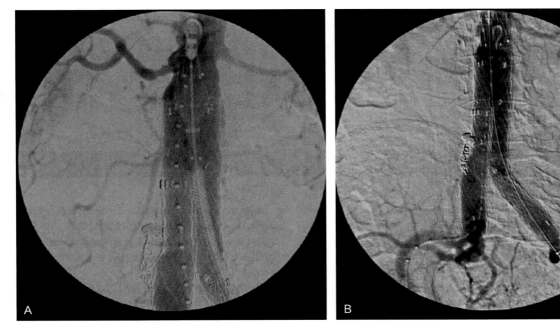

▲ 图 63-3　**置入主动脉延长支治疗继发于支架移位的 I a 型内漏（2018）**

致Ⅰ型内漏。这导致瘤腔在系统血压水平下压力升高，有破裂风险。随着 EVAR 手术的进步和介入者经验的积累，以往需要开刀手术的困难瘤颈（短、成角、血栓或钙化瘤颈）患者目前接受 EVAR 手术，意味着Ⅰa 型内漏的风险也增加。

EVAR 术后造影和锥形束断层扫描已经提高了术中Ⅰa 型内漏诊断的敏感度。由于近端锚定区支架固定不良或者支架移位会导致晚期Ⅰa 型内漏，尤其容易发生在困解剖瘤颈的患者。Zhou 等在排除了随访时间少于 1 年的患者后，回顾性评估了 213 例在退伍军人医疗中心接受 EVAR 手术的患者[4]。他们的分析纳入了 183 例患者，平均随访 53 个月（12～141 个月），其中 48 例患者（26%）有内漏，31 例患者（17%）有瘤腔进展。非Ⅱ型内漏（n = 14）平均确诊时间为 45 个月，其中 71% 的患者在 EVAR 术后 1 年内确诊内漏。34 例患者在 EVAR 术后平均 14.4 个月的随访期（0～76 个月）内发现Ⅱ型内漏，其中 41% 的患者在 EVAR 术后不到 1 年内发现。他们观察到 59% 的Ⅱ型内漏患者有明显的瘤腔增大。与早期发生的Ⅱ型内漏相比，延迟出现的Ⅱ型内漏与瘤腔增大密切相关[4]。

介入治疗Ⅱ型内漏的有效性存在争议。Sarac 等报道利用弹簧圈栓塞Ⅱ型内漏结果满意[2]。他们在 95 例患者中实施了 140 次栓塞手术（2000—2008 年）。有相当数量患者需要多次干预，其中 8 例患者需要支架置入。Aziz 等观察到经皮介入治疗Ⅱ型内漏并未改变动脉瘤腔增长速度，大多数

患者有持续性或复发性内漏[3]。

Jones 等观察了 164 例Ⅱ型内漏患者[1]。在1994—2005 年行 EVAR 手术治疗的 1873 例患者中，131 例（79.9%）患者出现早期的Ⅱ型内漏并均在 6 个月内消失。33 例患者出现持续性Ⅱ型内漏，其中 4 例患者持续性内漏伴有动脉瘤破裂。

经动脉弹簧圈栓塞或直接瘤囊栓塞是腰动脉相关Ⅱ型内漏患者常用的两种技术，后者被大多数术者所选择。Onyx® 胶（ev3, Inc., Bovine, CA, USA）或液体栓塞材料（n-butyl cyanoacrylate monomer）是可用于栓塞的药物。近期，Madigan 等报道大多数Ⅱ型内漏有一个良性的自然病程，但是 6%～8% 的内漏与瘤腔扩大有关[5]。他们报道了 130 例Ⅱ型内漏患者，中位随访时间 6.9 ± 3.5 年（平均 2.3 ± 1.1 年）；118 例原发Ⅱ型内漏患者进行了初始治疗，其中 26 例患者（22%）因延迟性的Ⅰ型和Ⅲ型内漏接受了治疗。迟发性Ⅰ型和Ⅲ型内漏患者的治疗成功率低于孤立性的Ⅱ型内漏患者。他们认为如果Ⅱ型内漏患者的瘤腔生长迅速（每年 5mm 或更多）且治疗失败，应该高度怀疑迟发性Ⅰ型或Ⅲ型内漏[5]。

本报道患者因Ⅱ型内漏接受了 2 次干预；EVAR 术后 9 年，她在 2018 年接受了Ⅰa 型内漏的处理。可能Ⅰa 型内漏没有更早发现，在Ⅱ型内漏处理后Ⅰ型内漏变得明显了。在这个患者中，Ⅰa 型内漏发生的重要原因是第一代支架（AneuRx）近端缺乏锚定导致移位。该病例说明对支架进行影像学的严密检测是有必要的（腹部 CTA 或彩超）。

参考文献

[1] Jones JE, Atkins MD, Brewster DC, Chung TK, et al. Persistent type II endoleak after endovascular repair of an abdominal aortic aneurysm that is associated with adverse late outcomes. J Vasc Surg. 2007; 46(1):1–8.

[2] Sarac TP, Gibbons C, Vargis L, Liu J, et al. Long-term follow up of type II endoleak embolization revealed the need for close surveillance. J Vasc Surg. 2012;55:33–40.

[3] Aziz A, Menies CO, Sanchez LA, Picus D. Outcomes of per- cutaneous endovascular intervention for type II endoleak with aneurysm expansion. J Vasc Surg. 2012;55:1263–7.

[4] Zhou W, Blay E Jr, Varu V, Ali S, et al. Outcome and clinical significance of delayed endoleaks after EVAR. J Vasc Surg. 2014;59:915–20.

[5] Madigan MC, Singh MJ, Cherr MA, El-Khoury GE. Occult type I or III endoleaks are a common cause of failure of type II endoleak after EVAR. J Vasc Surg. 2019;69:432–9.

病例 64　马蹄肾患者 EVAR 术中瘤颈破裂
Aortic Neck Rupture During Endovascular Aneurysm Repair in a Patient with a Horseshoe Kidney

【病史与诊疗过程】

患者女性，75 岁，发现 6cm 的肾下型腹主动脉瘤，合并马蹄肾（图 64-1）。既往史包括高血压和肥胖（BMI=42kg/m²）。她在 2010 年 10 月 21 日接受了 EVAR 手术，手术在腰麻下使用了 AneuRx 支架（Medtronic, Dublin Ireland）。支架主体从右股动脉入路置入（26mm×15mm×135mm），后导入右侧髂腿（15mm×15mm×85mm）和对侧髂腿（15mm×15mm×115mm）。

在用 Reliant™ 球囊（Medtronic）对瘤颈成形后，患者出现低血压（收缩压 80mmHg），经 16F 鞘内对比剂造影显示瘤颈部位对比剂外渗（图

64-2）。立即在肾上段主动脉打涨主动脉球囊，置入 26mm×26mm×40mm 的 AneuRx 主动脉延长支，上缘平齐于低于右肾动脉的左肾动脉开口水平。术后腹盆腔 CTA（术后第 2 天）显示腹主动脉瘤隔绝满意，没有内漏（图 64-3）。

瘤颈周围血肿很小。患者术后每 6 个月进行腹部 CTA 和彩超的随访（CTA 或彩超），随访结果提示瘤腔持续减小，在 2012 年 7 月 CTA 显示瘤腔大小为 3.5cm×3.8cm。患者在 2018 年 7 月行腹盆腔 CT 检查提示瘤腔增大（5.3cm×5.9cm），同时有 Ⅱ 型内漏，为供应马蹄肾峡部的肾动脉来源。还另外一个怀疑可能是 Ⅰa 型内漏（图

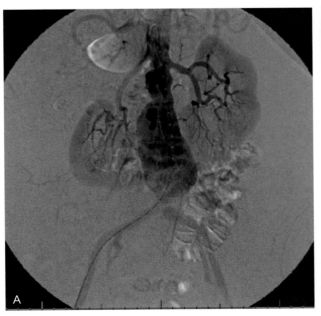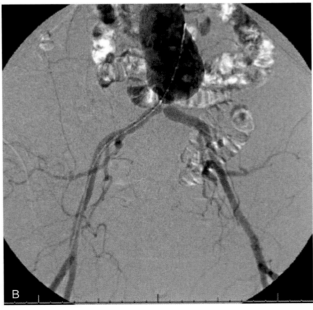

▲ 图 64-1　腹主动脉造影显示肾下型腹主动脉瘤合并马蹄肾

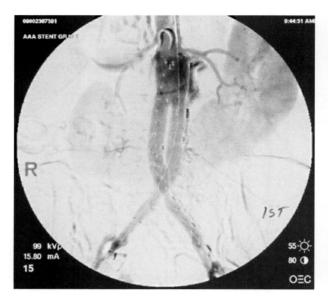

▲ 图 64-2 瘤颈对比剂外渗

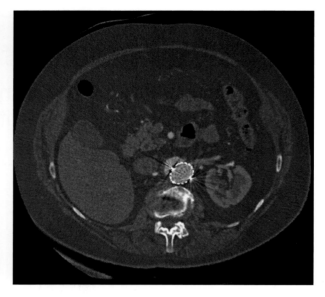

▲ 图 64-4 Ⅰa 型内漏

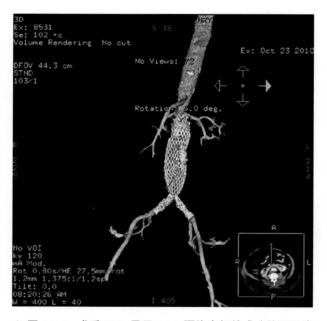

▲ 图 64-3 术后 CTA 显示 AAA 隔绝良好并成功处理了瘤颈破裂

64-4）。患者在 2018 年 8 月于手术室经右股和左肱动脉入路，对支架近端假性动脉瘤腔进行了弹簧圈栓塞（图 64-5）。1 枚 6mm×38mm 的 iCAST™（Atrium, Charlotte NC）支架联合一个 32mm×32mm×49mm 的主动脉延长支（Endurant™, Medtronic）同时释放（潜望镜技术）。导丝通过肱动脉入路进入左肾动脉，主动脉延长

支（Endurant）从股动脉入路释放。

术后造影提示Ⅰa 型内漏成功处理（图 64-6）。2018 年 9 月 CTA 随访提示瘤腔稳定（5.9cm×5.3cm），同时有持续的Ⅱ型内漏，可能来源于肾峡部的动脉分支。2019 年 3 月瘤腔扩大至 6.2cm×5.8cm，6 个月后瘤腔 6.2cm×5.8cm，同时有Ⅱ型内漏，供血可能来源于肠系膜上动脉或肾峡部的副肾动脉（图 64-7）。患者 2020 年 1 月行腹主动脉、肠系膜上动脉和双侧髂内动脉造影，没有Ⅰ型、Ⅱ型、Ⅲ型内漏证据。因此患者将每隔 6 个月行腹盆腔的 CTA 随访复查。

【讨论】

既往在 EVAR 和 TEVAR 手术中，因为口径小、钙化和弯曲等因素，髂血管破裂已有报道。在 EVAR 手术中主动脉破裂相对少见。本例患者，Reliant 主动脉球囊在瘤颈部位的过度充盈导致了主动脉破裂。EVAR 手术中主 / 髂血管破裂应该理解在近端利用主动脉球囊进行控制，同时在破裂部位置入腹膜支架[1, 2]。

8 年后Ⅰa 型内漏的出现可能与瘤颈部位直径增大及第一代支架（AneuRx）近端固定欠佳有关。支架近端锚定失败可能与手术开始即放置主动脉支架延长支有关，就像本例患者那样。即使在Ⅰa

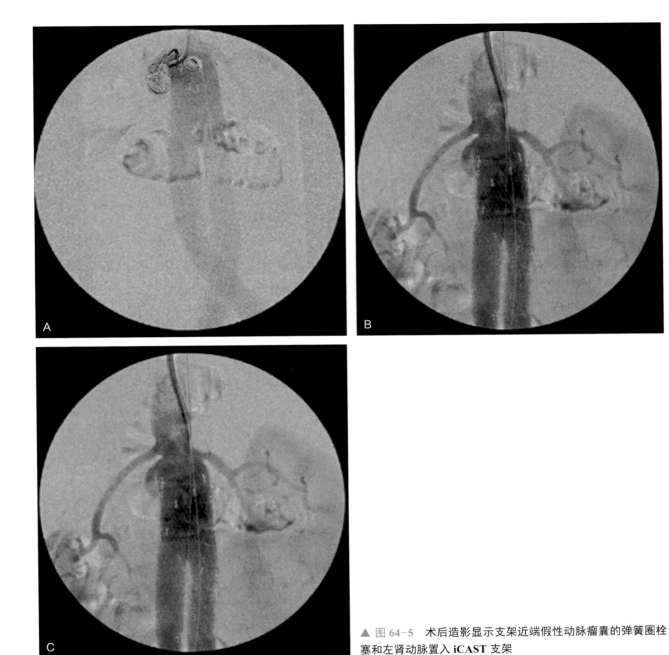

▲ 图 64-5　术后造影显示支架近端假性动脉瘤囊的弹簧圈栓塞和左肾动脉置入 iCAST 支架

型内漏处理后，瘤腔也显示出轻微增大，一旦这种情况持续，经腰动脉进行瘤腔栓塞是必要的。本例患者中，瘤颈只有 2mm，开窗技术不作为手术考虑，而左肾动脉置入 iCAST 支架的潜望镜技术是首先被选择的。潜望镜 / 烟囱技术的发展是为了解决分支 / 开窗技术在主动脉颈部解剖具有挑战性或有并存疾病的 AAA 患者治疗中缺乏广泛可用性和存在技术局限性的问题。

Ullrey 等报道了 60 例行 EVAR 手术的患者，置入了 111 枚潜望镜支架（肾动脉 97 个，肠系膜上动脉 12 个，腹腔干动脉 2 个），他们观察到 30% 的患者有沟槽效应导致的 I 型内漏 [1]。影像学随访显示在 18 个月时这种沟槽效应导致的内漏自发消失。相对较少的 EVAR 患者需要再次对沟槽效应相关内漏进行干预，他们与瘤腔的增长没有关系。

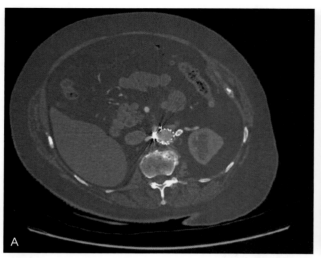
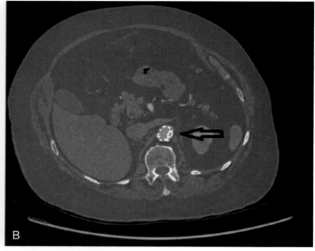

▲ 图 64-6　术后 CTA 显示 Ⅰa 型内漏成功处理

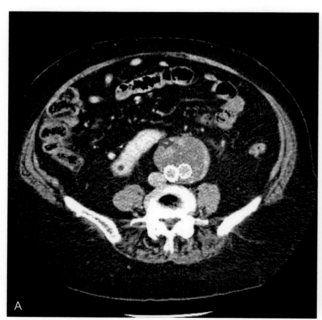
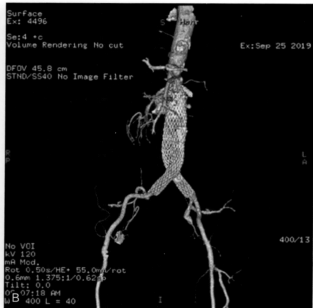

▲ 图 64-7　腹盆腔 CTA（2019 年 9 月）左肾动脉内 iCAST 支架可能存在 Ⅱ 型内漏

本例患者在支架近端锚定部位行主动脉球囊成形后，延长的主动脉支架延长支、Palmaz 支架和 EndoAnchors 都没有成功处理 Ⅰa 型内漏；同时在支架和肾动脉之间没有足够空间，从股动脉入路进行栓塞提供了可行的治疗方案。一种反向弯曲导管可以探入支架边缘以获得进入瘤腔的通路。微导管推进到支架周围孔隙用于弹簧圈栓塞和液体栓塞材料注入（NBCA glue and Onyx）。

参考文献

[1] Ullrey BW, Tran K, Itoga NK, Dalman RL, et al. Natural history of gutter related type IA endoleaks after snorkel/chimney endovascular repair. J Vasc Surg. 2017;65(4):981–90.

[2] Chen J, Stavropoulos SW. Management of endoleaks. Sem Int Rad. 2015;32(3):259–64.

病例 65 主动脉-单髂动脉支架置入和股股旁路移植后腹股沟处移植物外露

Exposed Graft in the Groin Following Crossover Femoral-Femoral Graft and Aorto-Uniiliac Stent Graft

【病史与体格检查】

患者男性，74 岁，2009 年 9 月行腹盆腔 CTA 检查时发现巨大腹主动脉瘤（8.8cm×9.8cm/ 横断面），同时合并左髂总 3.7cm 的动脉瘤。既往史包括高血压、充血性心力衰竭（左心室射血分数 20%）。既往曾因肺癌行左上肺叶切除。

【诊疗过程】

患者行主动脉和髂动脉造影检查，并在左髂内动脉预先放置 Amplatz 血管塞（图 65-1）。

EVAR 手术置入 Talent 支架（Medtronic, Dublin, Ireland），主体 34mm×18mm×155mm，对侧髂腿 14mm×16mm×105mm，两个左髂延长支架 18mm×12mm×80mm 和 12mm×12mm×80mm，一个右髂延长支架 18mm×14mm×75mm，同时在右边置入了一个 28mm×28mm×40mm 的主动脉延长支作为喇叭腿。经股动脉鞘逆行超选主体支架短腿失败，遂经左肱动脉置入 7F 100cm 长的椎动脉导管完成这个步骤。术后造影提示 AAA 隔绝良好，没有内漏。

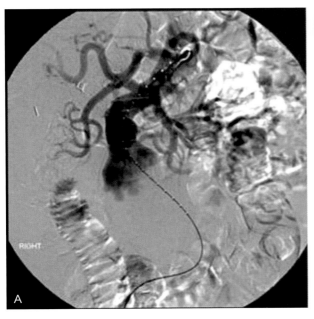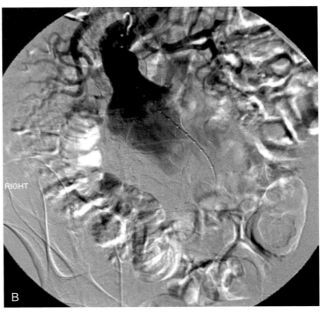

▲ 图 65-1 主动脉造影提示巨大的 A AA 和左髂总动脉瘤，左髂内动脉放置 Amplatzer 血管塞

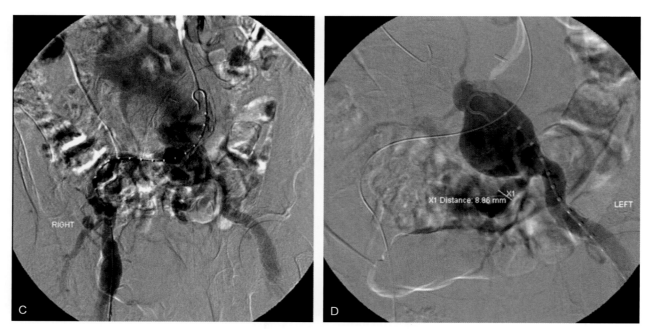

▲ 图 65-1（续）　主动脉造影提示巨大的 **AAA** 和左髂总动脉瘤，左髂内动脉放置 **Amplatzer** 血管塞

　　患者出院前腹盆腔 CTA 提示Ⅲ型内漏（图 65-2），这是由左髂支架重叠错位引起。2009 年 10 月尝试对左髂支架进行复位未成功，因此

通过利用 3 枚 AneuRx 支架将支架转换成主动脉 - 单髂动脉支架形态。利用 8mm PTFE 材料的 INTERING® 人工血管（W. L. Gore, Newark, DE）

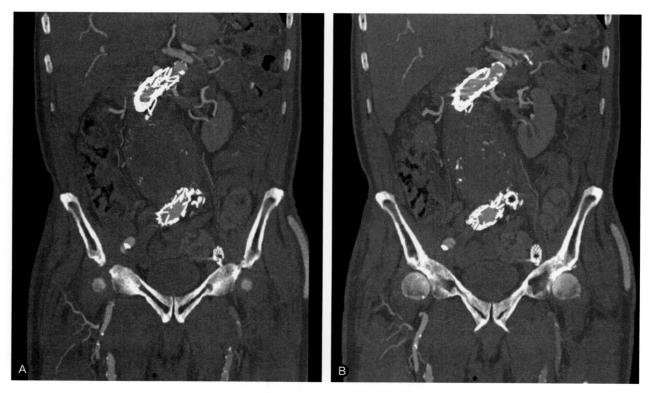

▲ 图 65-2　腹盆腔 **CTA** 提示Ⅲ型内漏

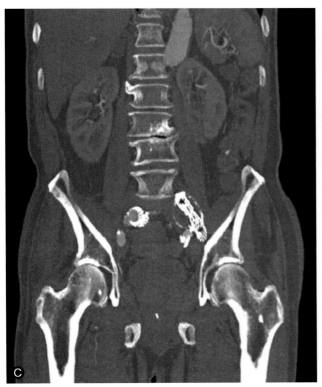

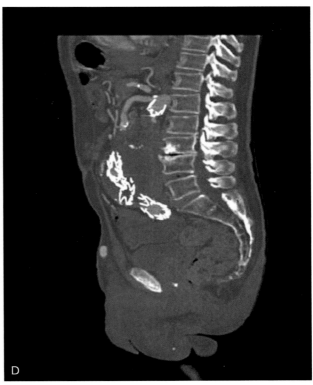

▲ 图 65-2（续） 腹盆腔 CTA 提示Ⅲ型内漏

建立股股旁路。

术后 7 天拆除缝线后移植物外露。患者重新回到手术室通过另外的通道新置入 1 条 8mm 的人工血管。在耻骨上移除之前置入的股股旁路人工血管，8mm 的人工血管与 1 周前放置的人工血管首尾相连；人工血管在髂脊前外侧经皮下在收肌管部位与股浅动脉中段进行吻合。同时对缝匠肌进行成形，伤口负压吸引后腹股沟伤口愈合。影像学随访提示股股人工血管旁路未见内漏（图 65-3）。患者在 EVAR 术后 14 个月因充血性心力衰竭死亡。

【讨论】

Hinchcliffe 等报道了 231 例患者（1994—2002 年）行主动脉－单髂动脉支架置入及股股人工血管旁路的资料[1]。他们观察到 11% 的患者有局部伤口并发症。在随访中，股股旁路的 5 年通畅率为 83%。他们认为，当支架内流量不足或者髂动脉内膜损伤时会导致支架闭塞。

Dortch 等报道了 2002—2012 年 35 例患者行主动脉－单髂动脉支架置入及股股人工血管旁路

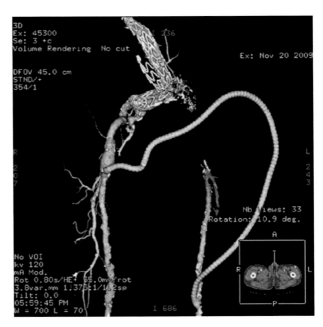

▲ 图 65-3 CTA 提示主动脉－单髂动脉支架通畅，以及走行于前外侧皮下通道吻合在股浅动脉的股股旁路人工血管通畅

患者的资料，平均随访时间 40 个月 [2]。他们报道 26% 的患者有 2 次手术干预，3 例患者进行了 3 次手术干预。作者认为，对于高危患者，主动脉 – 单髂动脉支架置入对开放手术是一种潜在可替代的方法。Hossain 等对 130 例行主动脉 – 单髂动脉支架置入及股股人工血管旁路的连续的患者进行了对侧髂内动脉灌注的研究 [3]。

通过术后 CTA 检查，他们发现 33% 患者发生对侧髂内动脉闭塞，这些患者中有 24% 的患者出现了臀肌跛行。

参考文献

［1］ Hinchcliffe RJ, Alrick P, Wenham PW, Hopkinson BR. Durability of femoral-femoral bypass grafting after aorto-uni-iliac endovascular aneurysm repair. J Vasc Surg. 2013; 38:498–503.

［2］ Dortch JD, Oldenberg WA, Farres H, Rawal B, et al. Stent grafts for the endovascular repair of abdominal aortic aneurysm. Ann Vasc Surg. 2014;28(5):1258–65.

［3］ Hossain S, Steinmetz OK, Corrivean MM, Mackenzie KS. Patency of contralateral internal iliac artery in aorto-uni-iliac grafting. J Vasc Surg. 2016;60:974–82.

病例 66　使用右髂动脉分支 EXCLUDER® 支架对腹主动脉瘤、双侧髂总动脉瘤和左髂内动脉瘤进行腔内修复术

Endovascular Aneurysm Repair for Abdominal Aortic Aneurysm, Bilateral Common Iliac Artery Aneurysm, and Left Hypogastric Aneurysm with Right Iliac Branch EXCLUDER® Device

【病史与体格检查】

患者男性，81 岁，患有严重慢性阻塞性肺疾病（继发于吸烟）、慢性淋巴细胞白血病和高血压病史。检查发现腹主动脉瘤（AAA），随后进行了 6 个月的腹部和盆腔超声检查。2009 年 6 月 10 日，患者接受了腹部和盆腔 CTA，显示 7.4cm×7.2cm 肾下 AAA，主动脉瘤颈成角 > 60°。右髂总动脉动脉瘤测量值为 4cm×3.9cm，左髂总动脉瘤测量值为 4.8cm×4.3cm，左髂内动脉梭形扩张 3.1cm×3.3cm（图 66-1）。此外，还发现可能与慢性淋巴细胞白血病有关的腹膜后淋巴结及肠系膜淋巴结肿大。

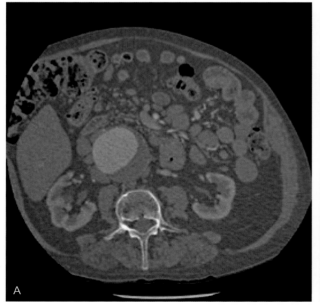
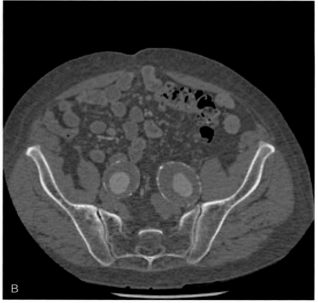

▲ 图 66-1　腹部和盆腔 CTA，显示大 AAA 伴成角主动脉瘤颈、双侧髂总动脉瘤和左髂内动脉瘤

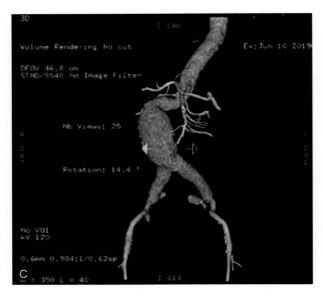

▲ 图 66-1（续）　腹部和盆腔 CTA，显示大 AAA 伴成角主动脉瘤颈、双侧髂总动脉瘤和左髂内动脉瘤

【诊疗过程】

2019 年 6 月 20 日，患者经左股动脉入路成功行左髂内动脉瘤弹簧圈栓塞术。使用一根 5F Cobra（C_2）导管超选进入左髂内动脉。微导管进入臀上动脉，进行弹簧圈栓塞。使用相同的微导管插入左侧髂内动脉的前分支。实现了前分支和髂内动脉瘤的弹簧圈栓塞。术后动脉造影显示（图 66-2）左髂内动脉瘤所有供血分支栓塞成功。

2019 年 6 月 29 日，患者使用 EXCLUDER® 支架（W. L. Gore, Newark, DE）行腹主动脉瘤腔内修复术。

● 从 左 侧 置 入 主 体，31mm×14.5mm×170mm，左髂延长支架为 12mm×120mm，第二个左髂延长支架为 12mm×70mm。

● 髂动脉分支 EXCLUDER® 支架 IBE）23mm×12mm×100mm，右髂内动脉 Connect 14.5mm×70mm 和右侧桥接支架 27mm×120mm。

由于主动脉瘤颈严重成角和双侧髂动脉瘤较大，逆行股动脉入路捕获牵张导丝变得困难。多次尝试不成功后，通过左肱动脉入路将其捕获，并使用抓捕器从主体髂动脉分支套出。置入 14mm×70mm 的髂内分支支架，然后置入 27mm×120mm 的桥接支架。

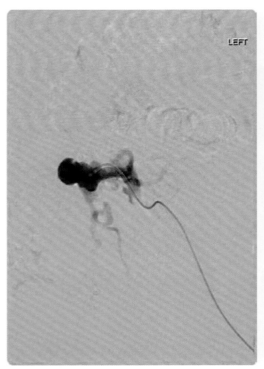
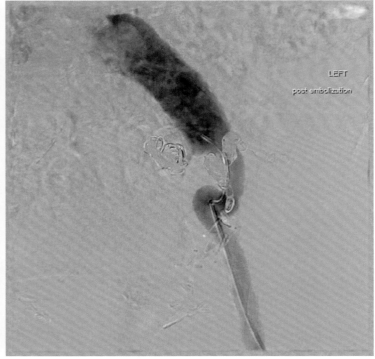

▲ 图 66-2　左髂内动脉和髂内动脉瘤分支的弹簧圈栓塞

对覆膜支架中的主动脉瘤颈和重叠区域进行球囊扩张成形后，结束造影显示 AAA 隔绝令人满意，双肾动脉和右髂内动脉通畅（图 66-3）。

在 2019 年 8 月 21 日随访的腹部和盆腔 CTA 中，动脉瘤腔测量值稳定在 7.1cm×7.1cm，右髂内动脉通畅（图 66-4）。

【讨论】

Schneider 等报道了入组 IBE 多中心试验（2013—2015 年）的 63 例患者。所有患者均使用单一 IBE 器械，在 30 天和 6 个月时进行随访。成功置入、所有 IBE 组件通畅且无Ⅰ型或Ⅲ型内漏的比例为 95.2%（60/63 例）[1]。髂内动脉不通畅的 3 例患者仍无症状。在分期进行髂内动脉栓塞患者中（对侧用 IBE 支架），髂内动脉闭塞后臀部跛行的发生率约为 25%。

排除使用 IBE 器械的最常见原因（Schneider 报道排除了 63% 的患者）是髂总动脉横径＜17mm，髂内动脉瘤或严重髂内动脉闭塞性疾病造成髂内动脉锚定区不足。Karthikesalingam 等审查了 9 个 IBE 支架不同系列的结果，其中 196 例患者的初步技术成功率为 85%～100% [2]。Parlani 等 [3] 和 Austermann 等 [4] 报道了令人满意的通畅率（＞90%）和在极少数跛行的病例中，免于再次介入治疗＞80%。尽管间歇性跛行症状不是该老年晚期慢性阻塞性肺疾病患者的主要问题，但保持一条髂内动脉通畅非常重要，因为必须行对侧髂内动脉栓塞以治疗髂内动脉瘤，并在左髂外动脉内展开置入物。维持髂内动脉灌注有助于预防盆腔缺血症状。在该患者中，影像学（CTA 和腹主动脉超声）的仔细随访非常重要，因为在长期随访中主动脉瘤颈成角可能导致Ⅰa 型内漏。

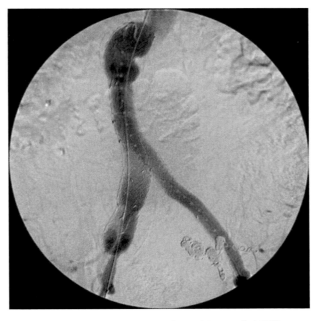

▲ 图 66-3　全主动脉造影显示使用右侧 IBE 成功隔绝 AAA

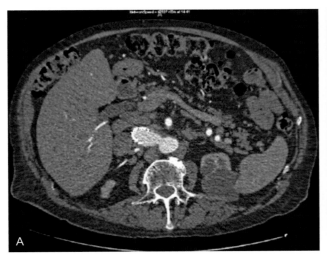
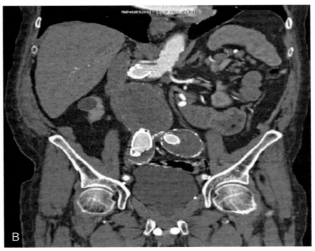

▲ 图 66-4　随访 CTA 显示动脉瘤、双侧 CIA 动脉瘤和 IBE 隔绝满意

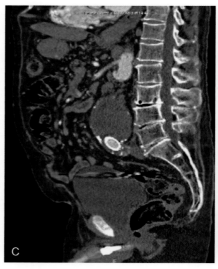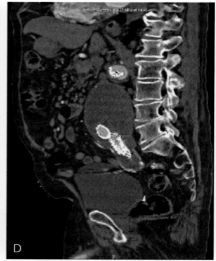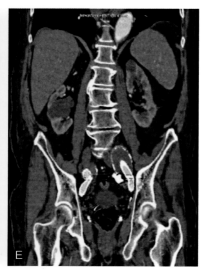

▲ 图 66-4（续） 随访 CTA 显示动脉瘤、双侧 CIA 动脉瘤和 IBE 隔绝满意

参考文献

［1］ Schneider DB, Matsumura JS, Lee JT, Peterson BG. Prospective multicenter study of endovascular repair of aortoiliac and iliac aneurysm using Gore iliac branch endoprosthesis. J Vasc Surg. 2017;66(3):775–85.

［2］ Karthikesalingam A, Hinchcliffe RJ, Holt PJ, Boyle JR, et al. Endovascular aneurysm repair with preservation of the internal iliac artery using the iliac branch device. Eur J Vasc Endovasc Surg. 2010;39:285–94.

［3］ Parlani G, Verzini F, DeRango P, Brambilla D, et al. Long-term results of iliac aneurysm repair with iliac branch endograft: a five-year experience on 100 consecutive cases. Eur J Vasc Endovasc Surg. 2012;43:287–92.

［4］ Austermann M, Bisdas T, Torsello G, Bosiers MJ, et al. Outcomes of a novel technique of endovascular repair of aneurysmal iliac arteries using iliac branch device. J Vasc Surg. 2013; 58:1186–91.

病例 67 动脉瘤腔内修复术伴晚期置入物分支支架闭塞

Endovascular Aneurysm Repair with Late Graft Limb Occlusion

【病史与体格检查】

患者女性，65 岁，2009 年 10 月使用 AneuRx 支架对 5.5cm（横向 / 前后径）肾下腹主动脉瘤（AAA）行腹主动脉瘤腔内修复术（EVAR）（图 67-1）。从右侧置入 28mm×16mm×165mm 主体支架、然后置入 16mm×16mm×115mm 对侧髂动脉分支支架、16mm×16mm×85mm 右侧髂动脉延长支架、16mm×16mm×85mm 左髂动脉延长支架。

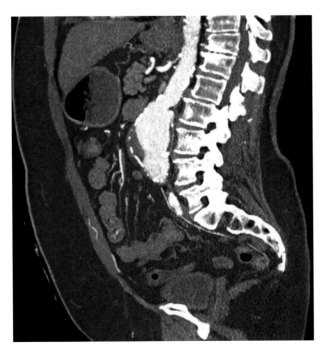

▲ 图 67-1 显示直径 5.5cm AAA 的腹部和盆腔术前 CTA（侧位）

合并疾病包括由于吸烟引起的慢性阻塞性肺疾病（80 包 / 年）。她还存在下肢动脉闭塞性疾病及双侧股动脉搏动稍减弱。腘动脉、胫后动脉和足背动脉搏动消失。

由于双侧股浅动脉闭塞性疾病，踝肱指数右侧为 0.6，左侧为 0.5。既往手术史为左颈动脉内膜切除术。随访腹部和盆腔 CTA 和腹部多普勒超声显示无内漏且动脉瘤腔逐渐缩小。随访期间（2014 年），右侧踝肱指数降至 0.46，左侧降至 0.42。腹部和盆腔 CTA（2015 年 7 月）显示 AAA 被成功隔绝且双侧肾动脉通畅；但是，在左髂总动脉覆膜支架的远端存在狭窄，并且存在左髂外动脉弥漫性狭窄（图 67-2）。患者拒绝对动脉闭塞性疾病进行任何进一步干预。2018 年 7 月，患者因缺血性静息痛和左姆趾尖端干性坏疽在门诊就诊。她接受了 CTA（图 67-3）和腹主动脉造影（伴流出道），显示 8 年零 8 个月前进行的主动脉 - 双侧股动脉支架的左侧分叉闭塞。

【诊疗过程】

患者接受了股总动脉局部内膜切除术，然后用牛心包补片扩展股总动脉切口，将股股旁路人工血管（8mm INTERING® W. L. Gore, Newark, DE）缝于之上。患者在术后第 6 天（2018 年 9 月 21 日）出院。

患者随访时右侧踝肱指数降低为 0.23，左侧踝肱指数增加为 0.66。在进行股股旁路术之前，

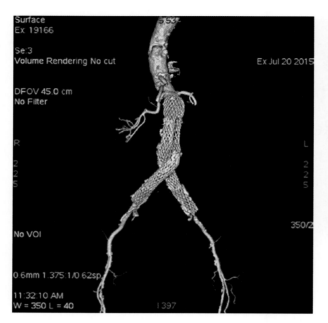

▲ 图 67-2 术后 CTA 显示左侧覆膜支架分支支架远端附着处附近主动脉覆膜支架伴狭窄

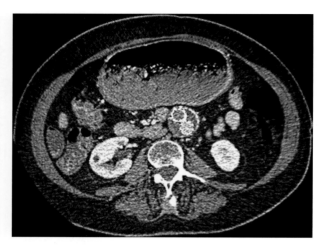

▲ 图 67-3 CTA 显示移植物分支支架闭塞

右侧踝肱指数为 0.34，左侧为 0.22。据推测，由于右下肢动脉闭塞性疾病，在股动脉 - 股动脉重建后存在盗血综合征的某些因素。左足跗趾坏疽在术后的 4~6 周愈合。

2018 年 10 月 3 日，针对右足缺血性静息痛的随访动脉造影显示股股旁路人工血管通畅，右股深动脉起始处有狭窄。此外，右侧股浅动脉显影较差，可能存在严重的闭塞性疾病（图 67-4）。

但患者缺血症状持续改善，2019 年 3 月右侧踝肱指数升至 0.33，左侧降至 0.48。患者于 2019 年 11 月 11 日行无创多普勒动脉检查，显示踝肱指数右侧 0.49，左侧 0.59。

【讨论】

包含 13 项研究的 5454 例患者的 Meta 分析显示，腹主动脉瘤腔内修复术后髂动脉分支闭塞的发生率为 5%~6%[1]。这些患者从 1995 年至 2014 年经受了腹主动脉瘤腔内修复术，50% 患者在腹主动脉瘤腔内修复术后 3 天内就诊[1]。Martas 等报道了 2010—2013 年的 439 例腹主动脉瘤腔内

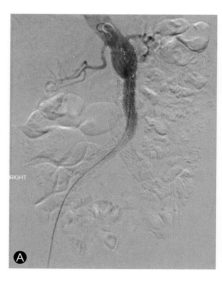
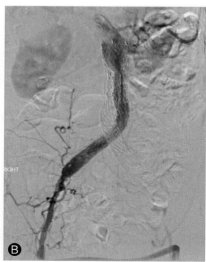
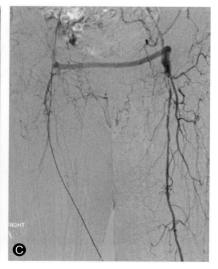

▲ 图 67-4 股动脉 - 股动脉置入物置入后的主动脉造影片和流出道图，造影显示右下肢动脉显影较差

修复术治疗患者，有 18 例髂支闭塞（4.1%）[2]。他们观察到髂动脉存在明显成角和钙化，以及过度的分支支架尺寸过大似乎是置入物分支支架闭塞的重要预测因素 [2]。

Faure 等报道称，来自 Endurant 覆膜支架自然选择全球上市后登记研究（ENGAGE）的数据，39 例患者（3.4%）的 42 处覆膜支架分支支架闭塞。分支支架闭塞最强的独立预测因素是髂外动脉远端锚定区、髂外动脉直径＜ 10mm 和髂外动脉扭曲 [3]。Nicholson 等通过在供血股动脉中放置多普勒探头并记录腘动脉和供血股总动脉的同时血压来测量流入阻力。该患者术后出现的供血肢体缺血可能不是由于盗血综合征。左下肢症状的改善提示对侧下肢动脉供血不足可能是由于供血股动脉的钳夹损伤或吻合口狭窄 [4]。与许多股动脉闭塞性疾病患者一样，症状显著改善是由于侧支循环的生成。

参考文献

［1］ Hammond A, Hansrani V, Lowe C, Asghar I, et al. Meta-analysis and meta regression of iliac limb occlusion after endovascular aneurysm repair. J Vasc Surg. 2018;68:1916–24.

［2］ Martas GK, Antonopoulos CN, Sfyrorers GS, Moulakakis KG. Factors predisposing to endograft limb occlusion after endovascular aortic aneurysm repair. Eur J Vasc Endovasc Surg. 2015:4939–49.

［3］ Faure EM, Becquemin JP, Cochennec I. Predictive factors for limb occlusion after endovascular aneurysm repair. J Vasc Surg. 2015;61:1138–45.

［4］ Nicholson ML, Beard JD, Horrocks M. Intraoperative inflow resistance measurement: a predictor of steal syndrome following femoral-femoral bypass grafting. Br J Vasc Surg. 1988; 75:1064–6.

第十七篇 破裂腹主动脉瘤腔内修复术

Endovascular Aneurysm Repair for Ruptured Abdominal Aortic Aneurysm

病例 68 破裂腹主动脉瘤的腔内修复术 / 229

病例 69 Endologix 支架腔内修复后出现伴有 Ⅲ 型内漏的破裂腹主动脉瘤 / 233

病例 70 Ⅰb 型内漏所致腹主动脉瘤破裂 / 238

病例 71 继发于 Ⅰa 型内漏的腹主动脉瘤破裂 / 241

病例 72 腔内修复破裂腹主动脉瘤 1 例 / 245

病例 68 破裂腹主动脉瘤的腔内修复术
Endovascular Aneurysm Repair for Ruptured Abdominal Aortic Aneurysm

【病史与体格检查】

患者男性，77 岁，以"剧烈胸痛、腹痛及呕吐"急诊入院。腹部和盆腔 CTA 提示肾下腹主动脉瘤（AAA）破裂并腹膜后血肿。腹主动脉瘤测量大小为 9.7cm×9.2cm（前后位 / 横径直径）。主动脉颈角为 45°～60°（图 68-1）。

【诊疗过程】

2016 年 6 月 10 日，患者行腹主动脉瘤腔内修复术（EVAR），Endurant（Medtronic, Dublin,

Ireland）支架主体从患者右股动脉引入并释放（36×16×166）。利用可调弯鞘超选对侧髂支，置入 16×24×124 髂支支架。右侧同样置入 16×24×124 髂支支架。支架置入后造影显示动脉瘤完全被隔绝。在手术结束时，腹部变得轻微膨隆和紧张，但由于吸气峰值压力没有升高，因此没有重新探查腹部是否存在腹腔间隔室综合征。

3 周后复查腹部和盆腔 CTA 显示，动脉瘤大小为 9.6cm×9.2cm，有可能存在腹膜后血肿扩大并盆腔间隙内活动性出血（图 68-2）。因此，患

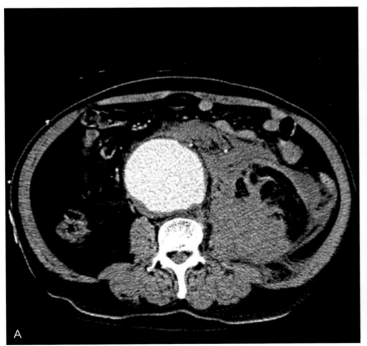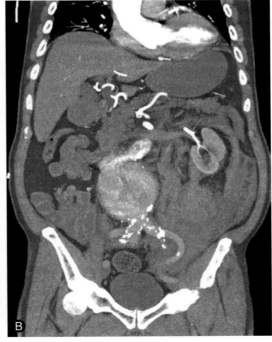

▲ 图 68-1　CTA 示腹主动脉破裂并腹膜后血肿

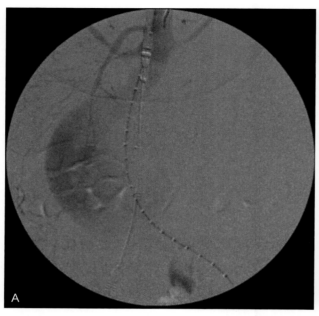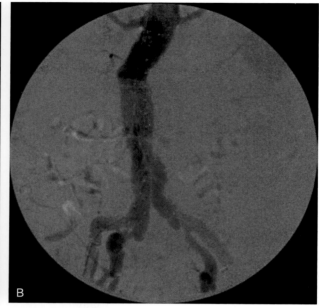

▲ 图 68-2 术中动脉造影与支架释放

者在 7 月 11 日接受了腹主动脉造影，造影示动脉瘤恢复良好，无任何内漏，无任何渗出（图68-3）。 患者术后进行 2 次腹部超声检查，结果显示动脉瘤稳定，同时无内漏。患者于 2017 年 2 月接受腹部和盆腔 CTA 复查，显示动脉瘤大小为 9.1cm×9.2cm，并有小的 II 型内漏的可能性（图 68-4）。2019 年 11 月行最后一次腹部和盆腔 CTA，结果显示动脉瘤术后恢复良好，没有内漏迹象，残留的动脉瘤大小为 9.2cm×9.2cm（图68-5）。

【讨论】

虽然许多随机试验将 EVAR 治疗破裂的 AAA 与传统的开放手术修复进行比较，未能显示出

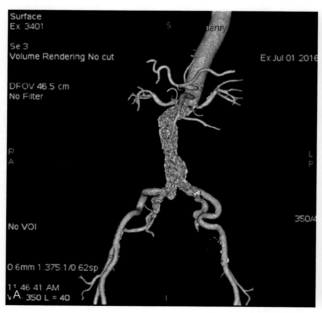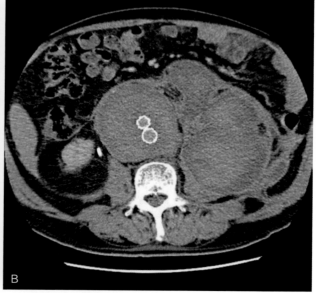

▲ 图 68-3 1 个月后 CTA 示支架形态良好及腹膜后血肿

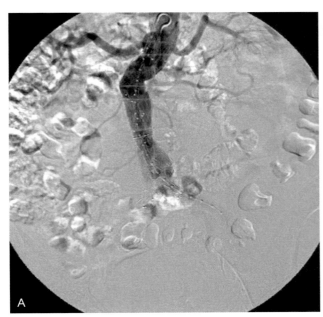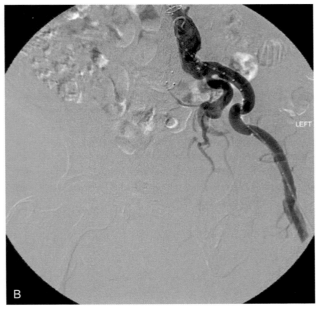

▲ 图 68-4　支架释放良好且无内漏

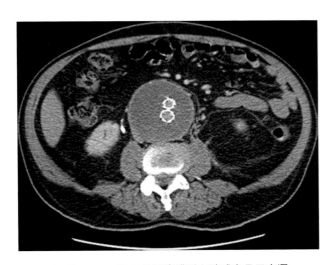

▲ 图 68-5　CTA 显示腹膜后血肿减少且无内漏

EVAR 的优势。大多数专家一致认为，对于解剖适合 EVAR 的患者，可优先选择 EVAR 进行治疗[1, 2]。一项在 30 个中心（英国 29 个，加拿大 1 个）进行的多中心试验（改善试验），将 613 例破裂腹主动脉瘤患者随机分为两组：316 例应用 EVAR（如果主动脉形态合适，且无法进行开放修复术），297 例采用开放修复术。对比的首要结局是 1 年内死亡率；次要结局是 1 年内再干预、生活质量、治疗费用、质量调整寿命年和效率。1 年时腔内治疗和开放修复的全因死亡率分别为 41.1% 和 45.1%，两组再干预率相似。他们因此得出结论：相较于开放手术，优先使用 EVAR 处理破裂腹主动脉瘤，虽然在生存率方面两者没有差异，但 EVAR 手术能减少患者的住院时间、提高患者的生活质量，且成本更低。Holst 等报道了来自单中心的 90 例肾下破裂腹主动脉瘤的急诊 EVAR 的早期和中期结果，30 天死亡率为 27%，1 年死亡率为 33%。他们从中得出结论：EVAR 是治疗破裂腹主动脉瘤的有效选择[3]。Kapema 等将 116 例破裂腹主动脉瘤患者随机分为开放治疗组和腔内治疗组，腔内治疗组和开放治疗组的 30 天死亡率分别为 21% 和 25%。他们得出结论，对于破裂腹主动脉瘤 EVAR 手术可能更有效，但花费更高[4]。

参考文献

［1］ Mansour MA, Zwibelman H. Endovascular repair of ruptured abdominal aortic aneurysm. In: Hans SS, Shephard AD, Weaver MR, Bove PG, Long GW, editors. Endovascular and open vascular reconstruction: a practical approach. Boca Raton: CRC Press; 2018. p. 63–8.

［2］ McPhee J, Eslami MH, Arous EJ, Messing LM. Endovascular treatment of ruptured abdominal aortic aneurysms in the United States (2001–2006): a significant survival benefit over open repair is independently associated with increased institutional volume. J Vasc Surg. 2009;49:817–26.

［3］ Holst J, Resch T, Ivanceau K, Bjorses K. Early and intermediate outcome of emergency endovascular aneurysm repair of ruptured infrarenal abdominal aortic aneurysm: a single center experience of 90 consecutive patients. Eur J Vasc Endovasc Surg. 2009;37:413–9.

［4］ Kapema MR, Dijksman LH, Rimerink JJ, DeGroof AJ, et al. Cost-effectiveness and cost-utility of endovascular verses open repair of ruptured abdominal aortic aneurysm in the Amsterdam Acute Aneurysm Trial. Br J Surg. 2014; 101:208–15.

病例 69 Endologix 支架腔内修复后出现伴有Ⅲ型内漏的破裂腹主动脉瘤

Ruptured Abdominal Aortic Aneurysms in Patient with Type Ⅲ Endoleak Following Endovascular Aneurysm Repair with Endologix Graft

【病史与体格检查】

患者男性，65 岁，2012 年 3 月因腹痛伴背部放射性痛至急诊。既往史：2012 年 2 月，患者有高血压和右股静脉的急性深静脉血栓病史。患者同时存在冠心病并伴远端心肌梗死和心房颤动。既往手术史：患者因 8cm 的肾下腹主动脉瘤（AAA）（图 69-1），于 2011 年 7 月在外院接受了

腹主动脉瘤腔内修复术（EVAR）（图 69-2）。手术使用了 Endologix 支架，但无法确定 Endologix 支架的确切型号。2011 年 9 月的术后腹部及盆腔 CTA 显示动脉瘤术后恢复良好，无内漏迹象，动脉瘤大小为 8.1cm×7.7cm（图 69-3）。

患者接受了急诊腹部和盆腔 CTA 及腹主动脉造影，显示Ⅲ型内漏，无动脉瘤破裂的迹象。

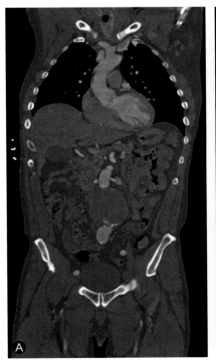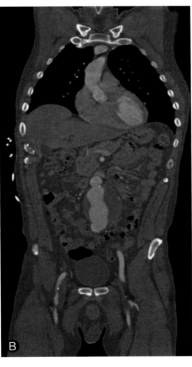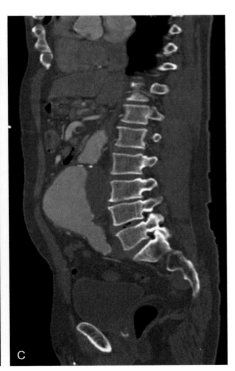

▲ 图 69-1 术前 CTA 显示肾下腹主动脉瘤

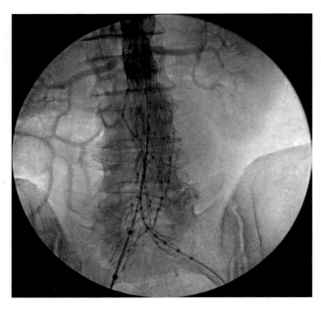

▲ 图 69-2 术中造影示 Endologix 支架释放

【诊疗过程】

2012 年 3 月 10 日，患者进入手术室，输入 4 个单位新鲜冰冻血浆来纠正他的 INR（3.1）。由于手术室没有合适的支架移植物，他置入了 2 个 AneuRx（Medtronic, Dublin, Ireland）支架，尺寸分别为 26mm×26mm×40mm 和 28mm×28mm×

40mm。此外，由于 Endologix（Irvine, CA）支架仅覆盖左髂总动脉近端 1.5cm，因此放置左髂支（AneuRx（20mm×20mm×85mm）并将其延伸至髂动脉中外段。2012 年 3 月 29 日腹部和盆腔 CTA 显示瘤腔大小为 8.3cm×7.9cm，伴有Ⅲ型内漏。患者于 2012 年 4 月在门诊复查，左侧臀肌跛行症状逐渐改善。2012 年 11 月 13 日随访的 CTA 扫描显示，动脉瘤大小为 6.2cm×7.1cm，无任何内漏迹象。

患者于 2013 年 3 月 13 日到急诊就诊，腹痛加重，持续 3～4 天。在急诊，他的血压是 206/108mmHg。急诊腹部和盆腔 CTA 显示Ⅲ型内漏（图 69-4）。INR 为 3.7，给他输入 3 个单位新鲜冰冻血浆，并急诊手术，使用 7F 血管鞘建立双侧股动脉通路。经右侧通路，导丝 Glidewire®（Terumo, Somerset, NJ）与 Kumpe 导管（Cook Medical, Bloomington, IN）配合，交换 Lunderquist® 导丝（Cook Medical）；经左侧通路，Omniflush marker 导管（AngioDynamic, Latham, NY）进入左侧血管鞘。在 Glidewire 导丝和 Kumpe 导管的配合下，对 Endologix 移植物的断开部分进行处理。Ⅲ型内漏用 30mm×

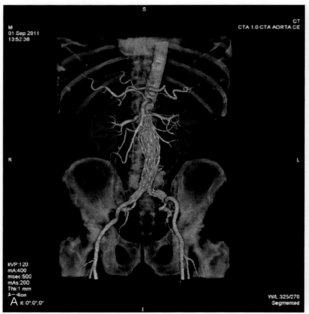

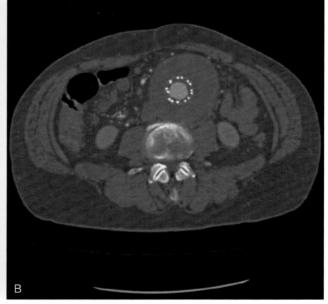

▲ 图 69-3 术后 CTA 显示术后恢复良好（3 个月后）

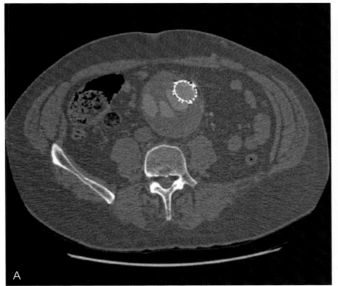
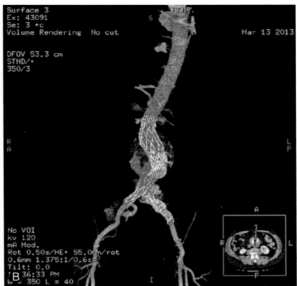

▲ 图 69-4　Ⅲ型内漏伴腹主动脉瘤破裂

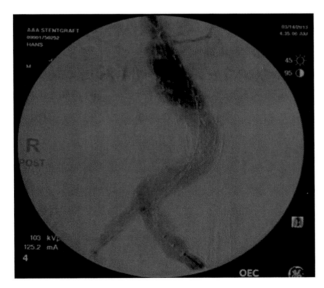

▲ 图 69-5　**Valiant 支架治疗Ⅲ型内漏**

30mm×150mm 的 Valiant 支架进行封闭，然后用 Relian 球囊扩张（图 69-5）。然而，患者存在凝血障碍（INR 2.8，PTT 74，血小板计数 98 000，血红蛋白 72g/L）；给予 10 个单位新鲜红细胞、凝血因子Ⅶ和冷沉淀。因呼吸峰压明显升高（55cmH$_2$O），患者因腹腔间隔室综合征行开腹减压术，但因弥散性血管内凝血，患者术后 12h 仍低血压，生命垂危。

【讨论】

Maleux 等在 965 例 EVAR（1995—2014 年）中，发现 20 例（2.1%）患者有 25 次Ⅲ型内漏。在大多数情况下，Ⅲ型内漏潜在的机制是支架移植物组的断开（56%），44% 的患者发现了织物缺陷。可能在 EVAR 之后或早或晚出现[1]。在 Maleux 等报道的研究中，10% 的患者以破裂或主动脉 - 十二指肠瘘为Ⅲ型内漏的首发症状。他们用腔内技术治疗了 22 例（88%）Ⅲ型内漏，开放手术治疗 3 例（12%）。

CTA 血管造影术被认为是确定Ⅲ型内漏的金标准，尽管腹部 X 线片可以证实支架及其组件的断开。Ⅲ型内漏的治疗包括在原有支架上放置覆膜支架。如果织物撕裂是在分叉处，重新将移植物转换为主动脉 - 髂动脉结构是更好的选择。尽管修复效果令人满意，但如本报道所述，Ⅲ型内漏在一些情况下可能会再次发生。

腹主动脉瘤破裂后行开放或腔内治疗后的腹腔间隔室综合征，是由于大量容量复苏导致腹内压增加所致。由于腹内压增加和下腔静脉受压迫，静脉回流受阻，从而导致心输出量减少和全身血管阻力增加。Rubinstein 等的研究，报道 73 例腹腔间隔室综合征，44 例腹主动脉破裂开放修补术，

29 例 EVAR，总死亡率 42%[2]。作者观察到，腹主动脉瘤破裂行 EVAR 后出现腹腔间隔室综合征的患者，术中对血液和血液产品的需求量更高。他们推测，腰动脉和肠系膜下动脉通过破裂的动脉瘤持续出血，可能是导致这种差异的原因。他们建议对腹主动脉瘤破裂的 EVAR 后出现腹腔间隔室综合征的患者行肠系膜下动脉和腰动脉开放结扎术[2]。破裂动脉瘤 EVAR 术后腹腔间隔室综合征的发生率为 5.5%～8%[2]。但据报道，使用留置尿管测量腹内压的比率高达 21%。腹主动脉破裂修补术后出现腹腔室间隔综合征的患者，肠缺血、肾功能障碍、呼吸衰竭和败血症的发生率较高[2]。腹腔室间隔综合征的内科治疗包括神经肌肉阻断、呼气末正压通气（PEEP）、白蛋白滴注和静脉使用利尿药。如果腹腔室间隔综合征药物治疗无效，应进行剖腹减压术，并应保持腹部开放，避免肠管与腹壁之间的粘连，采用辅助伤口闭合。

最近，FDA 发出了一份通知（2019 年 10 月 28 日），关于 Endologix AFX® 和 Endologix STRATA 支架发生Ⅲ型内漏的风险更高[3]。因此，对所有患者进行仔细的长期随访和影像检查是必要的，以防止 EVAR 后 AAA 破裂。根据 FDA 的警告，对于使用 Endologix 支架的患者，这种密切随访是强制性的。

【评论】（来自 Paul G. Bove 医生）

不幸的是，在血管治疗领域，所有疗法的失败率有时都不容易预测。具体地说，在处理腹主动脉瘤的腔内修复时，可能会发生多种形式的失败，其中一些是在修复后早期发生的，有些甚至可能在置入后数年内不会出现。由于缺乏准确的发生率，需要对接受主动脉支架置入术的患者进行终身监测。这与其他血管手术没有什么区别，后者可能会在完成数年后失败。最重要的是，在血管外科的其他领域，当通过监测和治疗可以发现问题时，这可以带来生存优势，就像行主动脉腔内修复的情形一样。

作者描述了 1 例复杂的病例，患者置入

Endologix AFX 移植物后发生Ⅲ型内漏，最初治疗约 8 个月后，使用两个重叠的 AneuRx 主动脉支架治疗Ⅲa 型内漏和髂动脉延伸部分。不幸的是，二次干预 1 年后，患者动脉瘤出现破裂，放置了 V-Aliant 支架，并因腹腔间隔室综合征需要剖腹手术，患者随后不久因凝血障碍而死亡。这个病例代表了我们所面对的真实世界的复杂性、决策的必须性、治疗患者所需的资源，尤其当我们试图创造新的方法，来处理紧急情况下出现不常见、无法预见的问题。

近年来，FDA 就 Endologix 主动脉支架进行了大量的检测。AFX 腔内 AAA 系统于 2011 年获得批准。这些支架是在 2011 至 2014 生产的，置入工作于 2016 年停止。2014 年 7 月，最初使用 Strata 材料的 AFX 被使用 Duraply 材料的 AFX 取代。2016 年 2 月，对 Duraply 材料进行了进一步修改，AFX2 问世。在 2016 年 12 月的一次医师交流会中，Endologix 要求从医院下架所有 AFX Strata 支架，因为Ⅲ型内漏的数量增加。同样对说明书中的适应证进行调整，特别是关于主动脉支架重叠的建议。2018 年 10 月 15 日，FDA 发布了 Endologix AFX 腔内系统的召回令。在此之前，曾在 2017 年 9 月和 2018 年 6 月分别向供应商发出关于Ⅲ型内漏增加的风险警告。

FDA 在 2019 年 10 月 28 日[3] 对 Kaiser 集成健康系统中所有 AFX 系统经验的最新摘要数据回应，该数据表明，在他们的 603 例患者队列中，2 年内Ⅱ型泄漏的发生率为 2.5%[4]。诚然，还需要进一步的分析。目前这项研究存在局限性，需要更多的数据。我毫不怀疑，FDA 和 Endologix Inc. 在这个复杂的舞台上保持积极的沟通和监督，都是为了患者的最佳利益。

Endologix AFX 系统的另一个特点是其基本结构，支架部分允许覆膜向外凸出。这一现象经常被关注到，在某种程度上，这是意料之中的改变以及需要后续的 CT 随访。一些术者提出，在某些时候，这种现象可能导致支架置入失败[5]。最重要的有两个方面，对于稳定的患者，有必要重点观察影像学特征，以确定支架是否置入失败。

对于确实需要二次干预的患者，如果它与主动脉夹角相结合，可能会使导丝通道变得更加复杂。确保二次手术中的导丝位于支架内，而不是位于支架和覆膜之间，这是至关重要的。

有一些实用经验被用来帮助治疗 Endologix 特有的 Ⅲ 型内漏。在导丝通过先前支架时需要特别注意。通常使用大直径球囊，以确保支架的正确定位。在本病例中使用的重叠主动脉支架、胸主动脉段或 Endologix 段均已被提到。在诊断和修复时，最重要的是确保没有其他问题存在，如

Ⅲb 型内漏或可能导致未来 Ⅰ 型内漏的主动脉或髂动脉锚定区的问题。这可能需要放置额外的主动脉支架或髂支，或者使用 Endologix 或其他制造商的全主动脉支架移植系统进行二次治疗。如果需要的话，可以利用置入物进行开放重建。

随着人们对 Endologix 优缺点认识不断提高，最重要的是了解所有产品的适应证、禁忌证及长期随访的必要性。某些解剖特征，如主动脉夹角和腹主动脉瘤大小，可能会影响未来并发症发生的可能性，必须提醒患者终身随访的必要性。

参考文献

［1］ 1. Maleux G, Poorteman L, Lanen A, Lebes BS, et al. Incidence, etiology, and management of type III endoleak after EVAR. J Vasc Surg. 2017;66(4):1056–64.

［2］ Rubinstein C, Bitez G, Davenport DL, Winkler M, et al. Abdominal compartment syndrome associated with endovascular and open repair of ruptured abdominal aortic aneurysm. J Vasc Surg. 2015;61:648–54.

［3］ US Food and Drug Administration Safety Report, update on risk of type III endoleaks with use of Endologix AFX endovascular AAA graft systems: FDA safety communication, 10/ 28/2019.

［4］ Rothenberg KA, Harris JC, Prentice HA, Hsu JH, et al. Risk of reintervention with Endologix AFX endovascular abdominal aortic aneurysm systems in an Integrated Health Care System. J Coll Am Surg. 2019;229(4):Suppl:S334.

［5］ Chang H, Hadro NC, et al. The progression of billowing of Endologix AFX2 abdominal aortic aneurysm device as a precursor for the rupture of an abdominal aortic aneurysm. Ann Vasc Surg. 2019;54:335.e11–4.

病例 70　Ⅰb 型内漏所致腹主动脉瘤破裂
Ruptured Abdominal Aortic Aneurysm due to Type Ⅰ b Endoleak

【病史与体格检查】

患者女性，75 岁，2012 年 3 月因右下肢和右下腹部剧烈疼痛急诊就诊。她最近在慢性阻塞性肺疾病（COPD）急性加重后出院。该女性患者有高血压、充血性心力衰竭，同时因 T$_{12}$ 椎体压缩骨折致腰腿痛后继发跌倒。既往手术史包括除颤器和起搏器的置入。2005 年，该患者在外院接受了腹主动脉瘤腔内修复术（EVAR），使用 Zenith 支架。血管外科医生的临床记录显示，她接受了 6 个月的腹主动脉彩超随访。在手术后，没有进行 CTA 复查。腹部和盆腔的急诊 CTA 显示右髂总动脉瘤破裂（大），Ⅰb 型内漏和腹膜后血肿（图 70-1）。

【诊疗过程】

患者被急诊送入手术室，右股动脉置入 7F 血管鞘，将一根长为 180cm 的 0.035 单弯导管送入血管支架内，主动脉造影显示在髂总动脉支架交界处附近有对比剂渗出。使用 Kumpe 导管和导丝，进入右髂内动脉，并对前、后分支使用导管进行选择进入，都使用 6mm×3mm 和 8mm×4mm 的弹簧圈，彻底栓塞髂内动脉及其分支。用 Lunderquist 导丝替换角度僵硬的单弯导丝，在髂外动脉近端将髂支支架 16mm×13mm×124mm（Endurant）接于 18mm×13mm×82mm（Endurant）支架内（图 70-2）。球囊扩张后，进行动脉造影，显示可能是Ⅲ型内漏；为了解决内漏，使用另一个髂支支架

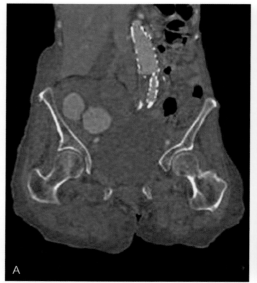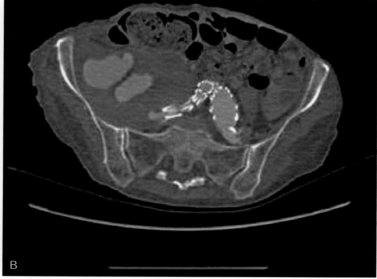

▲ 图 70-1　CTA 示继发于Ⅰb 型内漏的右髂总动脉瘤破裂

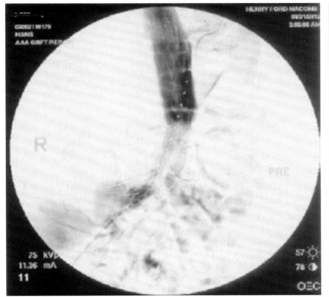
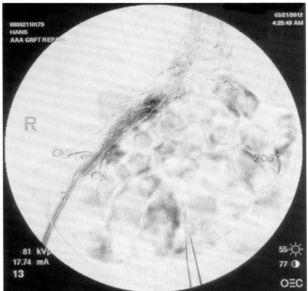
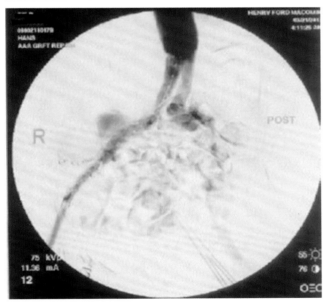

▲ 图 70-2　右髂内动脉弹簧圈栓塞及髂支支架释放

（16mm×13mm×93mm）。患者术后出现稀释性凝血障碍，腹部轻度肿胀。凝血障碍经新鲜冰冻血浆、血小板输注后纠正。然而，患者无法脱离呼吸机，患者家属决定放弃治疗，右髂动脉瘤修复 3 周后患者死亡。

【讨论】

有 EVAR 病史的患者 AAA 破裂仍然是一个致命的问题[1, 2]。Cho 等报道称现有的腹主动脉内支架在腹主动脉瘤破裂修复后既没有提供近期也没有提供一年的远期生存益处。Cho 等报道了血管腔内修复术和开放治疗术的手术死亡率分别为 20% 和 38.1%（P=0.27）。Catenescu 等报道了（2001—2015 年）121 例 AAA 患者，A 组包括 17 例有过腔内修复的患者和 104 例二次破裂的 AAA 患者。他们报道说以前的腔内修复组的死亡率为 44.7%，而新腔内修复组的死亡率为 42.3%（P＜0.05）[2]。

根据腹部和盆腔 CTA 造影，存在血管内移植物的患者应采用血管内入路或开放入路处理腹主动脉瘤破裂。在这位患者中，腹主动脉破裂是由于较严重的 I b 型内漏所致，在超声检查中可能不能很好地被发现。因该患者肾功能良好，可行腹部和盆腔 CTA 造影诊断 I b 型内漏（可行动脉造影检查）。

参考文献

［1］ Cho JS, Park T, Kim JY, Chaer RA, et al. Prior endovascular aneurysm repair provides no survival benefit when the aneurysm ruptures. J Vasc Surg. 2010;52(5):1127–34.

［2］ Catenescu I, Long G, Bove P, Khoury M, et al. Rupture of abdominal aortic aneurysm in patients with and without antecedent endovascular repair. Ann Vasc Surg. 2017;39:99–104.

病例 71 继发于Ⅰa型内漏的腹主动脉瘤破裂

Ruptured Abdominal Aortic Aneurysm Secondary to Delayed Type Ⅰa Endoleak

【病史与诊疗过程】

患者男性，83 岁，2008 年 5 月 19 日在腰麻下接受 AneuRx 血管腔内修补术（EVAR）治疗 6.5cm 腹主动脉瘤（AAA），主动脉颈角 45°～60°。支架主体（28mm×16mm×165mm）经右股动脉进入，对侧髂支支架（16mm×16mm×135mm）。左侧释放髂支支架（16mm×16mm×115mm），右侧髂支（16mm×16mm×115mm）释放，移植物长度延伸至右髂总动脉分叉处。在使用 Relan 球囊（Medtronic, Dublin, Ireland）对主动脉瘤颈和重叠区进行球囊扩张，后进行主动脉造影术，显示Ⅰa型内漏。再次尝试主动脉瘤颈处后扩张，置入 1 枚 28mm×40mm 的主动脉 Cuff 支架（AneuRx），释放后Ⅰa型内漏显著减少。患者术后 3 天行腹部和盆腔 CTA 复查，仍发现Ⅰa型内漏。患者接受再次手术，在 28mm×4cm 的 Z-MED Braun 球囊上放置一个 39mm×10mm 的 Palmaz 支架，右股动脉使用 16F 血管鞘，术后显示Ⅰa型内漏完美解决。

患者 3 年后行腹部和盆腔 CTA 检查，内漏完全消失，但仍有严重并发症发生。支架移位至左肾动脉下方约 1cm 处（图 71-1）。患者随访 3 年（至 2011 年），每隔 6 个月行腹部和盆腔 CTA 及腹主动脉超声。2011 年 1 月腹部和盆腔 CTA 显示动脉瘤大小为 5.9cm×5.9cm，无内漏迹象。

患者在 2019 年 2 月 19 日因晕厥来到急诊，在此之前一直没有随访。腹部和盆腔 CTA 显示腹主动脉瘤破裂，伴有Ⅰ型和Ⅲ型内漏，支架向远端移位（图 71-2）。此外，右肾因腹膜后巨大血肿而灌注不良。患者被送进复合手术室，游离并显露右股动脉，使用 6F 血管鞘，经皮穿刺进入左股动脉。Lunderquist 导丝与 Glidewire 导丝在右侧 Kumpe 导管中互换，置入 16F 血管鞘。放置两个主动脉支架，第一枚主动脉支架 28cm×28cm×70cm，第二枚主动脉支架 28cm×28cm×49cm。主动脉造影显示Ⅰa型内漏持续存在。在主动脉瘤颈部放置 4 个 EndoAnchors（HeliFx），然后放置 Palmaz 支架。由于主动脉瘤颈短且成角度，用另一个（第 3 个）主动脉支架 32cm×32cm×49cm 来解决Ⅰa型内漏（图 71-3）。造影显示左肾动脉被第三支架部分覆盖，但是Ⅰa型内漏的问题解决了（图 71-4）。术后血红蛋白为 60g/L，红细胞压积为 16。患者出现稀释性凝血障碍时，给予 6 个单位红细胞、4 个单位新鲜冰冻血浆、10 个单位血小板和补钙治疗。尽管前 3 天的尿量充足，患者还是出现了急性肾损伤，不得不临时进行血液透析。2019 年 2 月 16 日放置了透析管，患者出院需进行永久性血液透析。2019 年 10 月 2 日，患者再出现晕厥，遂至医院急诊。

对于不适合开放修补术的患者，完成 EVAR 可能需要覆盖 1 条或 2 条肾动脉。Tanious 等使用 VQI 数据集（2013—2018）选择因腹主动脉瘤破裂而行 EVAR 的患者[1]。在 2278 例腹主动脉瘤破裂患者中，2230 例无肾动脉覆盖，30 例单肾动脉覆盖，18 例双侧肾动脉覆盖。在多变量回归分析中，双侧肾动脉覆盖与住院死亡率（OR=5.7）、

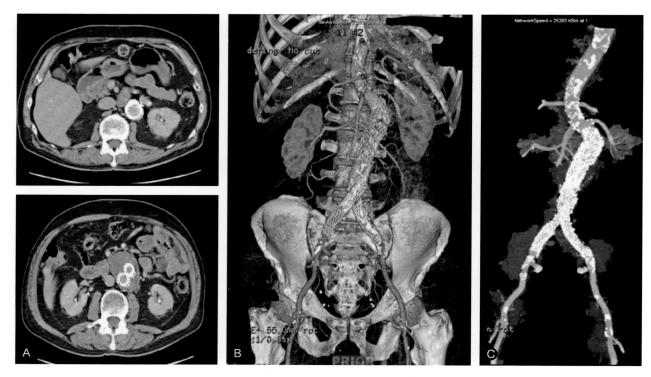

▲ 图 71-1　CTA 示 EVAR 术后支架移位

永久性透析 /30 天死亡（OR=9.5）和永久性透析（OR=47.5）的风险增加相关。单一肾动脉覆盖增加了永久性透析 /30 天死亡率的概率（OR=2.8）。他们观察得出结论，AAA 破裂患者的双侧肾动脉覆盖显著增加了住院死亡率，降低了长期存活率。单一肾动脉的覆盖增加了永久性透析 /30 天死亡的风险，这主要是由于其对永久性血液透析的影响。它不会显著影响住院死亡率或 1 年存活率，

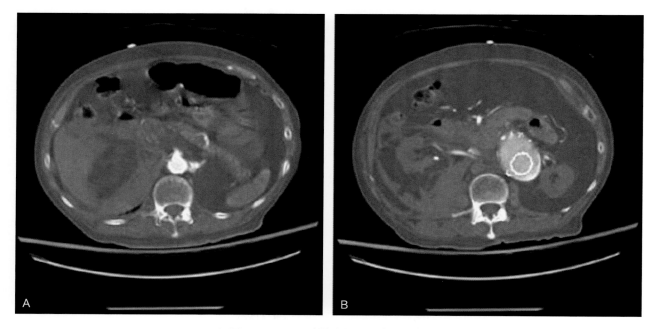

▲ 图 71-2　AAA 破裂继发于 I 型和 III 型内漏

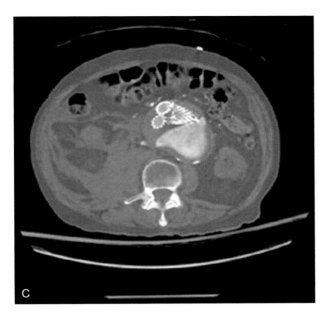

▲ 图 71-2（续）　**AAA** 破裂继发于Ⅰ型和Ⅲ型内漏

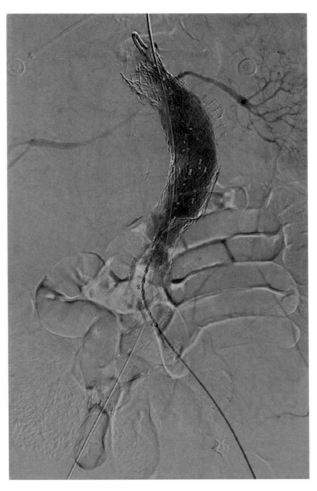

▲ 图 71-4　支架覆盖部分左肾动脉起始部的Ⅰa型内漏

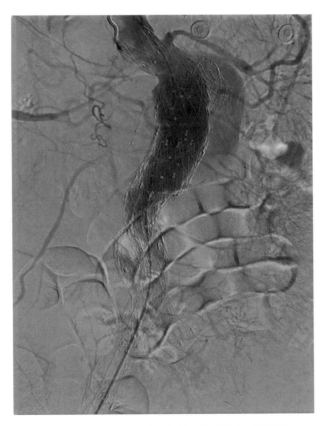

▲ 图 71-3　术中主动脉造影示持续性Ⅰa型内漏

它可能是 AAA 患者一个可选择的可行方案。这位患者中，有意地覆盖左肾动脉导致了永久性血

液透析，患者多存活了 8 个月。

此病例还表明，相当数量的患者没有来接受 EVAR 后的定期随访。有位患者在其首次术后 3 年不再来做影像检查。Hicks 等评估了 11 309 例接受择期 EVAR 治疗的患者（2003—2015 年），其中 78% 为当面随访，11% 为电话随访，11% 失访 [2]。失访患者的生存结果较差（84.9% vs. 91.9%，$P < 0.001$）。

【评论】（来自 Faisal Aziz 医生）

在过去的 20 年里，随着腹主动脉瘤腔内修复术（EVAR）发展，血管外科经历了一场腔内革命。EVAR 很大程度取代传统的开放腹主动脉瘤修补术，成为治疗腹主动脉瘤的首选方法。这个病例突出了以下几个重要的教学要点。

● 在解剖具有挑战性的患者中坚持使用说明书的重要性。

文献综述显示，强有力的证据支持主动脉内支架需严格遵守使用说明书。与那些没有严格遵守使用说明书的患者相比，根据使用说明书指导接受 EVAR 的患者往往有更好的预后[3]。在这个特殊的病例中，在初次手术时，主动脉夹角可能已经排除了本身移植物使用的可能。换句话说，在初次手术时进行主动脉瘤开放修补术而不是 EVAR 可以预防长期的并发症的发生。

● 认识 Ⅰa 型内漏对血管修复术影响的重要性。

EVAR 的基本定义是在手术完成时不应发生 Ⅰa 型内漏。大多数专家认为，存在 Ⅰa 型内漏相当于动脉瘤手术失败[4]。更重要的是，在操作时，应该深思熟虑地考虑 Ⅰa 型内漏的确切原因：支架尺寸不足、缺乏足够的锚定区和大量血栓的存在是造成内漏的重要原因。诊断时应确定 Ⅰa 型内漏的原因并进行适当的治疗。理想情况下，接受 EVAR 的患者不应带着 Ⅰa 型内漏离开手术室。

● 确保长期随访。

患者在选择 EVAR 与开放的 AAA 修补术时应考虑几个因素。患者对定期随访的依从性以及在随访时获得 CTA 是至关重要的。EVAR 后失去随访的患者结局最差[2]。对于长期坚持随访的患者来说，开放手术治疗腹主动脉瘤可能是更好的选择。

综上所述，在选择适合 EVAR 的解剖时，这一病例强调了几个重要的教学要点，在手术室处理血管造影所示的 Ⅰa 型内漏，强调长期随访的重要性。对于解剖结构不佳和缺乏长期随访承诺的患者，开放的腹主动脉修补术可能比 EVAR 更可取。

参考文献

[1] Tanious A, Boitano LT, Wang LJ, Shames ML, et al. Renal artery coverage during endovascular aneurysm repair for ruptured abdominal aortic aneurysm. Ann Vasc Surg. https://doi.org/10.1016/J. avsg.2019.05.005.

[2] Hicks CW, Zarkowsky DS, Bostock IC, Stone DH, et al. Endovascular aneurysm repair in patients who have lost to follow up have worse outcomes. J Vasc Surg. 2017;65(6):1625–8.

[3] Charbonneau P, Hongku K, Herman CR, Habib M, Girsowicz E, Doonan RJ, et al. Long-term survival after endovascular and open repair in patients with anatomy outside instructions for use criteria for endovascular aneurysm repair. J Vasc Surg. 2019;70:1823–30.

[4] Schlosser FJ, Gusberg RJ, Dardik A, Lin PH, Verhagen HJ, Moll FL, et al. Aneurysm rupture after EVAR: can the ultimate failure be predicted? Eur J Vasc Endovasc Surg. 2009; 37:15–22.

病例 72　腔内修复破裂腹主动脉瘤 1 例

Endovascular Repair for Ruptured Abdominal Aortic Aneurysm in a Patient with Antecedent Endograft

【病史与体格检查】

患者男性，81 岁，2017 年 7 月 8 日，因背部剧烈疼痛到医院急诊科。腹部和盆腔 CTA 显示可能是Ⅲ型内漏（覆膜支架各部分连接处脱节）和Ⅰa 型内漏（图 72-1）。

【诊疗过程】

患者因严重低血压休克被紧急送往手术室，通过 16F 的血管鞘，使用 32mm×2cm 的主动脉球囊（Z-MED, Braun）阻断主动脉。左股动脉经皮穿刺置入 5F 血管鞘。右侧通过 180cm 长的 0.035 单弯导丝向前推进，但由于导丝与覆膜支架游离部分（Ⅲ型内漏）卡在动脉瘤内，因此不能进入支架主体内。在 Kumpe 导管的帮助下，将单弯导丝换成 Lunderquist 导丝，并使用 16mm×20mm×93mm 的 Enurant（Medtronic, Dublin, Ireland）髂支处理Ⅲ型内漏。对于Ⅰa 型内漏，释放 28mm×49mm 的 Endurant 支架，然后使用 Relant 球囊（Medtronic）进行扩张。然而Ⅰa 型内漏持续存在，通过 16F 血管鞘，在 32mm×4cm 长的 Z-MED 球囊上放置了一个 10mm×40mm 的 Palmaz 支架，术后造影显示Ⅲ型内漏和Ⅰa 型内漏消失（图 72-2）。

由于腹腔室间隔综合征的进展，切开左侧腹膜后间隙并引流，去除 400ml 腹腔积血后，应用负压吸引。术后第 14 天拔除负压管，二次缝合创面。术后患者出现了新的心房颤动发作，并使用了小剂量的 β 受体拮抗药和华法林进行治疗。术

后 CTA 显示Ⅰa 型和Ⅲ型内漏消失，动脉瘤完全隔绝，腹膜后血肿明显减少（图 72-3）。

回顾患者既往手术史，2006 年 6 月 1 日，患者因 9 厘米肾下腹主动脉瘤（AAA）行腹主动脉瘤腔内修复术（EVAR），使用 Cook 支架。患者病史包括冠心病（2 次冠状动脉搭桥术）、痛风、高血压、2 型糖尿病和高脂血症。

患者于 2017 年 8 月出院。2018 年 3 月，他接受了腹部和盆腔 CTA，结果显示Ⅰa 型内漏复发。他于 2018 年 4 月 5 日先行肾动脉支架置入术，使用 ICAS 支架（Atrium），同时经右侧腹股沟 20F 血管鞘使用 ZFEN 设备（Cook Medical, Bloomington, IN）修复Ⅰa 型内漏。该支架的定位方式是：开窗支架窗口对着先前放置的覆膜支架。从右侧腹股沟鞘，先用 2 个 7F Oscor 导引鞘插入支架主体。要准确选进右侧窗口是有难度的，ZFEN 支架打开后释放，并使用球囊进行血管扩张成形。采用 7mm 球囊对左肾动脉内 6mm×22mm 的 iCAST 支架进行球囊扩张，以显示其起始点。动脉造影未显示任何内漏，使用了 ProGlide 封堵器（Abbott）。然而，患者的左足没有多普勒血流信号（胫后动脉或足背动脉）。游离左股总动脉，血管后壁有较厚的动脉粥样硬化斑块，行股动脉内膜切除术。应用牛心包补片，在左股动脉补片的中间放置 5F 血管鞘，动脉造影显示左髂外动脉夹层，因此使用了 11mm×10cm 的 GoreViabahn 支架（W. L. Gore, Newark, DE）。患者的左足脉搏恢复了脉搏。最后一次随访是在

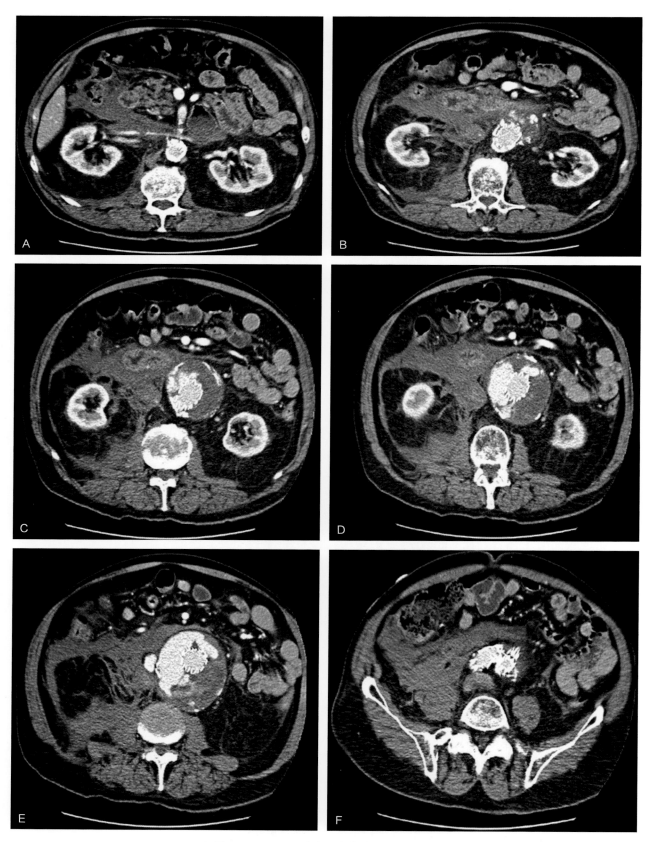

▲ 图 72-1　CTA 示腹主动脉瘤破裂伴腹膜后血肿

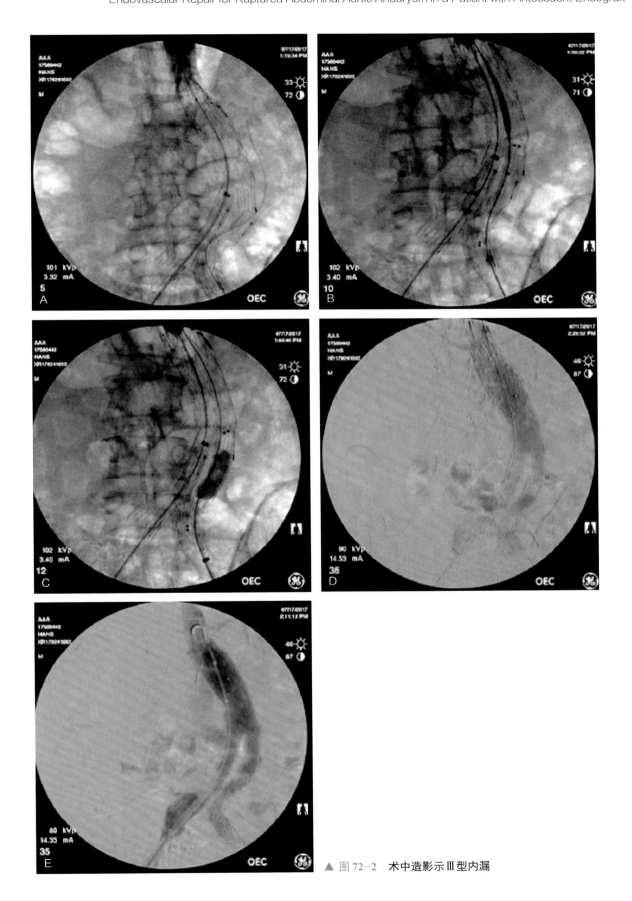

▲ 图 72-2　术中造影示Ⅲ型内漏

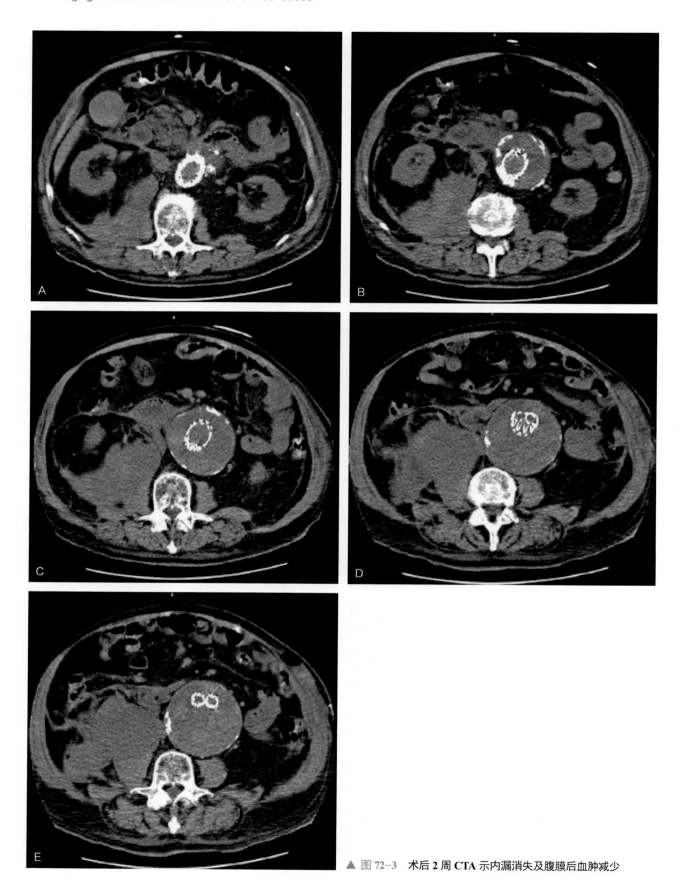

▲ 图 72-3　术后 2 周 CTA 示内漏消失及腹膜后血肿减少

2018 年 10 月，腹部和盆腔 CTA 显示 9.0cm（距 8.5cm）动脉瘤伴 I 型小内漏。

【讨论】

Fransen 等从 113 个欧洲中心收集了欧洲之星的数据，其中包括 4901 例患者。在 4231 例术后 EVAR 患者中，他们发现第一年和第二年的破裂率分别为 4.7% 和 0.6%[1]。EVAR 后 AAA 破裂的常见特征包括随复查依从性差、支架移植物移位和内漏。在 34 例患者中欧洲之星数据登记，39% 的人在诊断破裂之前没有并发症。

在 20%～25% 的患者中，EVAR 合并内漏。约 10% 的 EVAR 患者会发生 I 型内，这种情况更常发生在瘤颈解剖结构不佳的患者（短颈、斜颈、圆锥颈、重度钙化的颈部和伴有环状血栓的颈部），支架移位或颈部扩张可导致 I a 型内漏。当 2006 年在外院进行手术交流时，我们还不能了解到这位患者的 AAA 的颈部解剖。因此，该患者 I a 型内漏的确切机制尚不能确定。主动脉支架和 Palmaz 支架修复后复发性内漏采用开窗支架置入治疗。Aburahma 等在 10 年的研究发现，在 565 例接受 EVAR 的患者中，报道了 71 例（12.6%）术后随即出现 I a 型内漏[2]。71% 的患者进行了早期干预（近端主动脉支架）。在 9 例患者中发现晚期 I a 型内漏，早期 I a 型内漏晚期动脉瘤腔扩张再干预率为 9%。早期发现 I a 型内漏可能预示着更麻烦的情况，需要规律进行影像检查（腹部和盆腔 CTA、腹主动脉超声等）。

参考文献

[1] Fransen GAJ, Vallabhaneni SR, VanMarrewijk CJ, Laheij RJF. Rupture of infrarenal aortic aneurysm after endovascular aneurysm repair: a series from Eurostar Registry. Eur J Vasc Endovasc Surg. 2003;26(5):487–93.

[2] AbuRahma AF, Hass SM, AbuRahma ZT, Yacoub M, et al. Management of immediate post endovascular aortic aneurysm type IA endoleaks and late outcomes. J Am Coll Surg. 2017;224:740–8.

第十八篇 腹主动脉瘤开放修复术后巨大髂动脉及髂内动脉瘤腔内修复术

Endovascular Repair for Large Iliac and Hypogastric Aneurysms Following Open Abdominal Aortic Aneurysm Repair

病例 73 腹主动脉瘤开放修复术后左髂动脉吻合口巨大动脉瘤的腔内修复术 / 251

病例 74 腹主动脉瘤开放修复术后巨大髂内动脉瘤的腔内修复术 / 253

病例 73 腹主动脉瘤开放修复术后左髂动脉吻合口巨大动脉瘤的腔内修复术

Endovascular Repair of Large Left Iliac Anastomotic Aneurysm Following Open Abdominal Aortic Aneurysm Repair

【病史与体格检查】

患者男性，82 岁，因左下腹疼痛 3 周于 2005 年 10 月 6 日来急诊室就诊。患者于 1984 年使用主动脉 - 双侧髂动脉人工血管行开放腹主动脉瘤（AAA）手术。在右侧，靠近髂总动脉分叉处进行端端髂动脉吻合，在左侧，缝闭远端髂总动脉部分，对近端髂外动脉进行端侧吻合。患者于 2005 年 4 月发现左髂动脉吻合处有 5.5cm 的动脉瘤，但由于患者接受紧急冠状动脉旁路移植术治疗不稳定型心绞痛和 3 支冠状动脉疾病，推迟了

修复术。2005 年 10 月 4 日腹腔、盆腔 CTA 示，左髂吻合口动脉瘤，横径为 8cm 伴肾积水，左肾功能减退。患者因肾积水在泌尿外科接受了左侧输尿管支架置入术。

【诊疗过程】

患者经左股动脉入路，使用 16mm×16mm×115mm AneuRx 髂动脉延长支架对左髂动脉吻合口动脉瘤进行急诊腔内修复术（图 73-1）。虽然反复尝试导丝通过 Dacron 移植物和左髂动脉分

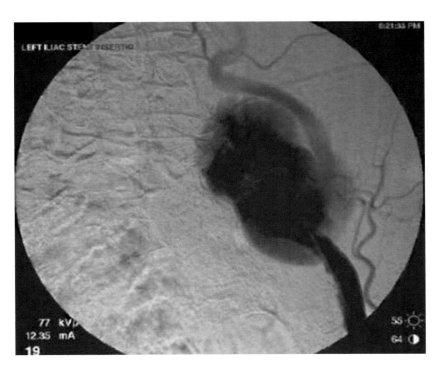

◀ 图 73-1 巨大的左髂动脉吻合口动脉瘤和 **Dacron** 移植物左分支冗余

支，但是因为导丝会卷曲在动脉瘤瘤腔内而未能成功。

此外，发现患者在左髂动脉移植物起始处有一处扭折，这是由于 Dacron 移植物左分支向头侧移位造成的。采用左肱动脉入路，在 7F 椎动脉导管（Cordis, Johnson and Johnson, Cincinnati, OH）的帮助下，26cm 成角硬导丝（Boston Scientific, Miami, FL）进入左髂动脉分支，由于上述 Dacron 移植物扭折、吻合口动脉瘤囊较大，硬导丝无法推进到自体髂动脉内。因此，使用鹅颈抓捕器（EV3 Plymouth MN）经左股动脉入路抓取导丝。

然后使用 Kumpe 导管将导丝更换为 Lunderquist® 导丝（Cook Medical, Bloomington, IN）。指引导管留在 Dacron 移植物的左髂动脉分支内，以在手术过程中进行造影。从左髂动脉分支（Dacron）中段至左髂外动脉中段置入 16mm×16mm×115mm 的左髂动脉分支支架（AneuRx），完全隔绝动脉瘤（图 73-2）。患者于术后第 3 天出院，情况满意。术后腹部和盆腔 CT 扫描显示动脉瘤被完全隔绝。患者在 3 年后死于非动脉瘤相关原因。

【讨论】

Hallet 等报道了（1959—1990 年）基于人群的研究，307 例患者行腹主动脉瘤开放修复术，29 例（9.4%）患有移植物相关并发症。他们报道称平均随访 6.1 年时发生 9 例吻合口旁假性动脉瘤（3.0%），3 例发生在主动脉近端吻合处，其余

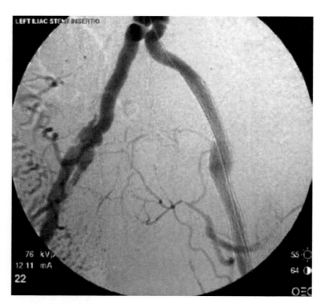

▲ 图 73-2　左髂动脉吻合口动脉瘤腔内修复术后动脉造影图

6 例发生在髂动脉和股动脉吻合处 [1]。股动脉吻合口动脉瘤远较髂动脉吻合口动脉瘤常见。

在解剖结构合适且开放修复术风险较高的患者中，主动脉和髂动脉吻合口动脉瘤的覆膜支架置入术优于开放修复术 [2, 3]。髂动脉吻合口动脉瘤可能是囊状的，可能与人工血管分支的冗余有关。但是，一旦导丝穿过动脉瘤近端和远端，覆膜支架的置入相对简单。腔内修复术预期具有良好的长期结果，并发症发生率和死亡率远低于开放修复术。腔内修复术后，该患者的左肾积水在 3~4 周消退。

参考文献

[1] Hallet JW, Marshall DM, Peterson TM, Gray DT, et al. Graft related complications after abdominal aortic aneurysm repair: reassurance from a 36-year population-based experience. J Vasc Surg. 1997;25:271–86.

[2] Yuan JG, Marin ML, Veith FJ, Ohk IT, et al. Endovascular grafts for non-infected aortoiliac aneurysms. J Vasc Surg. 1997;26:210–22.

[3] Curti LA, Stella A, Rossi C, Gelaverni L. Endovascular repair as first choice treatment for anastomotic and true iliac aneurysms. J Endovasc Ther. 2001;8:139–43.

病例 74　腹主动脉瘤开放修复术后巨大髂内动脉瘤的腔内修复术

Endovascular Repair of a Large Hypogastric Aneurysm Following Open Repair of Abdominal Aortic Aneurysm

【病史与体格检查】

患者男性，77 岁，2000 年 5 月右髋部及大腿疼痛 2 个月。1982 年，他采用主动脉 – 双侧髂动脉移植物行开放腹主动脉瘤（AAA）修复术。腹部和骨盆 CT 增强扫描显示，右髂内动脉瘤横径 7cm，髂总动脉远端轻微扩张（图 74-1）。

【诊疗过程】

患者于 2000 年 7 月通过右股动脉切开行右髂内动脉瘤腔内修复术。在右股总动脉中置入 7F 鞘管后，使用 180cm 带成角的 0.35 软导丝乳内动脉导管（5F）超选右髂内动脉。将乳内动脉导管更换为直型 5F 血管造影导管，导管穿过右髂内动脉。转换 Amplatz Super Stiff™（Boston Scientific,

Marlborough, MA）180cm 长导丝，并在髂内动脉瘤内置入 Raabe 鞘管（Cook Medical, Bloomington, IN）。推进 Raabe 鞘管以控制髂内动脉的前支和后支，在髂内动脉分支内置入 Tornado® 弹簧圈（Cook Medical, Bloomington IN）。

然后将 Amplatz 超硬导丝推进至主动脉 – 双侧髂动脉置入物的主体内，用 16F 鞘管更换右股动脉内的 7 F 鞘管。引入 16mm×15.5mm 髂动脉延长支架（AneuRx），从 Dacron 置入物的右髂动脉中段释放到髂外动脉中段。释放支架后，造影显示右侧髂内动脉瘤未见显影。2005 年 9 月 CT 血管造影显示，主动脉 – 双侧髂动脉置入物通畅，覆膜支架延伸至髂外动脉中段，完全隔绝动脉瘤（图 74-2）。

患者后续随访 3 年，直到 2008 年他因其他原因死亡。

【讨论】

大多数髂总动脉瘤和髂内动脉瘤与 AAA 同时发生。在 AAA 患者中，10%～20% 与髂总动脉瘤有关。孤立性髂内动脉瘤不常见，发生率为 0.4%，男性发生率是女性的 6 倍。大多数髂内动脉瘤是退化性的，但应排除孤立性髂内动脉瘤的真菌性病因。Laine 等报道了对 63 例髂内动脉瘤破裂患者（55 例男性和 8 例女性）的回顾性综述[1]。65% 的患者同时存在髂动脉瘤、41.7% 的患者存在腹主动脉瘤、36.7% 患者同时存在腹

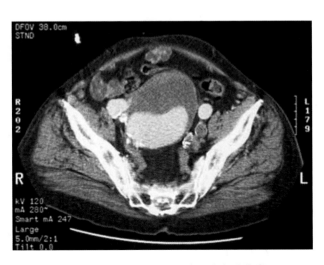

▲ 图 74-1　CTA 显示巨大下腹主动脉瘤

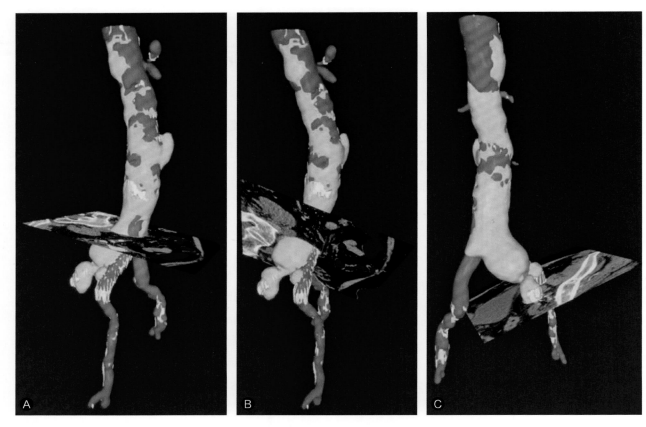

▲ 图 74-2　大型腹下动脉瘤腔内修复术成功的术后 CTA

主动脉和髂总动脉瘤。30% 的患者为孤立性低流量髂内动脉瘤。平均最大破裂直径髂内动脉瘤为 68.4mm ± 20.5mm。

　　1 例破裂发生在 3cm 以下，4 例破裂发生在 4cm 以下（占所有破裂的 6.3%）。73% 的患者行开放修复术，27% 行腔内修复术，30 天死亡率为 12.7%。根据他们的大量经验，作者们得出的结论是髂内动脉瘤很少在横向 / 前后径 4cm 以下破裂[1]。髂内动脉瘤破裂可能首发表现为低血压伴腹部及大腿疼痛。腹膜后破裂可能持续数小时，但腹膜内破裂导致快速出血。直肠、输尿管和膀胱破裂已有报道。

参考文献

[1]　Laine MT, Bjorck M, Beiles TB, Szeberin Z. Few internal iliac artery aneurysm rupture under 4 cm. J Vasc Surg. 2017;65(1):76–81.

第十九篇　腹主动脉瘤腔内修复术后髂内动脉瘤腔内修复术

Endovascular Repair for Hypogastric Aneurysm Following EVAR

病例 75　既往接受过动脉瘤腔内修复术的患者的髂内动脉瘤腔内修复术　　　　　　/ 256

病例 75 既往接受过动脉瘤腔内修复术的患者的髂内动脉瘤腔内修复术

Endovascular Repair of Hypogastric Artery Aneurysm in a Patient with Prior Endovascular Aneurysm Repair

【病史与体格检查】

患者女性，78 岁，因腹痛伴腰背不适入院。她接受了急诊上消化道内镜检查，结果为阴性。腹部和盆腔 CTA 显示 6.2cm 腹主动脉瘤（AAA）和 1.4cm 右髂内动脉瘤（图 75-1）。

【诊疗过程】

她于 2013 年 1 月 28 日使用 Endurant® 覆膜支架（Medtronic, Dublin, Ireland）行腹主动脉瘤腔内修复术。从右侧置入主体（25mm×13mm×124mm）、然后依次置入对侧分支支架（16mm×16mm×124mm）和同侧延长分支支架 13mm×13mm×82mm。球囊扩张后，结束造影显示对 AAA 隔绝满意，无任何内漏。随后对患者进行了腹部超声和腹部及盆腔 CTA，显示动脉瘤囊稳定，无内漏，但右髂内动脉瘤逐渐增大（图 75-2）。

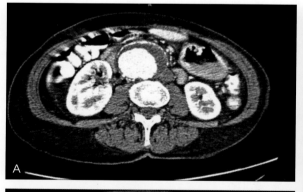

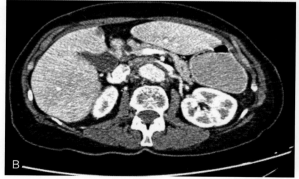

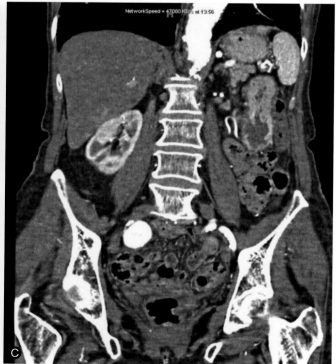

▲ 图 75-1 腹部和盆腔 CTA，显示 AAA 伴小的髂内动脉瘤

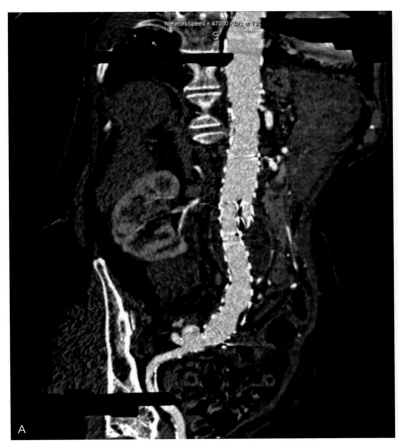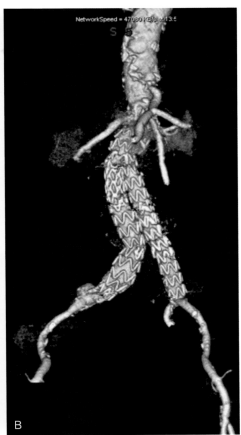

▲ 图 75-2　术后 CTA 显示腹主动脉瘤合并小髂内动脉瘤隔绝满意

患者出现与餐后疼痛和食物恐惧相关的肠绞痛症状（体重减轻）。GI 检查未发现炎症或恶性肿瘤。

患者行 CTA 检查，显示腹腔动脉狭窄 80%，肠系膜上动脉通畅、肠系膜下动脉闭塞。患者接受了腹腔动脉血管成形术，因为可以看到胃十二指肠动脉分布区域的侧支扩张。2017 年 11 月 27 日，使用一个 7mm×2cm 的球囊进行了血管成形术，肠绞痛症状改善。

患者于 2018 年 1 月接受了腹部和骨盆 CTA，显示 AAA 隔绝满意，腹腔动脉残余狭窄 10%；无内漏证据，但右髂内动脉瘤增大至 4.2cm 前后径 / 横径（图 75-3）。尝试弹簧圈栓塞动脉瘤未成功，因为在髂内动脉起始处存在显著狭窄。因此，采用右股动脉入路，置入 12F 鞘管并置入 16mm×10mm×124mm Endurant 髂动脉分支

支架，因为髂外动脉起始处狭窄 60% 远端置入 8mm×4cm 自膨式髂动脉支架。动脉造影显示动脉瘤完全隔绝，右髂内动脉分支与左髂内动脉分支无交叉供血（图 75-3）。2019 年 6 月，腹部和骨盆 CTA 显示 AAA 和髂内动脉瘤隔绝效果满意（图 75-4）。患者接受了腹部多普勒超声成像（2019 年 11 月）显示动脉瘤稳定，大小为 4.5cm×4.6cm，无内漏。

【讨论】

髂内动脉动脉瘤患者通常无法保留髂内动脉。开放修复因其位置深，难度较大。为了修复髂内动脉瘤，结扎髂内动脉分支通常是必要的。腔内修复术通常首选髂内动脉前支和后支的弹簧圈栓塞术以及髂内动脉起始处覆膜支架覆盖[1]。髂内动脉瘤的覆膜支架置入术通常不

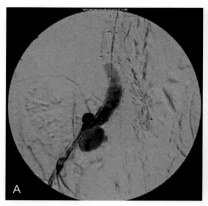
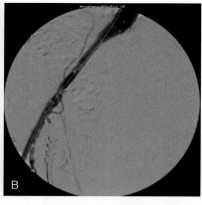
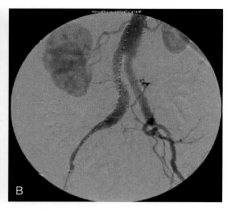

▲ 图 75-3　大髂内动脉瘤的术中主动脉造影

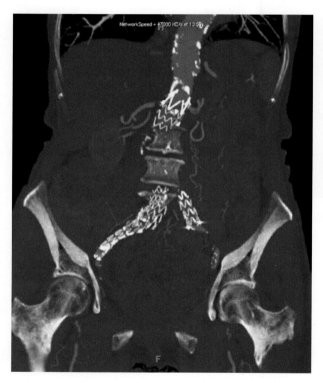

▲ 图 75-4　腹主动脉瘤和右髂内动脉瘤隔绝满意，且右髂内动脉瘤未从左髂内动脉交叉供血

可行，因为覆膜支架近端和远端难以获得令人满意的锚定区[2]。

髂内动脉瘤破裂的风险很高，估计为 38%，死亡率为 50%～60%。因此，直径＞ 3cm 的髂内动脉应修复，尽管最近的研究表明，髂内动脉瘤只有在横径达到 4cm 时才应修复。髂内动脉瘤的修复取决于：①压迫症状，如腰骶神经根、输尿管、膀胱、髂静脉和直肠；②患者的并发症；③对侧髂内动脉的状态。

参考文献

［1］ Sevak S, Long G. Endovascular repair of iliac artery aneurysm. In: Hans SS, Shephard AD, Weaver MR, Bove PG, Long GW, editors. Endovascular and open vascular reconstruction: a practical approach. Boca Raton: CRC Press; 2018. p. 55–61.

［2］ Parry DJ, Kessel D, Scott DJ. Simplifying the internal iliac artery aneurysm. Ann R Coll Surg Engl. 2001;83(5):302–8.

第二十篇　胸主动脉瘤腔内修复术

Thoracic Endovascular Aneurysm Repair

病例 76　症状性腹主动脉瘤腔内修复术后且合并胸主动脉瘤修复术后Ⅰb型内漏　/ 260

病例 77　无锁骨下动脉血供重建的右锁骨下动脉破裂动脉瘤的腔内修复术　　　/ 264

病例 76　症状性腹主动脉瘤腔内修复术后且合并胸主动脉瘤修复术后Ⅰb型内漏

Endovascular Aneurysm Repair for Symptomatic Abdominal Aortic Aneurysm Followed by Thoracic Endovascular Aneurysm Repair Complicated by Type Ⅰb Endoleak

【病史与体格检查】

患者女性，77 岁，2010 年 7 月 30 日因贫血入院，接受了隐匿的恶性肿瘤的评估，并进行了腹部增强 CT 检查，结果显示胸主动脉下段瘤样扩张，最大直径在主动脉裂孔上方（横径 4.5cm）。且合并肾下腹主动脉瘤（AAA），纵径 5.5cm，横径 5.3cm。还有一个阳性发现是患者有胆囊切除史，患者肝外段胆总管扩张至 1.4cm，胆管的扩张一直延伸到胰头。

患者于 2012 年 5 月 13 日因腹痛急诊入院，行胸部和腹部 CTA 检查，结果显示升主动脉根部横径 4.9cm，主动脉弓 3.3cm，降主动脉远端尺寸6cm×5cm，长约 8cm。在主动脉裂孔处，主动脉平均纵径 3.2cm，平均横径 3.5cm。在肾动脉水平，腹主动脉纵径 2.4cm，横径 2.5cm。肾下腹主动脉瘤的纵径为 7cm，横径为 6cm。

【诊疗过程】

患者于 2012 年 5 月 13 日急诊接受了腹主动脉瘤腔内隔绝术（EVAR），使用 Endurant® 支架治疗症状性腹主动脉瘤（Medtronic, Dublin, Ireland）。主体 32mm×16mm×166mm，对侧髂支 16mm×20mm×93mm，左侧髂支 20mm×20mm×82mm。应用多功能导管选入对侧髂支。

主动脉造影结果满意，腹主动脉瘤上的一支腰动脉反流致Ⅱ型内漏（图 76-1）。患者于 2011 年 7 月 19 日行腹部和盆腔的 CTA 随访，动脉瘤的瘤径缩小到 5.0cm×5.3cm。患者于 2016 年 3 月 9 日接受了腹部和盆腔 CTA，入院时的症状是腹痛、体重减轻和便秘。CTA 显示降主动脉瘤增大，纵

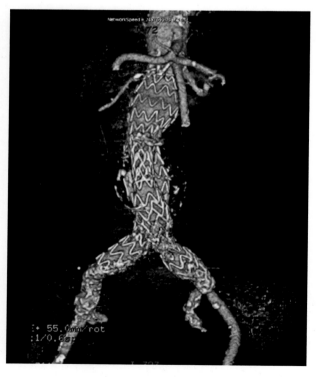

▲ 图 76-1　腹部和盆部 CTA 显示 AAA 隔绝效果满意

径和横径分别为7.6cm×6.2cm和8cm，并有大量血栓形成。

患者于2016年4月12日接受了胸主动脉瘤腔内隔绝术（TEVAR），置入Valiant®（Medtronic）38mm×30mm×150cm。右侧经皮置入5F鞘，左股动脉行预置缝合闭合技术。在放置胸主动脉支架后，进行了球囊扩张血管成形。2015年6月行超声检查发现腹主动脉瘤，瘤径为4.6cm×4.6cm，无内漏迹象。

患者于2017年11月23日入院，出现全身无力、呼吸急促和左侧腹痛，2017年11月

23日接受胸部CTA检查，结果显示TEVAR出现大的Ⅰb型内漏，EVAR后出现小而稳定的Ⅰa型内漏（图76-2）。隔绝后动脉瘤的瘤囊和胸主动脉尺寸6.2cm×6.4cm，腹主动脉瘤尺寸5.4cm×5.2cm。2018年4月11日，患者接受了38mm×38mm×20cm的Valant支架移植物治疗Ⅰb型内漏，近端重叠良好，支架远端距离腹腔干起始处2cm。使用预闭合技术从右股动脉引入支架。患者于2019年6月29日接受腹部CTA检查，结果显示胸主动脉内漏被完全消除，动脉瘤最大横径为8.5cm。腹主动脉瘤直径为5.5cm×5.1cm，

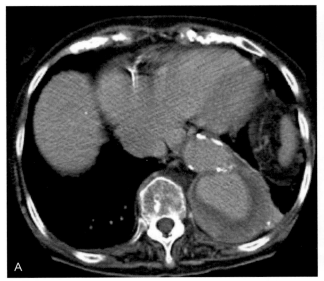

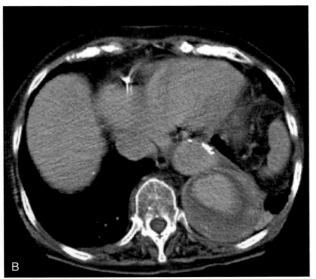

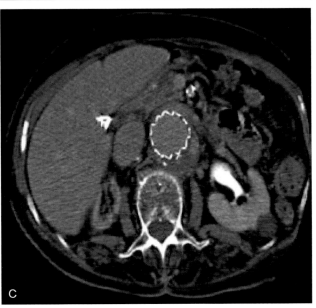

▲ 图76-2　TEVAR术后胸部CTA显示Ⅰb型内漏和EVAR后轻微Ⅰa型内漏

随 I a 型内漏增大而增大。由于 I a 型内漏的进一步治疗的选择有限，且患者的医疗条件较差，她接受了经腰椎入路的 I a 型内漏的弹簧圈栓塞术。

患者在弹簧圈栓塞 I a 型内漏术后 2 周进行了腹部 CTA 随访，但由于弹簧圈的散射，显示效果较差。但显示了轻微的 I a 型内漏的持续存在。按照患者意愿接受临终关怀治疗，于 2019 年 10 月死亡。她在症状性的巨大腹主动脉瘤腔内隔绝术后生存了 7 年零 4 个月，在随访期内接受了

TEVAR 和 I b 型内漏的修复。

【讨论】

这一病例表明，在 EVAR 和 TEVAR 之后，严密的随访是至关重要的。从升主动脉根部到腹主动脉远端有广泛的动脉瘤样病变的患者，I 型内漏的后期进展和胸主动脉瘤体积的增大并不意外。Belvroy 等有 16 篇关于 TEVAR 术后 I b 型内漏的综述类文献[1]。他们报道的 I b 型内漏的

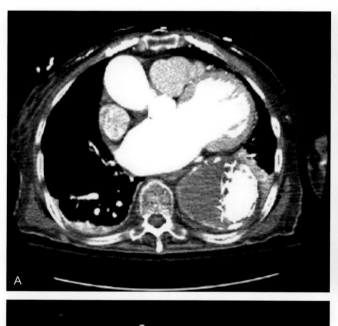
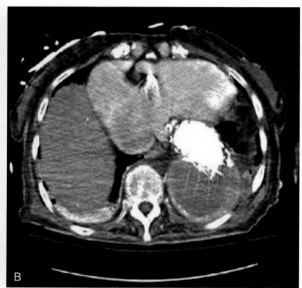
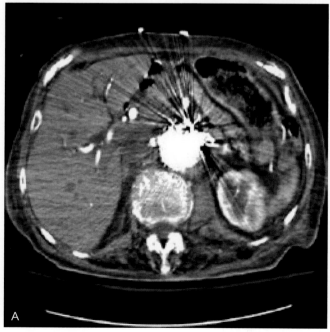

▲ 图 76-3　胸部 CTA 示 I b 型内漏的 TEVAR，EVAR 后 I a 型内漏弹簧圈的散射伪影效应

病例 76　症状性腹主动脉瘤腔内修复术后且合并胸主动脉瘤修复术后Ⅰb型内漏

Endovascular Aneurysm Repair for Symptomatic Abdominal Aortic Aneurysm Followed by Thoracic Endovascular Aneurysm Repair Complicated by Type Ⅰb Endoleak

发生率为 15%，平均随访时间至少为 1 年。主动脉扭曲是一个预测因素（主动脉扭曲指数＞0.15cm^{-1}），大多数患者需要治疗（27 例中的 22 例），通常通过支架远端延续支架来治疗。Joo 等随访了 538 例接受了 TEVAR 治疗的患者（1994—2007 年），其中 34 例患者需要后期中转开放修补术；14 例患者因主动脉弓受累需术中停循环。TEVAR 术后转开放的平均间隔为 33.9 个月[2]。后期中转的病例包括Ⅰ型内漏 14 例，支架移植物引起新的内膜撕裂 6 例，逆行 A 型夹层 4 例，支架移位断裂 3 例，支架感染 3 例，无内漏瘤腔增大 1 例，主动脉肺动脉瘘 1 例，支架置入失败 1 例。他们报道的住院死亡率为 9.1%；因此，接受 TEVAR 的患者必须进行终身随访。

费尔曼等从 VQI 国家数据中评估了 7006 例 TEVAR 术后的患者（2010—2017 年），其中 51.2% 的患者是胸主动脉瘤，33.5% 的患者是 B 型夹层，7% 的患者是穿透性主动脉溃疡，6.7% 的患者是创伤，1.6% 的患者是壁间血肿。胸主动脉瘤腔内修补术的再干预率为 6.7%。所有主动脉疾病再次干预治疗的最常见原因是Ⅰ型内漏[3]。最常见的干预措施是血管内支架置入（65%）[3]。

参考文献

［1］ Belvroy VM, DeBeaufort HWL, VanHerwaarden JA, Trimarchi S. Type 1B endoleak after thoracic endovascular aortic repair are inadequately reported: a systemic review. Ann Vasc Surg. 2020;62:474–83.

［2］ Joo HC, Kwon JH, Kim JH, Lee S. Late open conversion after thoracic endovascular aortic repair. J Vasc Surg. 2019; 70:439–48.

［3］ Fairman AS, Beck AW, Malas MB, Goodney PP. Reintervention in the modern era of thoracic endovascular repair. J Vasc Surg. 2020;71(2):408–22.

病例 77 无锁骨下动脉血供重建的右锁骨下动脉破裂动脉瘤的腔内修复术

Thoracic Endovascular Repair for Ruptured Aberrant Right Subclavian Artery Aneurysm Without Subclavian Artery Revascularization

【病史与体格检查】

患者男性，83 岁，因呼吸急促和胸部不适到外院急诊就诊。患者因 2 天前摔倒于 2018 年 10 月去该医院急诊就诊。胸部 CT 显示可能是右侧锁骨下动脉瘤破裂并伴有血胸。建议患者在该医院行胸部 CTA 检查，但患者拒绝并离院。随呼吸急促症状进一步加重，患者遂至我院就诊。内科合并症包括心房颤动（服用阿哌沙班）和陈旧性卒中伴右侧肢体无力（借助拐杖行走）。既往手术史包括永久性起搏器置入术和经尿道膀胱肿瘤电切术。2008 年 1 月，患者首次被诊断为右侧锁骨下动脉瘤，其最大直径为 2.8cm（图 77-1）。2016 年 11 月，胸部 CTA 显示直径 4cm 的变异锁骨下动脉动脉瘤（图 77-2）。当时，建议进行手术修复，但患者拒绝任何干预。入院时（2018 年 10 月）胸部 CTA 显示右侧锁骨下巨大动脉瘤，伴有对比剂渗出和右侧血胸（图 77-3）。

【诊疗过程】

患者右股动脉切开，左股动脉经皮置

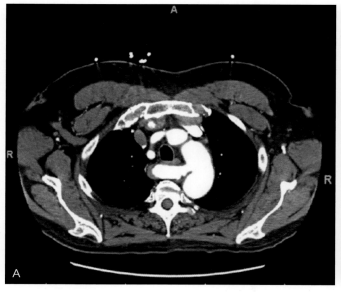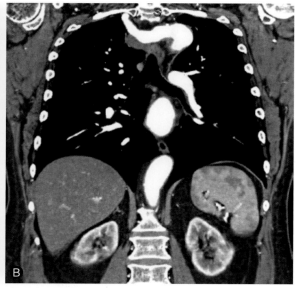

▲ 图 77-1 胸部 CTA 显示右锁骨下小动脉瘤（2008）

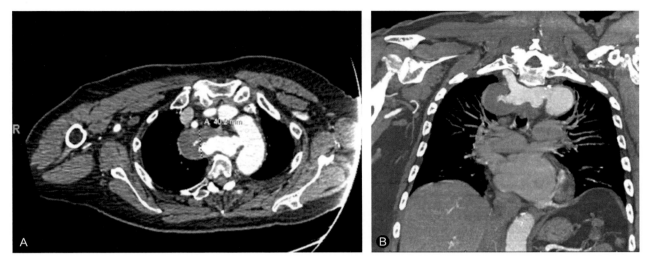

▲ 图 77-2　胸部 CTA 显示直径 4cm 变异的右锁骨下动脉瘤（2016）

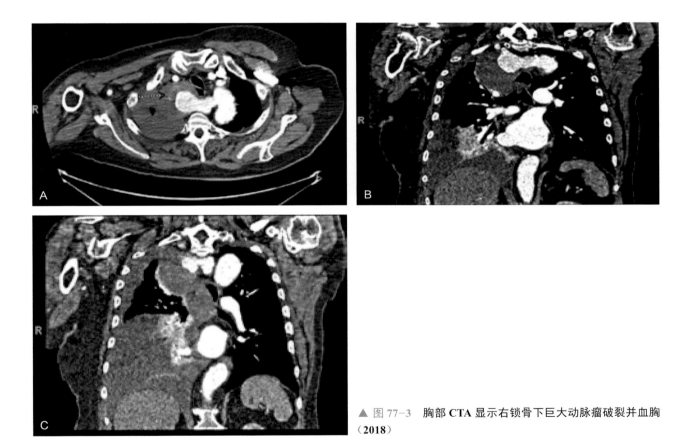

▲ 图 77-3　胸部 CTA 显示右锁骨下巨大动脉瘤破裂并血胸
（2018）

入 7F 动脉鞘进行胸主动脉腔内隔绝术。应用 VALIANT™（Medtronic, Dublin, Ireland） 规 格 44mm×44mm×15cm 支架，近端放置于右锁骨下动脉瘤起始部近端，行球囊后扩张成形术。主动脉造影显示动脉瘤瘤腔灌注减少（图 77-4）。

患者行右侧胸腔闭式引流术并在第 6 肋间放置胸腔管（28 F），引流 2L 血性液体后，经右上肢动脉入路（图 77-5）行右锁骨下动脉栓塞术（Azur® 弹簧圈，Terumo, Somerset, NJ）。患者病情持续好转，术后第 3 天拔除胸腔引流管。

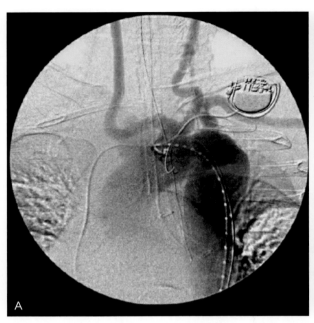
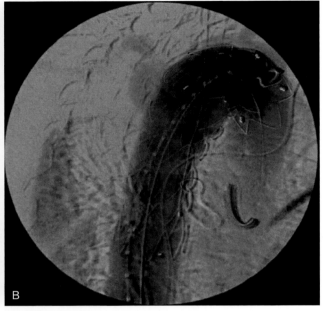

▲ 图 77-4　TEVAR 支架置入覆盖右锁骨下动脉，右侧胸腔引流管引流出 2L 血性液体

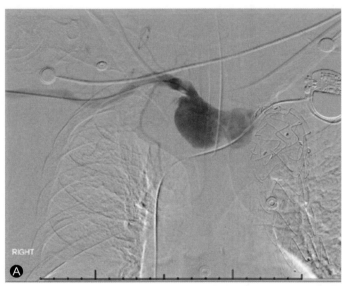
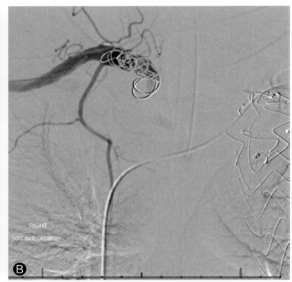

▲ 图 77-5　右上肢入路，在动脉瘤远端，内乳动脉近端，锁骨下动脉用弹簧圈栓塞

患者自诉手指远端疼痛和感觉异常。多普勒动脉检查显示右侧腕臂指数为 0.38（正常值，左侧为 1.0）。患者症状持续改善，术后 3 个月腕臂指数增加至 0.53。患者术后开始应用磺达肝癸钠，然后改为阿哌沙班。术后第 16 天的胸部 CTA 显示，右侧锁骨下动脉瘤隔绝满意（图 77-6）。患者最后一次就诊是在 2019 年 11 月，腕臂指数为 0.67，右上肢和手部无缺血症状。胸主动脉支架置入后，患者随即出现血小板减少症（肝素诱导）。

【讨论】

右锁骨下动脉起源于胸主动脉，最先由 Hunauld 于 1735 年描述，是最常见的先天性主动脉弓畸形之一，发病率为 0.5%～1%。异位锁骨

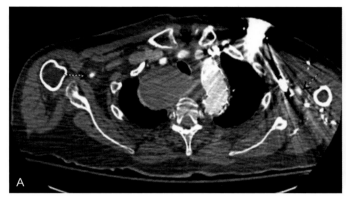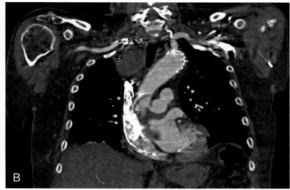

▲ 图 77-6　术后胸部 **CTA** 显示右侧迷走性锁骨下动脉动脉瘤完全隔绝

下动脉的发病症状主要与其来源的动脉瘤的发展有关。这种动脉瘤约占据了 60% 的右锁骨下动脉疾病，被称为 Kommerell 憩室。Verzini 等曾报道了来自意大利 7 个中心的多中心登记（2006—2013 年）的结果，报道了 21 例变异的右锁骨下动脉瘤[1]。右锁骨下动脉异位动脉瘤的直径为4.2cm。大多数患者接受了复合手术（15 例），其中单侧（N_2）或双侧（N_{12}）锁骨下动脉至颈动脉转流或搭桥。1 例行升主动脉至锁骨下动脉搭桥术。围术期死亡 2 例。1 例死于右锁骨下动脉瘤 – 食管瘘[1]。Wooster 等报道了接受右侧锁骨下动脉瘤复合修补术治疗的 10 例患者[2]。所有患者均行双侧锁骨下动脉血供重建术或阻断双侧锁骨下动脉，以使颈总动脉远端有 20mm 以上的主动脉锚定区用于置入支架[2]。

【评论】（来自 Himanshu J. Patel 医生，关于 Kommerell 憩室破裂）

自从胸主动脉腔内隔绝术（TEVAR）引入以

来，Kommerell 憩室（KD）的治疗方法有了很大的变化。我们中心描述了 20 年间从开放修复到腔内修复的转变的经验[3]。虽然很多病例可以通过系统的锁骨下动脉血供重建术解决，但那些出现破裂的病例面临着更危急的困境。根据我们的经验，KD 患者的主动脉弓的形状通常是"哥特式"的，而 KD 起始处破裂的，其相对位置往往需要覆盖双侧锁骨下动脉，以获得足够的支架近端锚定区，并防止在紧凑的哥特式弓中看到的"鸟嘴"现象。

有几种方案可以解决这一难题。单纯覆盖必要分支，这种选择可能会增加卒中的风险，在增加降主动脉覆盖长度的情况下，可能会增加脊髓缺血。当今时代的第二种选择可能涉及对至少一条血管进行烟囱支架或潜望镜技术，但这有可能增加内漏和后续发生破裂死亡的风险。在我看来，最佳的方法还没有实现，即用分支支架进行腔内修复术。在这种支架技术实现之前，我们将持续被潜在的解剖结构所限制。

参考文献

[1]　Verzini F, Isernia G, Simonte G, DeRango P, et al. Results of aberrant right subclavian artery aneurysm repair. J Vasc Surg. 2015;62:343–50.

[2]　Wooster M, Back M, Sutzko D, Gaeto H, et al. A ten-year experience using a hybrid endovascular approach to treat aberrant subclavian artery aneurysm. Ann Vasc Surg. 2018;46:60–4.

[3]　Van Bogerijen GH, Patel HJ, Eliason JL, et al. Evolution in the management of aberrant subclavian arteries and the related Kommerell Diverticulum. Ann Thorac Surg. 2015; 100:47–53.

第二十一篇 腘动脉瘤腔内修复术

Endovascular Repair for Popliteal Artery Aneurysm

病例 78　膝关节置换术后腘动脉瘤支架内血栓的处理　　　　　　　　　　　　/ 269

病例 79　巨大破裂腘动脉瘤腔内修复术　　　　　　　　　　　　　　　　　/ 274

病例 78 膝关节置换术后腘动脉瘤支架内血栓的处理

Management of Stent Graft Thrombosis for Popliteal Aneurysm Following Partial Knee Arthroplasty

【病史与体格检查】

患者男性，64 岁，于 2008 年 4 月 8 日到门诊就诊，评估发现双侧腘动脉瘤，左侧 2.1cm×2.2cm，右侧 2.5cm×2.7cm，双侧动脉瘤都伴有少量血栓。既往患者曾于 1992 年因冠状动脉疾病行冠状动脉旁路移植术（CABG）。2004 年，患者因不稳定型心绞痛接受了冠状动脉造影，结果显示多支冠状动脉病变，左内乳动脉至前降支旁路通畅，静脉旁路、右冠状动脉和边缘支弥漫性狭窄。患者于 2004 年在州外医院接受了二次 CABG 手术。两次 CABG 术均采用下肢大隐静脉作为旁路移植物。

【诊疗过程】

2008 年 4 月 24 日，使用 8F 鞘（55cm 长）和 8mm×12cm 肝素涂层的 Gore® Viabahn® 覆膜支架（W. L. Gore, Newark, DE）行左腘动脉瘤腔内修复术（图 78-1 和图 78-2）。患者于 2018 年 12 月 21 日因右下肢疼痛伴感觉异常来门诊就诊，股浅动脉成形术是为了避免病变进展时导致的支架内血栓。

患者小腿有 3 支血管从腓动脉流出，在其起始部有中度狭窄。动脉造影术显示右腘动脉瘤（图 78-3）。

2008 年 5 月 20 日，患者使用 2 个重叠的 Gore® Viabahn® 血管内支架（每个长 8mm×15cm）行右腘动脉瘤腔内修复术，原因是在置入第一个

支架后出现了Ⅰb 型内漏。患者于 2008 年 6 月 20 日接受了超声随访，结果显示覆膜支架很好的隔绝了腘动脉瘤，但在右侧支架与原位腘动脉交界处有 30% 的边缘（下端）狭窄。

2015 年 6 月，患者右侧踝肱指数（ABI）从 1.0 降至 0.78。动脉造影显示右侧腘动脉支架近端狭窄 60%，累及股浅动脉，且合并Ⅰa 型内漏，经右股浅动脉成形术和置入 9mm×4cm 自膨式支架后纠正。患者上一次复查是在 2009 年 11 月，支架通畅，ABI 正常。2015 年 7 月，患者行腹部和盆腔 CTA 检查，发现腹主动脉瘤（AAA）3.6cm×3.6cm。

2018 年 11 月 13 日，患者因为膝关节退行性关节炎保守治疗无效后，接受了膝关节单室成形术。回顾手术记录发现止血带应用于大腿中部。该患者左股浅动脉狭窄约 15%，为避免病变进展时导致支架内血栓形成，术中使用 7mm×3cm 长的球囊扩张导管同期行血管成形术。患者被带到血管造影室进行动脉造影，发现整个股浅动脉中远段、腘动脉至胫腓干 GORE® Viabahn® 覆膜支架内血栓形成（图 78-4）。采用溶栓导管行溶栓治疗，剂量为初始 4mg TPA，后续 0.5mg/h，持续 24h。患者在重症监护病房接受监测，血栓在 12h 内部分溶解。

36h 后，由于先前置入的 GORE® Viabahn® 支架近端和远端存在 70% 的狭窄，血栓只是接近完全溶解，接着分别在近端和远端置入 8mm×5cm 和 8mm×2.5cm 的 Gore® Viabahn® 支架（图 78-5）。

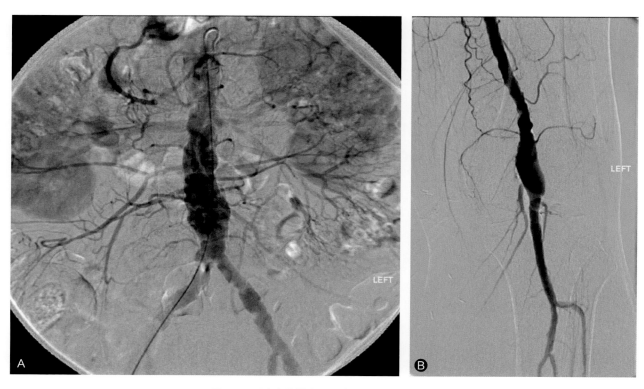

▲ 图 78-1 动脉造影术显示小 AAA 和左腘动脉瘤

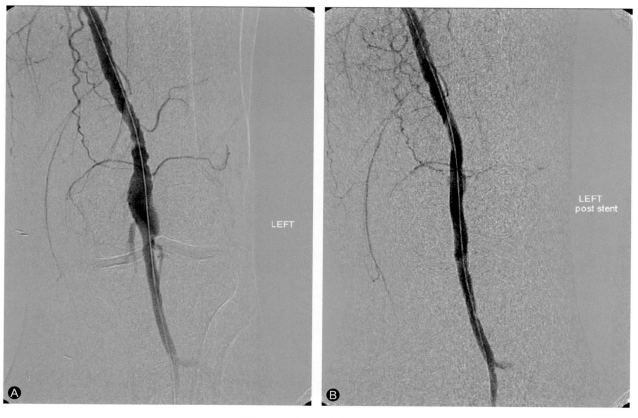

▲ 图 78-2 左腘动脉瘤腔内修复术

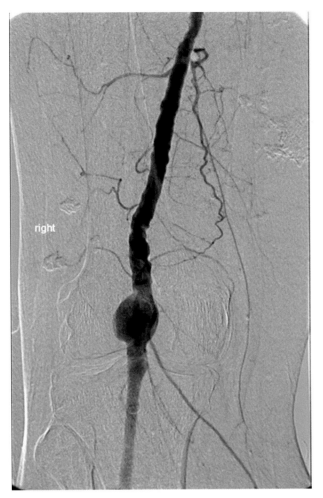

▲ 图 78-3　动脉造影显示右腘动脉瘤

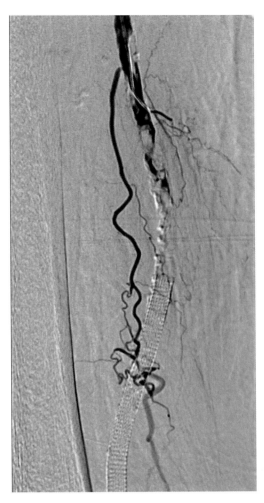

▲ 图 78-4　动脉造影显示右腘动脉支架血栓

支架置入后行成形术（图 78-6）。手术通过 7F 鞘（45cm 长的顶鞘）完成。随后发现，患者远端腘动脉及分支血管通畅（胫前和胫后动脉），腓动脉闭塞（图 78-7）。术后患者出现右小腿后腔室血肿，伴有剧烈疼痛，很可能是由于导丝贯穿了肌肉支。遂经小腿腓肠肌内侧切口行后腔室（浅层和深层）筋膜切开术，清除血肿并伤口负压引流。患者在 3 周内完全愈合，随后接受临床检查和多普勒超声检查。患者最后一次随访是在 2019 年 10 月，双侧 ABI 正常，彩超显示腘动脉瘤隔绝效果满意。

【讨论】

　　本病例表明在对患者的长期随访中（本例为 11 年），腘动脉瘤的腔内修复可能需要二次干

预。Huang 等评估了 2005 年到 2013 年腘动脉瘤腔内修复术和开放手术的近期疗效 [1]。他们治疗了 120 名患者的 149 个腘动脉瘤。35 例患者，42 个肢体行血管腔内修复术，91 例患者，107 个肢体行开放手术 [1]。他们的结论是，在老年人和高危患者中，对解剖条件合适的患者行腘动脉瘤腔内修复术是合理的。对于急诊腘动脉瘤修补术，腔内修补术和开放手术的主要不良事件都是时常发生的。Eslamietal 等比较了无症状腘动脉瘤的开放手术与腔内修复术。在血管质量倡议数据库（2010—2013 年）中，他们回顾了 390 例无症状腘动脉瘤患者 [2]。他们的回顾数据表明，开放修复术比腔内修复术具有更好的预后 [2]。本例患者由于伴有严重的冠状动脉疾病和双侧大隐静脉缺

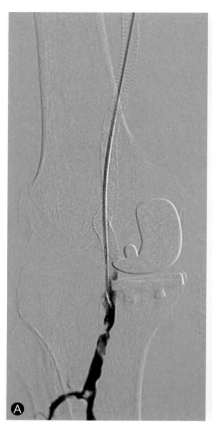

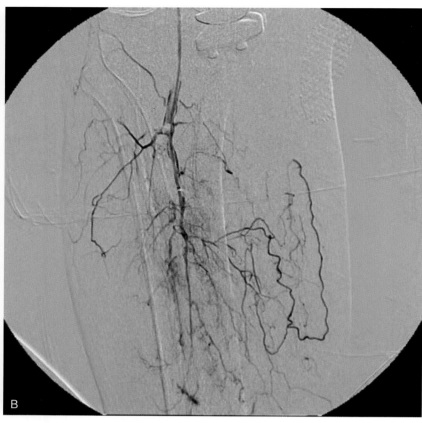

▲ 图 78-5　利用溶栓导管在腘动脉和胫腓干远端对腘动脉支架行溶栓治疗

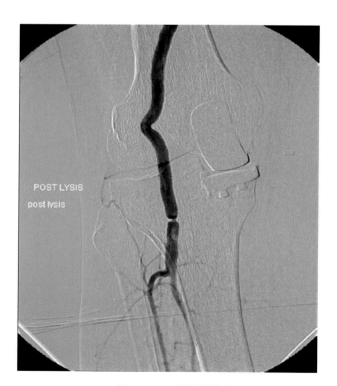

▲ 图 78-6　支架远端狭窄

失，我们选择了腔内修复术，二期通畅 11 年。

Cervin 等在自瑞典血管登记处研究了（1994—2002 年）499 例患者中 592 个腘动脉瘤的手术情况。他们观察到腔内修复术的效果较差 [3]。

我们以前曾报道过 17 例骨科和脊柱手术后的医源性动脉损伤 [4]。在这例患者中，对靠近支架的狭窄股浅动脉使用大腿止血带可能导致支架血栓形成。后腔室血肿很可能是由于导丝损伤了胫后动脉的肌肉支。

由于该患者接受了 TPA 和肝素治疗，与未接受溶栓剂或抗凝剂的患者相比，可能导致出血增加。这个病例说明，对于骨科手术合并动脉疾病的患者，无论是否做过支架或搭桥手术，都应尽可能避免使用止血带。如果不能避免使用止血带，这些患者应该仔细评估骨科重建后是否有任何可疑的动脉或神经损伤。

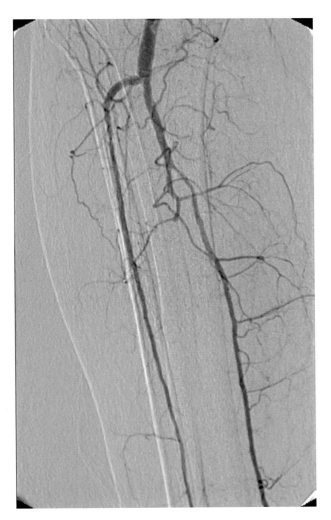

▲ 图 78-7　动脉造影显示腘动脉远端及其两分支通畅（胫前动脉和胫后动脉），腓动脉闭塞

参考文献

[1] Huang Y, Gloviczki P, Noel AA, Sullivan TM, et al. Early complications and long-term outcomes after open surgical treatment of popliteal aneurysms is exclusion with saphenous vein bypass still the gold standard. J Vasc Surg. 2007;45:706–15.

[2] Eslami MH, Rybin D, Doros G, Farber A. Open repair of asymptomatic popliteal artery aneurysm is associated with better outcomes than endovascular repair. J Vasc Surg. 2015;61:663–9.

[3] Cervin A, Tjarnstorm J, Ravn H, Acosta S. Treatment of popliteal aneurysm by open and endovascular surgery: a contemporary study of 592 procedures in Sweden. Eur J Vasc Endovasc Surg. 2015;50:342–50.

[4] Hans SS, Shepard AD, Reddy P, Rama K. Iatrogenic arterial injuries of spine and orthopedic operations. J Vasc Surg. 2011;53 (2):407–13.

病例 79 巨大破裂腘动脉瘤腔内修复术
Endovascular Repair of a Large Ruptured Popliteal Aneurysm

【病史与体格检查】

患者男性，84 岁，因左大腿下部疼痛和肿胀 10 天于急诊室就诊。患者的症状是在运动过程中出现的。2007 年 4 月 19 日，他感觉到左大腿下部发出"砰"的一声。超声检查显示左股浅动脉远端有一个大的假性动脉瘤。既往病史包括冠状动脉搭桥史的冠状动脉疾病（CABG）和慢性肾衰竭（肌酐 1.9）。目前正在服用华法林。患者因为 INR 为 4.5，接受了 4 个单位的新鲜冷冻血浆，然后被送到杂交手术室。

【诊疗过程】

经皮将 5F 鞘置入右股动脉，经右股动脉鞘

进行少量对比造影可见腹主动脉远端、主动脉分叉处和髂总动脉均有明显扩张。用 Omniflush 导管超选左髂总动脉、左髂外动脉和左股动脉，动脉造影显示左股浅动脉扩张。此外，有证据表明大腿远端对比剂的外渗来自远端股浅动脉 / 近端腘动脉瘤（图 79-1）。使用 GLIDEWIRE® （Terumo Interventional Systems, Somerset, NJ） 和 Kumpe 导管（CookMedical, Bloomington, IN）， 将导管置于破裂部位的近端，造影显示动脉瘤延伸到腘动脉远端，并伴有少量血栓形成。由于本例患者既往从左下肢取大隐静脉进行远端冠状动脉搭桥术，存在明显的并发症，决定行腔内修复术。交换 5F 鞘为 10F 长鞘，置于左股浅

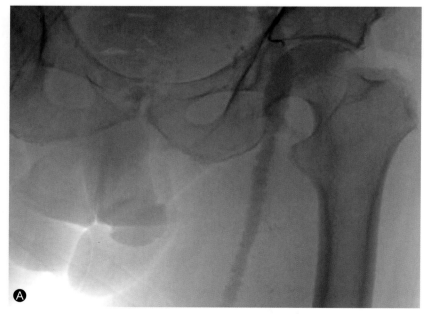

(A)

◀ 图 79-1　左股浅动脉、腘动脉、大腘动脉瘤伴腓动脉径流

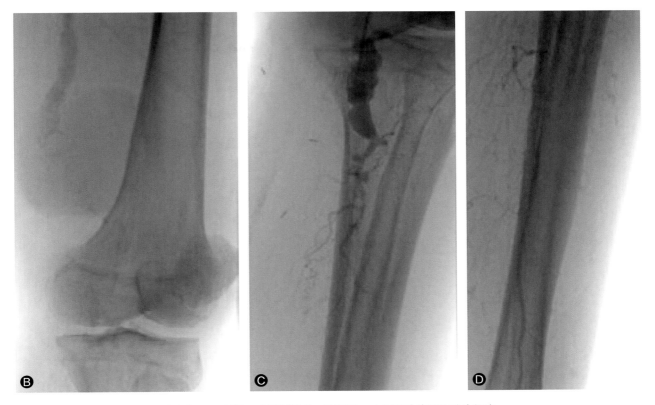

▲ 图 79-1（续）　左股浅动脉、腘动脉、大腘动脉瘤伴腓动脉径流

动脉中段，操纵长度为 260cm 的 0.035 导丝至破裂段进入至腘动脉远端（图 79-2）。置入 3 个 10mm×60mm、10mm×60mm 和 10mm×40mm 的 Fluency® 支架（Bard Peripheral Vascular, Tempe, AZ），支架节段重叠 5～6mm，完全隔绝破裂的动脉瘤（图 79-3）。随访超声检查显示覆膜支架完全隔绝动脉瘤。将 FemoStop™（Abbot, Chicago, IL）应用于右侧腹股沟。多普勒超声显示患者在胫后和足背动脉有动脉信号，腓动脉近端闭塞 3～4cm。胫后动脉和胫内动脉均闭塞。

患者于 2007 年 5 月 3 日因右侧腹股沟 10F 鞘入口处有组织坏死再次入院。伤口处行清创术后，患者开始静脉抗生素治疗。患者于 2007 年 5 月 6 日出院，2 年后死于其他原因。

【讨论】

Cervin 等报道了瑞典血管登记处（1987—2012 年）45 例破裂的腘动脉瘤患者。破裂的比例在登记的所有腘动脉瘤手术患者中占 2.5%[1]。出现腘动脉瘤破裂的患者约 50% 在使用抗凝血药。

45 例患者中 42 例行开放修复，3 例行腔内修复。破裂的腘动脉瘤患者比未破裂的患者年龄大 8 岁[1]。30 天的结果显示 45 例中 35 例重建通畅，4 例截肢，1 年存活率为 60%[1]。Bani-Hani 在治疗一位 85 岁男性破裂感染腘动脉瘤患者时，先对远端腘动脉、胫腓主干和胫后动脉行血管成形术以改善远端流出道，然后置入 2 个重叠 GORE® VIABAHN®（7×15 和 8×15）覆膜支架[2]，患者股骨下段出现感染性血肿，需要切开引流。由于患者联合培养出现金黄色葡萄球菌和 G 群链球菌，他们给患者服用利福平和达托霉素。

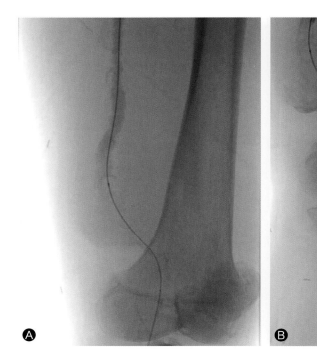

◀ 图 79-2　导丝进入腘动脉远端

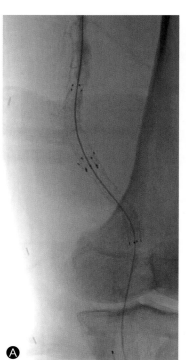
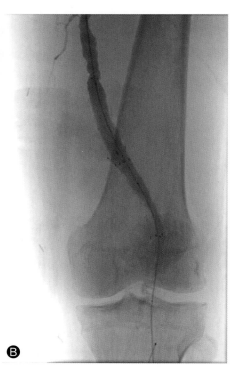

◀ 图 79-3　置入 Fluency® 支架隔绝腘动脉大动脉瘤

参考文献

［1］　Cervin A, Ravn H, Bjorck M, et al. Ruptured popliteal aneurysm. Br J Surg. 2012;105:1752–8.

［2］　Bani-Hani MG, Elnahas L, Plant GR, Ward A, et al. Endovascular management of ruptured infected popliteal artery aneurysm. J Vasc Surg. 2012; 55:532–4.

第二十二篇 脾动脉瘤腔内修复术

Endovascular Repair of Splenic Artery Aneurysm

病例 80　脾动脉瘤腔内修复术　　　　　　　　　　　/ 278

病例 80 脾动脉瘤腔内修复术
Endovascular Repair of Splenic Artery Aneurysm

【病史与体格检查】

患者男性，72 岁，因左肾结石行 CTU 检查偶然发现脾门附近有一囊性脾动脉瘤（直径 3.1cm），起源于脾动脉腹侧分支（图 80-1），患者无脾动脉瘤相关的症状。

【诊疗过程】

成功穿刺右股动脉并置入 5F 鞘管后进行腹腔动脉造影。导丝导管配合下将 Omniflush 导管（Angio Dynamics, Latham, NY）插入脾动脉，造影显示囊状脾动脉瘤疑似起源于脾动脉的腹侧分支（图 80-2），且仅存在单一流出道，遂将微导管推进动脉瘤腔，并在 0.018 导丝的帮助下进入

流出道。再次造影确认了导管位置可，并对流出道进行弹簧圈栓塞，然后用多个弹簧圈填充动脉瘤腔。将微导管推进至脾动脉的远端供血分支血管（图 80-3），成功栓塞腹侧远端分支，撤出微

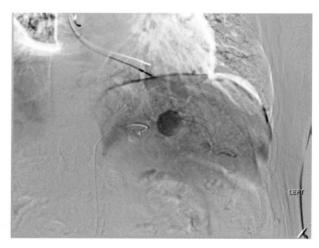

▲ 图 80-2 经导管造影显示较大的脾动脉瘤

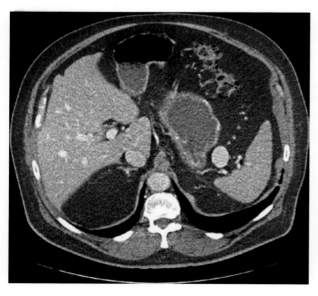

▲ 图 80-1 CTU 显示脾动脉瘤

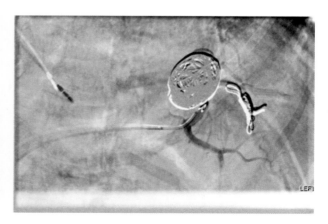

▲ 图 80-3 流出道和动脉瘤的弹簧圈栓塞

导管,在脾动脉主干中再次造影瘤腔未见显影(图
80-4)。

CTA 复查(2019 年 11 月 21 日)显示,脾动脉
瘤栓塞满意,脾脏血供也得到了保留(图 80-5)。

【讨论】

总体而言,脾动脉瘤女性多发,约占 87%,
其中大多数患者存在多次妊娠。非妊娠妇女的破

裂死亡率为 10%~25%,而妊娠期间可高达 70%,
胎儿死亡率接近 90%[1]。一旦动脉瘤直径 > 2.5cm,
就需要干预治疗[1]。Hogedoorn 通过对 47 篇文章
中的 1321 例真性脾动脉瘤进行 Meta 分析,发现
腔内修复具有更好的短期效果。与开放式修复相
比,血管内修复的死亡率也更低[2]。而开放式手
术有长期并发症较少和再干预率低等特点[2, 3]。腔
内修复对于老年患者最具成本效益。对于脾动脉

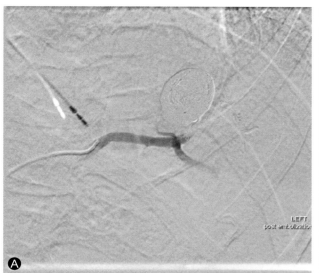
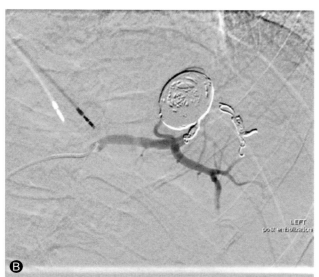

▲ 图 80-4　动脉瘤腔栓塞满意,脾脏血供良好

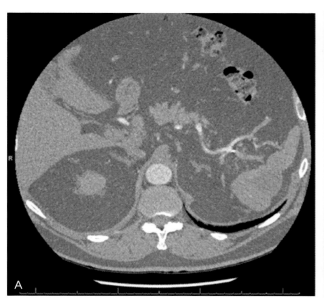
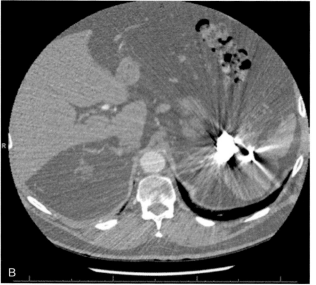

▲ 图 80-5　CTA 复查显示脾动脉瘤腔内治疗满意

瘤直径为 2～2.5cm 的老年患者应每年做一次 CT 检查。Reed 等对 10 例患者进行脾动脉瘤的支架置入，他们发现除了弹簧圈栓塞外，自膨式支架为脾动脉的治疗提供了另一种选择 [4]，但远端脾动脉瘤伴脾动脉过度扭曲常导致支架置入失败。

【评论】（来自 Timur P. Sarac 医生）

脾动脉瘤是最常见的内脏动脉瘤，约占 60%，发病率为 0.8%[5]。本病例报道和总结了脾动脉瘤治疗的进展，以及由于 CT 的广泛应用使其诊出率得到了提高。在 Reidy 于 1990 年首次报道了脾动脉瘤的腔内治疗后 [6]，血管腔内治疗已经发展成为一线治疗方式 [1, 7]，其他治疗方式包括弹簧圈栓塞、胶水栓塞及支架置入术等。弹簧圈栓塞是最常见和效果比较好的腔内治疗方法。支架置入因可保留脾动脉血供也具有明显的优势，然而，脾动脉直径大小和扭曲程度也限制了支架置入技术的应用。最后，生物胶水栓塞也是可能的，但存在远端栓塞和末端器官灌注障碍的潜在风险。

参考文献

［1］ Sarac TP, Gates L. Endovascular management of splenic artery aneurysms. In: Hans SS, Shephard AD, Weaver MR, Bove PG, Long GW, editors. Endovascular and open vascular reconstruction: a practical approach. Boca Raton: CRC Press; 2018. p. 99–104.

［2］ Hogendoorn WH, Lavida A, Hunink MGH, Moll FL. Open repair, endovascular repair, and conservative management of true splenic artery aneurysms. J Vasc Surg. 2014;60:1667–76.

［3］ Hogendoorn WH, Lavida A, Hunink MGH, Moll FL. Cost-effectiveness of endovascular repair and conservative management of splenic artery aneurysms. J Vasc Surg. 2015;61:1432–40.

［4］ Reed NR, Oderich GS, Manunga J, Duncan A. Feasibility of endovascular repair of splenic artery aneurysm using stent graft. J Vasc Surg. 2011;62:1504–10.

［5］ Berceli SA. Hepatic and splenic artery aneurysms. Semin Vasc Surg. 2005;18:196–201.

［6］ Reidy JF, Rowe PH, Ellis FG. Splenic artery aneurysm embolization-the preferred technique to surgery. Clin Radiol. 1990; 41:281–2.

［7］ Larkin RO, Bena JF, Sarac TP, Shah S, Krajewski LP, Srivastava SD, Clair DG, Kashyap VS. The contemporary management of splenic artery aneurysms. J Vasc Surg. 2011;53 (4):958–64.

第二十三篇 颈动脉支架置入术
Carotid Stenting

病例 81　肌内膜增生所致颈动脉狭窄的支架置入术　　　　　　　　　/ 282

病例 82　放射引发症状性颈动脉狭窄的支架置入术　　　　　　　　　/ 285

病例 83　颈动脉的静脉移植物狭窄支架置入术　　　　　　　　　　　/ 289

病例 84　对侧颈内动脉闭塞的同侧颈内动脉狭窄支架置入术　　　　　/ 292

病例 85　Ⅲ型主动脉弓患者双侧颈动脉狭窄的颈动脉支架置入与

　　　　　二次内膜切除手术　　　　　　　　　　　　　　　　　　　/ 294

病例 81 肌内膜增生所致颈动脉狭窄的支架置入术

Carotid Stenting for Symptomatic Carotid Restenosis Secondary to Myointimal Hyperplasia

【病史与体格检查】

患者女性，69岁，因无症状右颈内动脉重度狭窄（＞80%），于2016年12月1日行右颈动脉内膜切除术，术中使用牛心包补片。该患者术后恢复良好，2017年1月复查颈动脉多普勒超声提示右颈内动脉收缩期峰值流速正常，左颈动脉狭窄60%～69%。2017年7月，复查颈动脉多普勒超声提示右颈内动脉收缩期峰值流速32cm/s，收缩末期流速155cm/s。颈部CTA提示右颈内动脉近端因肌内膜增生导致复发再狭窄80%，左颈内动脉狭窄仍为60%～69%（图81-1）。因患者

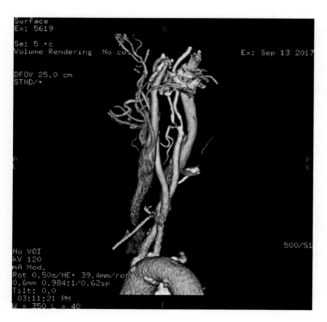

▲ 图 81-1 CTA 提示右颈内动脉均匀性再狭窄 80%

无特殊不适，暂予定期观察。

2019年3月，患者反复出现右眼视力下降（三期），每次发作30～40s。眼科医生评估后诊断为因颅外颈动脉重度狭窄所致缺血性视网膜病变。

【诊疗过程】

患者送入杂交手术室，拟经股动脉行颈动脉支架置入。颈动脉造影提示右颈内动脉起始部80%均匀狭窄（图81-2）。

颅内动脉造影提示右大脑前动脉无血流灌注（图81-3）。更换7F Xact® 鞘（Abbott, Temecula, CA），导入NAV6™滤器（Abbott），以5mm球囊导管对右颈内动脉狭窄处进行预扩张，造影明确后置入6mm×8mm×40mm支架，再以5mm球囊进行后扩张。最终造影提示效果满意，颅内血流无异常（图81-4）。

术后患者视力问题缓解，但右股动脉形成假性动脉瘤。由于假性动脉瘤瘤颈较宽，我们实施了开放手术修复，而未行凝血酶注射法。

2019年6月患者复查颈动脉彩超提示右颈内动脉收缩期峰值流速112cm/s，收缩末期流速39cm/s。而左颈内动脉收缩期峰值流速303cm/s，收缩末期流速86cm/s。因患者无症状，暂予继续口服药物治疗。

【讨论】

对于复发性颈动脉狭窄，行颈动脉支架置入

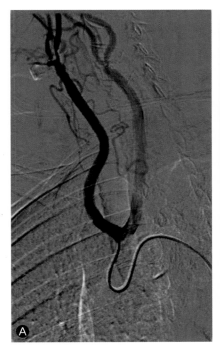
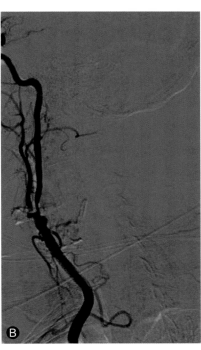

◀ 图 81-2 　颈动脉造影提示右颈内动脉狭窄 80%，左颈内动脉狭窄 60%

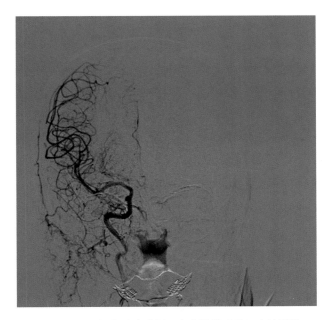

▲ 图 81-3 　颅内动脉造影示右大脑前动脉无血流灌注

（CAS）还是再次行颈动脉内膜切除术（CEA），优劣尚无定论。Arhuidese 等对血管质量倡议数据库（2003—2015 年）进行统计，纳入 2863 例既往行颈动脉内膜切除术后同侧复发患者，其中 1047 例（37%）再次开放行 CEA 手术，另 1816 例（63%）行支架 CAS 术 [1]，再次 CEA 手术的 30 天死亡率为 1.3%，对比 CAS 手术 30 天死亡率 0.6%（P=0.04）。两种手术方式的围术期卒中和心肌梗死发生率相似。再次 CEA 手术患者 4.1% 发生脑神经麻痹，CAS 病例有 5.3% 发生入路并发症（如本患者）[1]。

DeBorst 等在 55 例患者（其中 36 例男性患者）行 57 次 CAS 术，中位年龄 70 岁 [2]。首次 CEA 术至行 CAS 术的平均时间间隔是 83 个月（范围 6～245 个月）。其中 9 例患者（16%）无症状。该团队未观察到 CAS 围术期卒中或死亡；2 例患者围术期出现短暂性脑缺血发作。

平均随访 36 个月（范围 12～72 个月），2 例患者发生同侧脑部症状（1 例短暂脑缺血发作，1 例表现小卒中）。11 例患者（19%）发现支架内≥50% 再狭窄，其中 3 例于术后 3 个月发现，3 例于术后 12 个月发现，2 例为术后 24 个月，其余 3 例分别为术后 36、48、60 个月发现。

该团队总结 CEA 术后再狭窄行 CAS，有效预防卒中，围术期并发症发生率低 [2]。支架内再狭窄率高，可能早期发生，也可能远期发生。

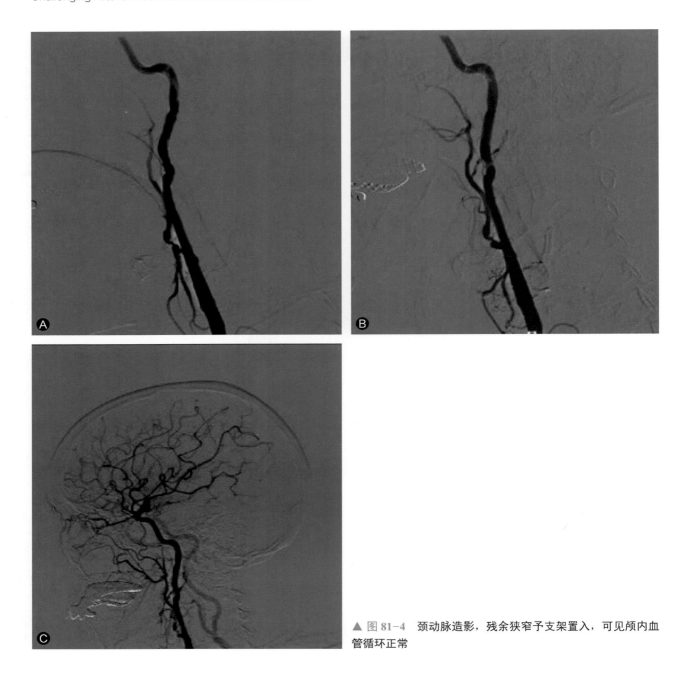

▲ 图 81-4　颈动脉造影，残余狭窄予支架置入，可见颅内血管循环正常

参考文献

［1］ Arhuidese I, Obeid T, Nejim B, Locham S, et al. Stenting versus endarterectomy after prior ipsilateral carotid endarterectomy. J Vasc Surg. 2017;65:1–11.

［2］ DeBorst GJ, Ackerstaff RGA, DeVries J-PM, Paroordt ED, et al. Carotid angioplasty and stenting for post endarterectomy stenosis: long term follow up. J Vasc Surg. 2007;45:118–23.

病例 82 放射引发症状性颈动脉狭窄的支架置入术

Carotid Artery Stenting for Symptomatic Radiation-Induced Carotid Stenosis

【病史与体格检查】

患者男性，78 岁，因反复出现左上肢颤动而由急诊收入院。他否认说话不清或左下肢无力等病史。他既往曾出现左大脑中动脉分布区域的短暂脑缺血发作，2 个月前行左颈动脉内膜切除术（CEA）；术后患者未再出现左大脑半球对应症状。

患者约 15 年前患扁桃体癌，颈部曾接受放射治疗。神经科医生判断患者的左上肢颤动源于右大脑中动脉分布区域的短暂脑缺血发作。颈部 CTA 提示右颈内动脉重度狭窄，左侧原 CEA 手术段颈动脉通畅良好（图 82-1）。患者其他并发症包括高血压、心房颤动。患者于 2019 年 6 月 24 日行颈动脉支

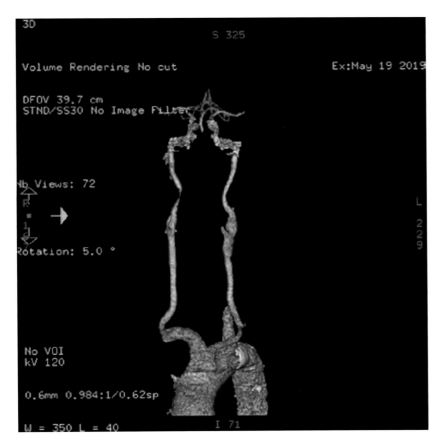

◀ 图 82-1　颈部 CTA 提示右颈内动脉重度狭窄，向颅底蔓延，左侧切除部位良好

架置入术（CAS）。

【诊疗过程】

因患者有心房颤动，故术前予静脉维持肝素溶液。患者颈动脉狭窄斑块远端已延伸至 $C_1 \sim C_2$ 椎体交界水平，故拟行 CAS 术而不行 CEA 术。

穿刺右股动脉并置入 6F 鞘，导入 headhunter 导管结合弯头长硬超滑导丝（0.035×260cm），进

入右颈总动脉。右颈总动脉行造影可见右颈内动脉重度狭窄，延伸至 $C_1 \sim C_2$ 椎体交界水平（图 82-2）。

通过 Supracore 超硬导丝支撑，更换 7F 长鞘，造影再次确认右颈内动脉重度狭窄，延伸至 $C_1 \sim C_2$ 椎体交界水平（图 82-2）。注射肝素使 ACT 接近 300。顺利导入保护伞，以 3mm×2cm 球囊进行预扩张，然后置入 6mm×8mm×40mm 颈动

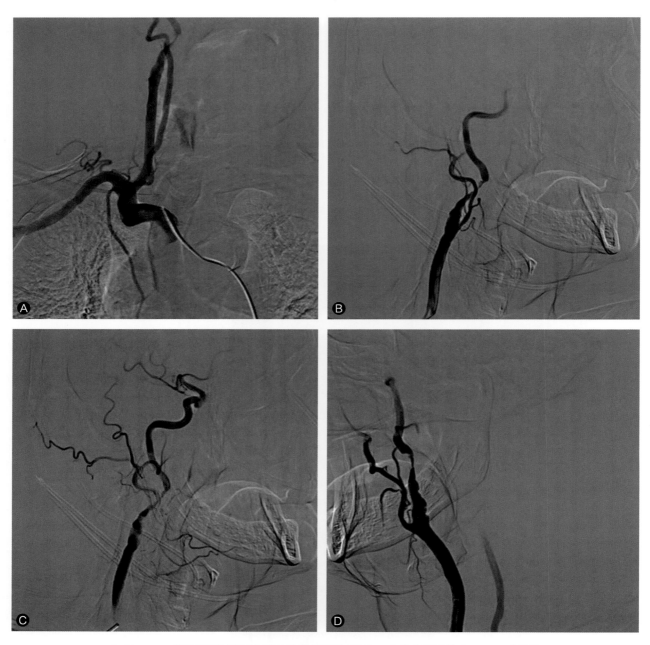

▲ 图 82-2　颈动脉造影提示右颈内动脉长段重度狭窄，斑块上沿延伸至 $C_1 \sim C_2$ 交界处

脉支架。导入 6mm 球囊进行后扩张（图 82-3）。

造影示残余狭窄＜10%（图 82-4）。回收保护伞。2019 年 7 月 2 日颈动脉多普勒彩超提示收缩期峰值流速右颈内动脉 71cm/s，左颈内动脉 74cm/s。

【讨论】

表现为肢体颤动的短暂性脑缺血发作不常

见，其病因为颈动脉重度狭窄，可能误诊为局灶性运动性癫痫发作。颤动发作时的脑电图（EEG）癫痫样放电为阴性，服用抗癫痫药物无效。表现肢体颤动的短暂性脑缺血发作不会累及面部，一般在患者站立如洗浴时发作[1]。这类患者有高度脑卒中风险[1]。

本案例患者 2020 年 5 月 9 日因快速性心房颤动、晕厥送至医院。CTA 提示支架内头端 60% 狭窄，考虑原因是血栓形成。由于患者暂无局灶神经症状，故予继续口服药物治疗。放射引发颈动脉狭窄的支架治疗后有复发狭窄倾向，故需要随诊观察。

头颈部癌症的外部放射治疗可引起颅外颈动脉的狭窄，因此放射是卒中发生的一个间接因素[2-6]。放射引发颈动脉狭窄的具体机制尚不明确，狭窄过程包含炎症反应，斑块性质与动脉粥样硬化相似，但发病的自然病程较为确切[2]。放射引发颈动脉狭窄常累及双侧，斑块头侧可延伸远至颈内动脉[2-6]。有放射史的颈动脉狭窄患者若行 CEA 术，会有轻微升高的风险发生脑神经损伤、颈部血肿、伤口并发症等并发症。这类有头颈部放射史的患者（包括曾行颈部根治性清扫、气管造口术）更宜行 CAS。

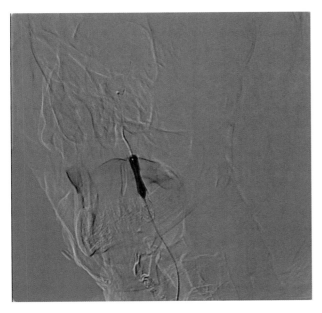

▲ 图 82-3 置入支架并进行球囊后扩

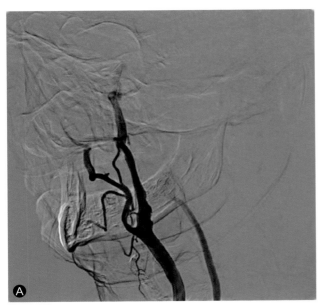
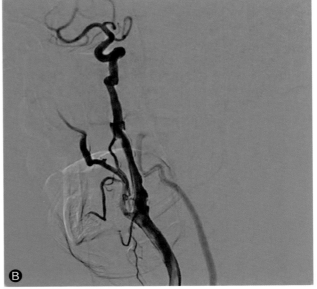

▲ 图 82-4 支架置入后造影

另外，有多人报道有颈部放射史的颈动脉狭窄患者行 CEA 术效果满意，但与原发颈动脉狭窄病例行该手术比较有更高的再狭窄发生率。

Fokkema 等行 Meta 分析纳入 533 例患者（361 例行 CAS，172 例行 CEA），观察到既往放射治疗的患者术后神经功能损伤发生率较低。行 CEA 的患者发生短暂性脑神经损伤表现发生率较高，而行 CAS 术的患者发生迟发性神经功能损伤及再狭窄的发生率较高 [6]。

虽然行 CAS 的患者发生再狭窄的风险较高，可能部分表现为症状性，但多数不需要二次手术。

总体来说，CEA 和 CAS 免于死亡 / 卒中率相似。但这类患者五年生存率不高，可能由于其他并发症导致。

患者的治疗选择依靠医师专业意见、医疗资源设备、患者并发症与解剖因素（如斑块累及位置）进行决定。行 CAS 需常规放置保护伞，并按指南给予恰当的药物治疗（他汀类药物降脂，抗血小板治疗等），并注意积极治疗其他血管相关疾病如高血压、心房颤动。

【评论】（来自 Hitinder S. Gurm 医生）

有头颈部放射史的患者发生颈动脉狭窄的风险较高，放射治疗常引发动脉粥样硬化加快发展，在治疗后 2～15 年间发展为有症状或无症状的颈动脉重度狭窄。这些患者治疗的复杂因素包括既往颈部清扫手术史、长段动脉狭窄、血管壁改变，将导致 CAS/CEA 手术并发症、再狭窄的发生率增高。

对于这类患者制订治疗指南的主要挑战在于相关文献证据不足，且这些文献来源于经验丰富的医疗中心病例研究（来源于其理想医疗条件）。多数医师可能在其职业生涯仅遇到数个这类患者，他们的专业意见对这类患者的指引是其治疗选择的重要因素。这类患者行 CEA 发生神经损伤、伤口感染的风险可能高达 30%，在有经验的外科医师手中约 < 10%。这种并发症的高发生率与既往放射治疗史和手术史相关，故这类患者首选 CAS。

参考文献

[1] Schulz UGR, Rotwell PM. Transient ischemic attack mimicking focal motor seizures. Postgrad Med J. 2002;78:246–7.

[2] Tallerita T, Oderich ES, Lenzino G, Cloft H, Kallmes SD, et al. Outcomes of carotid artery stenting were versus historical surgical controls for radiation-induced carotid stenosis. J Vasc Surg. 2011;53:629–36.

[3] Magne JL, Pirvu A, Sessa C, Cochet H. Carotid artery revascularization following neck radiation: immediate and long-term results. Eur J Vasc Endovasc Surg. 2012;43(1):4–7.

[4] Kashyap VS, Moore WS, Quinones-Baldrich WJ. Carotid ar-

tery repair for radiation associated atherosclerosis is a safe and durable procedure. J Vasc Surg. 1999;29(1):90–6.

[5] Leseche G, Castier Y, Chataigner O, Francis F, et al. Carotid artery revascularization through a radiated field. J Vasc Surg. 2003;38(2):244–50.

[6] Fokkema M, DenHartog AG, Bots ML, Vandertweel I, et al. Stenting versus surgery in patients with carotid stenosis after previous cervical radiation therapy: systemic review and meta-analysis. Stroke. 2012;43:793–801.

病例 83 颈动脉的静脉移植物狭窄支架置入术

Carotid Stenting for Carotid Interposition Vein Graft Stenosis

【病史与诊疗过程】

患者男性，76 岁，于作者所在医院住院，患者左侧颈总动脉远心端至颈内动脉近心端重度狭窄，颈外动脉闭塞；患者既往有冠心病（行冠状动脉旁路手术史）、高血压、高脂血症、血小板减少症、腹主动脉瘤修复手术史。1995 年 12 月，患者行左颈动脉内膜切除术（CEA），术中将颈总动脉 – 颈内动脉狭窄段截除，取大隐静脉（未调转）将颈总动脉远心端 – 颈内动脉近心端吻合相接；术后造影提示重建效果满意。

1999 年 9 月，患者出现短暂性单侧失明，检查发现移植静脉的瓣膜处重度狭窄。行手术将狭窄移植静脉移除，从右侧腹股沟获取短段大隐静脉进行替换。2002 年 4 月 23 日，患者复查颈动脉多普勒超声发现颈动脉狭窄加重，左颈总动脉的收缩期峰值流速（PSV）38cm/s；左颈内动脉 PSV 729cm/s，收缩末期流速 267cm/s，颈内动脉 / 颈总动脉比例为 19%。

2002 年 9 月 24 日，患者因静脉移植物 – 左颈总动脉的近端吻合口重度狭窄，在手术室大脑保护下行支架置入术。手术参与了波士顿科学公司的 BEACH 临床试验（Boston Scientific EPI: A Carotid Stenting Trial for High-Risk Patients）。

局麻下显露右股动脉涤纶人工血管并置入 6F 鞘，5F Vitek 导管结合 Magic Torque™ 导丝（Boston Scientific-Maple Grove, MN）进入左颈总动脉，交换为 6F 的 90cm 长鞘。行动脉造影如图所示（图 83–1）。

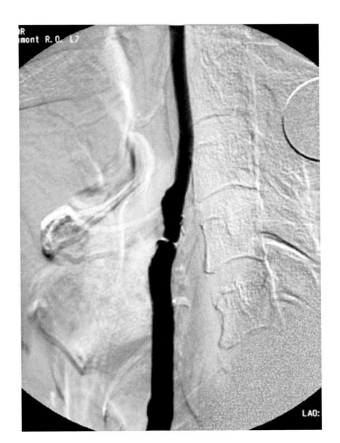

▲ 图 83–1 所见颈动脉的静脉移植物再狭窄

透视下置入 EPI 保护伞，导入 4mm×30mm Mave-rick™ 球囊（Boston Scientific-Maple Grove, MN）进行预扩。导入 10mm×24mm WALLSTENT® 支架（Boston Scientific-Maple Grove MN），撤出后导入 6mm×20mm AVIATOR® 球囊（Boston Scientific-Maple Grove MN）进行后扩（图 83–2），手术过程保证全身肝素化。最终造影提示 10% 残余狭窄，

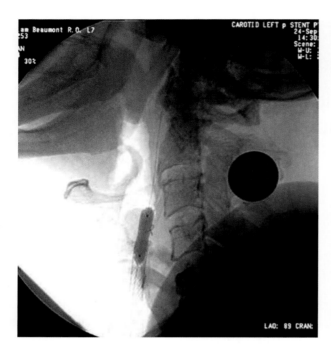

▲ 图 83-2　支架后球囊扩张

血流正常（TIMI Ⅲ 级）（图 83-3）。颅内循环未见远处栓塞，回收保护伞器见少量残渣，术后患者一般情况良好。2002 年 10 月复查彩超提示左侧颈内动脉峰值流速 86cm/s，颈总动脉峰值流速 120cm/s。支架近端血流直径 4.7mm，中间 5.3mm，远端 4.9mm。2003 年 3 月复查超声提示收缩期峰值流速左颈总动脉 110cm/s，左颈内动脉 83cm/s，颈内动脉 / 颈总动脉比值 0.8。患者神经系统方面无特殊异常，但于 2003 年 6 月因髓系发育不良的并发症去世。

【讨论】

　　Sapphire 试验（study of angioplasty with protection in patients at high risk for endarterectomy，手术高危患者大脑保护下的动脉成形术）随机分配 167 例患者行颈动脉支架置入（CAS），167 例患者行颈动脉内膜切除术（CEA）[1]。行 CAS 患者术后并发症（卒中，心肌梗死，死亡）发生率 4.4%，CEA 手术的术后并发症 9.0%（$P < 0.06$），文献结论 CAS 效果不比 CEA 差[1]。CREST 试验（carotid revascularization endarterectomy versus stenting trial，恢复颈动脉灌注的内膜切除 vs. 支架置入）

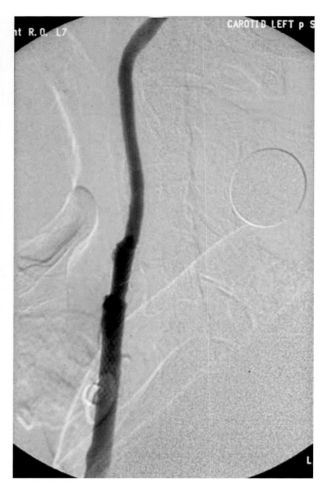

▲ 图 83-3　颈动脉支架置入后造影显示血流正常

随机纳入 2502 例患者，4 年里在有 / 无症状总体患者里，CAS 的死亡率比 CEA 更高（6.4% vs 4.7%，$P = 0.03$）。

　　若分开观察，无症状组有上述差异；在有症状组中，两者无显著差异（8% vs. 4.5%，$P = 0.14$）[2,3]；行 CEA 的心肌梗死发生率较 CAS 更高（2.3% vs. 1.1%，$P = 0.03$）。术后长期随访中，两组的心肌梗死、卒中、死亡发生率无显著差异[3]。

　　CEA 后的颈动脉再狭窄，2 年内出现的早期复发源于肌内膜的增生，2 年之后的远期复发源于动脉粥样硬化形成狭窄。O'Donnell 报道 48 例颈动脉再狭窄二次手术患者中，30 天卒中或死亡发生率为 4.2%[4]。最近 Cho 等报道在 66 例颈动脉二次手术患者中 3.1% 术后发生卒中[5]。

　　本例患者二次手术后因血液系统恶性疾病并

发症去世，随访时间较短，但至少在 CAS 术后 6 个月可明确未发生颈动脉再狭窄。

CAS 是否适用于颈动脉术后的二次 / 三次再狭窄，仍需随机试验和更长期随访观察进行阐明。

参考文献

［1］ Yadav JS, Wholey MH, Kuntz RE, Fayad P, Katzen BT, Mishkel GJ, et al. Protected carotid artery, stenting versus endarterectomy in high risk patients. N Engl J Med. 2004;351:1493–501.

［2］ Brott TG, Hobson RW, Howard G, Roubin GS. CREST investigators: stenting versus endarterectomy for treatment of carotid artery stenosis. N Engl J Med. 2010;363(1):11–23.

［3］ Broh TG, Howard G, Rouban GS, Mescha JF. CREST investigators: long term results of stenting versus endarterectomy for carotid artery stenosis. N Engl J Med. 2016;374(11):1011–20.

［4］ O'Donnell TF, Rodriguez AA, Fortunate JE, Welch HJ, Mackey WC. Management of recurrent carotid artery stenosis: should asymptomatic lesions be treated surgically? J Vasc Surg. 1996;24:207–12.

［5］ Cho JS, Pandurangi K, Conrad MF, Shepard AS, Carr JA, Nypaver TJ, Reddy DJ. Safety and durability of redo carotid operation: an 11-year experience. J Vasc Surg. 2004;39:155–61.

病例 84 对侧颈内动脉闭塞的同侧颈内动脉狭窄支架置入术

Carotid Artery Stenting for Recurrent Internal Carotid Artery Stenosis with Contralateral Internal Carotid Artery Occlusion

【病史与诊疗过程】

患者男性，59 岁，其基础病有糖尿病、高血压、慢性阻塞性肺疾病（嗜烟史）、稳定型冠心病。患者右侧颈内动脉 90% 狭窄，左侧颈内动脉闭塞，2013 年 1 月 15 日全麻及脑电图监测下行右侧颈内动脉内膜切除术（CEA）。见斑块头侧到达 C_2 椎体水平（图 84-1 参考），斑块不稳定，表面溃疡合并斑块内出血，行内膜切除后用牛心包补片修补。患者术后恢复良好，每年复查未发现再狭窄。2018 年 6 月，患者复查彩超发现右颈动脉复

发重度狭窄（＞ 80%），行 CTA 证实上述发现。患者未出现颈动脉再狭窄相关症状。

2018 年 6 月 9 日，患者行颈动脉支架置入术（CAS）。穿刺右股动脉并置入 6F 鞘，后更换为 7F 90cm 长鞘，5F Vitek 导管（Cook, Bloomington, IN, USA）结合导丝进入右颈总动脉。置入保护伞后，导入 3.5mm×15mm Sprinter® RX 球囊（Medtronic, Dublin, Ireland）进行预扩，然后导入 7mm×9mm×40mm Xact® 支架（Abbott Vascular, Abbott Park, IL, USA）释放。后更换

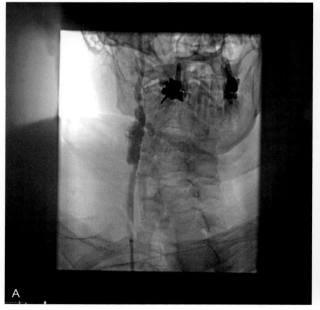
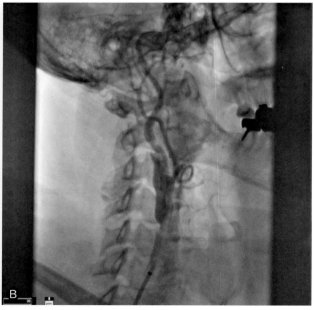

▲ 图 84-1 再狭窄斑块头侧到达 C_2 椎体水平

5.5mm×20mm Viatrac 球囊（Abbott Vascular）进行后扩，残余狭窄＜5%（图 84-2）。患者最后一次复查在 2019 年 6 月，彩超未发现再狭窄。

Arhuidese 等通过 VQI 数据库（2003—2015 年）评估 2863 例颈动脉手术；1047 例（37%）再次行 CEA，1816 例（63%）行 CAS[1]，30 天同侧卒中发生率方面，无症状患者中 CEA 对比 CAS 为 2.2% vs. 1.3%（$P = 0.09$），有症状患者中 CEA 对比 CAS 为 1.2% vs. 1.6%（$P=0.60$）。30 天死亡率 CEA 对比 CAS 为 1.3% vs. 0.6%（$P=0.04$），心肌梗死发生率 CEA 对比 CAS 为 1.4% vs. 1.1%（$P=0.443$）；二次 CEA 手术的脑神经损伤发生率 4.1%，CAS 的入路并发症为 5.3%。CEA 和 CAS

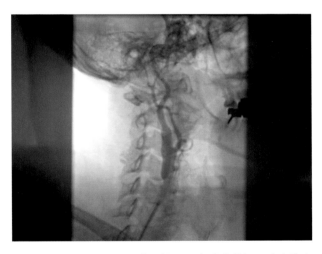

▲ 图 84-2　支架置入后造影提示颈内动脉通畅，残余狭窄极微

的术后 1 年卒中、心肌梗死、死亡发生率无显著性差异。该团队认为合并多种基础疾病的患者应避免行二次 CEA 手术[1]。

Bonati 等 的 ICSS 研 究（international carotid stenting study，国际颈动脉支架研究）对 CEA 后再狭窄行 CAS 或再次 CEA 术后出现再次狭窄的长期风险进行评估[2]。研究包括欧洲、澳大利亚、新西兰共 50 家护理中心，2001 年 5 月至 2008 年 10 月，共 1713 例患者，737 例为 CAS 组，793 例为再次 CEA 组。手术 5 年内出现中度（≥50%）再狭窄病例里，CAS 组发生 274 例（40.7%）对比 CEA 组发生 217 例（29.6%）（$P ≤ 0.001$）。总体人群中，发生中度再狭窄患者发生同侧脑卒中的风险高于无发生再狭窄患者（$P=0.002$）。两组发生重度再狭窄≥70% 及卒中的风险无显著差异[2]。本例患者中，2013 年首次行 CEA 手术时因斑块累及范围高（至 C_2 椎体水平）已是一次技术挑战性手术，而再狭窄位于切除部位远端，故选用了 CAS 术。

【讨论】

CEA 术后早期（2 年内）再狭窄常因肌内膜增生引起，多无症状。远期再狭窄（术后 5 年）多因动脉粥样硬化导致复发，可坚持服药、CAS 或再次行 CEA 手术。CREST 试验（CEA versus stenting trial）结果提示 CEA 与 CAS 的 2 年再狭窄率相似，约为 6.3%。

参考文献

[1]　Arhuidese I, Obeid T, Nejim B, Locham S, et al. Stenting versus endarterectomy after prior ipsilateral carotid endarterectomy. J Vasc Surg. 2017;65:1–11.

[2]　Bonati LH, Gregson J, Dobson J, McCabe DJM. Restenosis and risk of stroke after stenting or endarterectomy for symptomatic carotid stenosis in the international carotid stenting study (ICSS): secondary analysis of a randomized trial. Lancet Neurol. 2018;17(7):587–96.

病例 85　Ⅲ型主动脉弓患者双侧颈动脉狭窄的颈动脉支架置入与二次内膜切除手术

Carotid Stenting and Redo Carotid Endarterectomy in Patient with Bilateral Recurrent Carotid Stenosis with Type Ⅲ Aortic Arch

【病史与诊疗过程】

患者男性，59 岁，因无症状性左颈内动脉狭窄（＞ 80%），于 2010 年 4 月 13 日行左颈动脉内膜切除术（CEA），术中使用牛心包补片。斑块位置高至舌下神经水平之上。为了充分显露，将二腹肌后腹向头侧牵引，枕动脉结扎分离，舌下神经绕以血管吊索保护。内膜切除时发现斑块不稳定，有严重溃疡及斑块内出血。

该患者基础并发症包括冠心病导致缺血性心肌病、酗酒、2 型糖尿病、高血压和慢性阻塞性肺疾病（COPD）。2017 年 4 月，患者随访彩超发现右颈内动脉狭窄 80%～90%。由于患者心脏风险高，拟于 2017 年 5 月 4 日行右颈动脉支架置入术（CAS）。

穿刺右股动脉，置入 6F 鞘，导入 Vitek 导管（Cook Medical, Bloomington, IN）进行造影。主动脉弓造影提示Ⅲ型主动脉弓，锁骨下动脉造影提示左椎动脉发育优势，右椎动脉发育不良。

右颈动脉造影提示右颈总动脉分叉近端 2cm 段狭窄 50%，右颈内动脉起始段 90% 偏心性狭窄（图 85-1）。左颈总动脉的切除区域近端狭窄 90%（考虑前次夹伤引起），左颈内动脉的切除区域远端狭窄 50%（图 85-2）。留置导丝于左颈外动脉，更换多种导管［GLIDECATH®（Terumo Interventional Systems），Quick-Cross（Spectranetics），Judkins Right 4（Oscor）］。随后置

入 NAV 6 保护伞，导入 3.5mm 球囊导管进行预扩，后导入 10mm×10mm×30mm Xact® 支架（Abbott Vascular）放置于左颈总动脉，撤出后更换 6.5mm 球囊进行后扩张，残余狭窄＜10%（图 85-3）。左颈内动脉远端狭窄（前次 CEA 手术区域远端）因血流动力稳定故未处理，若要同期处理则需要重叠放置 2 枚支架。

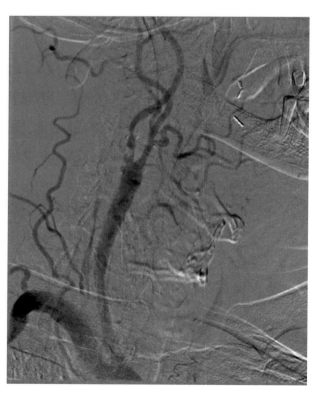

▲ 图 85-1　头臂干造影见右颈内动脉重度狭窄

294

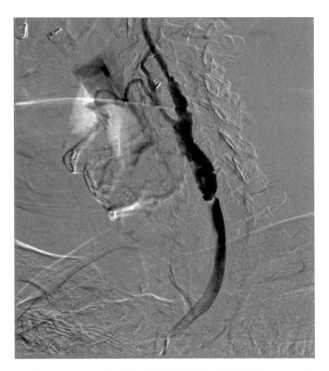

▲ 图 85-2　左颈总动脉的剥脱区域近端再发狭窄 90%（考虑为夹伤），左颈内动脉的剥脱区域远端狭窄 50%

为改善右侧血流，2017 年 5 月 18 日行经股动脉入路左颈动脉再狭窄支架置入术（CAS）。5F Vitek 导管（Cook, Bloomington, IN, USA），结合导丝进入左颈总动脉，交换 Amplatz 超硬导丝（Boston Scientific）更换 7F 长鞘，试图实现把长鞘进入颈总动脉，经过反复努力，无法将长鞘置入右颈总动脉，遂以微穿针穿刺右肱动脉，置入 6F 鞘，使用内乳动脉导管尝试进入右颈动脉，但反复尝试使用不同导管，导丝仍无法进入右颈外动脉，导管及长鞘皆位于主动脉弓无法进入右颈外动脉，遂放弃。

2017 年 6 月 19 日，患者行右颈动脉 CEA 术处理右颈内动脉重度狭窄，术中使用牛心包补片。后右颈动脉出现再狭窄，2019 年 4 月再次行右颈动脉 CEA，发现再发斑块严重溃疡及斑块内出血。第二切除术中，从右大腿获取长段大隐静脉作补片。患者 6 个月后随诊见左颈动脉前次 CEA 远端再狭窄为 41%～59%。

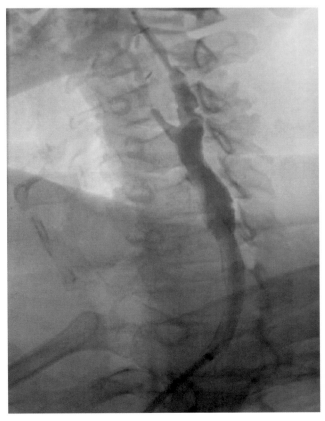

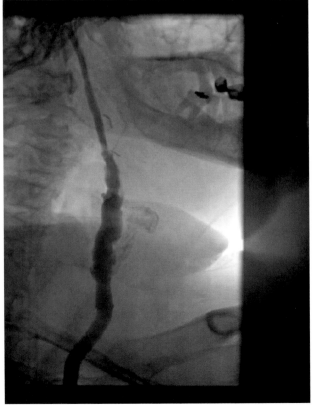

▲ 图 85-3　左颈总动脉支架置入

【讨论】

主动脉弓解剖不良（如Ⅲ型弓，扭曲）对 CAS 实施的影响曾有文献予以描述[1, 2]。在长鞘无法进入颈总动脉的患者中，可选用经肱动脉或经桡动脉（如本患者）等其他入路[1]。

经颈动脉恢复灌注法（Transcarotid artery revascularization，TCAR）在颈根部直接显露颈总动脉，通过穿刺颈根部颈总动脉和股静脉建立外部循环，使右颈动脉形成逆向血流以防栓塞，Kashyap 等为评估在部分高危患者中以 TCAR 替代行 CAS/CEA 的可能性，将 292 例行 TCAR 病例与 371 例行 CEA 患者对比，术后卒中与死亡发生率相似且皆较低[2]。总 30 天卒中 / 死亡 / 心肌梗死发生率，TCAR 组为 2.1%，CEA 组为 1.7%（P=ns）。

当患者治疗复发性颈动脉狭窄，为选择最好的治疗方式需评估斑块形态、病变的位置、预期寿命和预计颈部手术的困难。对于特定的情况想确定最好的治疗方法，需要考虑病变阶段选择腔内或开放重建。手术时机和手术方式需要综合考虑手术风险、术者经验、保守药物治疗的卒中风险等因素。

参考文献

［1］ Madhal S, Rajagopal V, Bhatt DL, Bajezr CT. Predictors of difficult carotid stenting is determined by aortic arch angiography. J Invasive Cardiol. 2008;20:200–4.

［2］ Kashyap VS, King AH, Foteh MI, Janko M, et al. A multi-institutional of transcarotid artery revascularization compared to carotid endarterectomy. J Vasc Surg. 2019;70(1):123–9.

第二十四篇 髂动脉支架置入术
Iliac Stenting

病例 86　经肱动脉入路治疗髂动脉慢性完全闭塞性病变　　　　　　　　　　　　　　/ 298

病例 87　覆膜支架置入治疗髂总动脉闭塞：12 年随访结果　　　　　　　　　　　　/ 300

病例 88　覆膜支架置入治疗开胸术后急慢性髂动脉缺血　　　　　　　　　　　　　/ 302

病例 89　髂动脉支架内血栓的处理　　　　　　　　　　　　　　　　　　　　　　/ 305

病例 90　髂动脉支架置入术并发髂动脉破裂　　　　　　　　　　　　　　　　　　/ 309

病例 86 经肱动脉入路治疗髂动脉慢性完全闭塞性病变

Iliac Stenting for Chronic Total Occlusion Using Brachial Artery Access

【病史与体格检查】

患者男性，45岁，2009年8月因"右下肢间断性跛行"就诊，跛行距离约45m，诊断为右髂总动脉闭塞。介入血管科医生推荐行腹主动脉－股动脉旁路血管移植术。

【诊疗过程】

2009年6月，患者因发生冠状动脉三支病变合并心肌梗死急诊行冠状动脉搭桥术。患者在行冠状动脉搭桥术前发生心源性休克，经左股动脉放置了主动脉内球囊反搏导管。术中发现左髂总动脉重度狭窄，介入血管科医师于左髂总动脉置入了1枚支架。之后采用乳内动脉、大隐静脉和左桡动脉作为桥血管急诊行冠状动脉搭桥术。

回顾分析前次手术术中影像，发现右髂总动脉完全闭塞，残端非常短，髂外动脉侧支血管形成（血管直径较小）；左髂总动脉支架通畅，延伸至主动脉分叉上方约25mm。于是经左股动脉穿刺行右髂动脉及主动脉造影术（图86-1）。成功穿刺右股动脉，并置入5F鞘，导丝反复尝试无法通过右髂动脉闭塞段。在局部麻醉下采用微穿刺法穿刺左肱动脉并置入5F鞘。引入260cm的0.035加硬泥鳅导丝，并引入125cm导管将其送入主动脉远端。导丝导管相互配合，成功进入右股总动脉远端真腔（图86-2）。经肱动脉鞘交换6F的90cm长鞘（BRITE TIP®, Cordis, Hialeah,

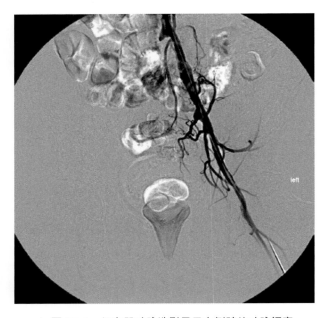

▲ 图 86-1　经左股动脉造影显示右侧髂总动脉闭塞

FL）。外周肝素化后，分别用5mm×4cm球囊和6mm×4cm球囊对右髂总动脉行球囊扩张成形术。另外引入6mm×4cm球囊置入左髂总动脉支架内，将左右髂总动脉内的两个球囊同时充气至8个大气压扩张双侧髂动脉，在右髂总动脉、腹主动脉远端放置一个8mm×10cm长的自膨胀式 EV3 Protégé 支架（Covidien, Plymuss, MN）（图86-3）。并使用7mm×4cm的 Opta®Pro 球囊（Cordis）进行后扩张。造影显示手术效果良好（图86-4）。患者在2014年9月的最后一次随访中，两侧ABI均为1.0。

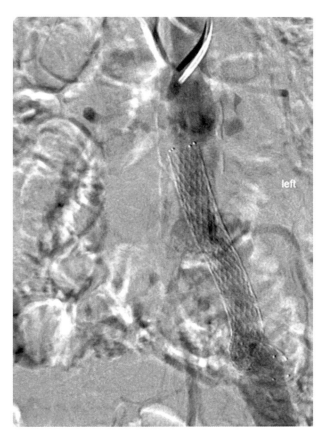

▲ 图 86-2　经左肱动脉入路造影显示先前放置的左髂总动脉支架延伸至腹主动脉远端

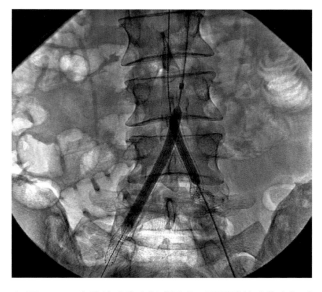

▲ 图 86-3　右髂总动脉支架成形术，双侧髂总动脉支架对吻性球囊扩张

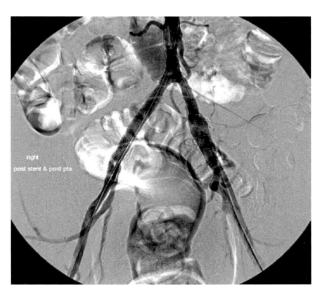

▲ 图 86-4　腹主动脉造影示成功置入主动脉 – 髂动脉支架

【讨论】

　　髂动脉闭塞（TASC Ⅱ C/D 型）的腔内治疗有时是非常具有挑战性。是否合并主动脉或股总动脉疾病对于诊断疾病类型尤为重要。由于对侧股动脉入路的导管支撑力很小，因此同侧逆行入路通常是首选的 [1]。Bechara 等喜欢从左肱动脉入路的方法进行球囊扩张对侧闭塞的髂动脉 [2]。在这个病例中，由于我们不能从右侧逆行入路将导丝引入血管腔内，因此选择了左肱动脉入路。当使用 6F 鞘时，首选经皮肱动脉入路，但当有必要使用 7F 或更大的鞘时，手术显露肱动脉更好。对吻球囊和支架通常用于主动脉分叉处的病变，即使是单侧病变也需使用对吻的方式，因为单侧使用球囊或支架可能会使对侧髂总动脉受压，导致夹层形成或者斑块脱落引发远端动脉栓塞。

参考文献

[1]　Kim H, Harth K, Kashyap VS. Endovascular management of aortoiliac occlusive disease. In: Hans SS, Shephard AD, Weaver MR, Bove PG, Long GW, editors. Endovascular and open vascular reconstruction: a practical approach. Boca Raton: CRC Press; 2018. p. 27–34.

[2]　Bechara CF, Barshes NR, Lin PH, Kougias P. Recanalization of flush iliac occlusions with the assistance of a contralateral iliac occlusive balloon. J Vasc Surg. 2012;55:872–4.

病例 87　覆膜支架置入治疗髂总动脉闭塞：12 年随访结果

Covered Stent Placement for Flush Occlusion of Common Iliac Artery: A 12-Year Follow-Up

【病史与体格检查】

患者男性，60 岁，2008 年 1 月因"右侧髋部间断性跛行"就诊，跛行距离 40～50m。其合并有高血压、冠状动脉疾病（除颤和起搏器置入病史）和慢性阻塞性肺疾病（嗜烟史，80 包 / 年）。查体：右股动脉搏动消失，且在该水平以下的右下肢动脉也摸不到脉搏。ABI 右侧为 0.6，左侧为 0.8。

【诊疗过程】

穿刺患者左股动脉，并置入 5F 鞘，经 5F 鞘使用 Omniflush 导管（AngioDynamic, Latham, NY）进行造影。造影显示右髂总动脉完全闭塞，伴大量钙化，右髂总动脉远端显影（图 87-1 和图 87-2）。透视下穿刺右股动脉，并置入 5F 鞘。使用 Kumpe 导管（Cook Medical, Bloomington, IN）和泥鳅导丝，穿过右髂总动脉闭塞段。应用 6mm×4cm 的 Opta®Pro 球囊（Cordis, Hialeah, FL）进行扩张。由于病变血管钙化严重，在右股动脉交换 9F 鞘后经鞘管引入 8mm×4cm 的覆膜支架。另一自膨式 S.M.A.R.T. 支架（8mm×6cm）与覆膜支架重叠放置约 5mm，并使用 8mm×6cm 的 Opta®Pro 球囊进行后扩张。造影结果显示血管管腔及血流速度满意，但右髂内动脉闭塞（图 87-3）。

2014 年 12 月，患者左股浅动脉支架置入术失败后接受了胫后动脉原位静脉搭桥术。2018 年 8 月，患者出现右下肢无知觉。下肢血管超声

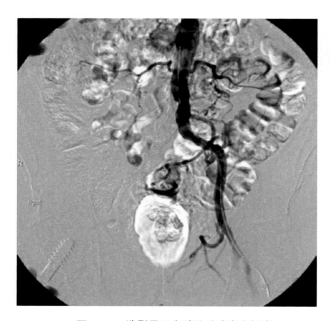

▲ 图 87-1　造影显示右髂总动脉完全闭塞

显示右脚血流明显减少并伴有单相波形，踝肱指数无法测出。CTA 显示右侧髂外远端、股总动脉和股深动脉血栓形成，腘动脉显影。经右侧腹股沟急诊切开右股动脉，应用 Fogarty® 球囊导管取出髂外远端、股总动脉和股深动脉血栓。经右股动脉置入 7F 鞘行动脉造影，显示右股浅动脉慢性闭塞。行右股总动脉和股浅动脉内膜切除术并采用牛心包补片行股动脉成形术。患者最后一次复查是在 2019 年 10 月，右侧踝肱指数为 0.76，左侧为 1.0。后患者因右肱动脉长段闭塞出现上肢症状 3 周后到门诊就诊，采用贵要静脉原位转

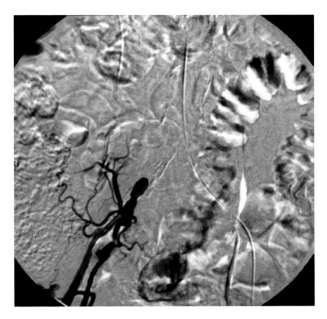

▲ 图 87-2　闭塞段以上的髂总动脉远端狭窄

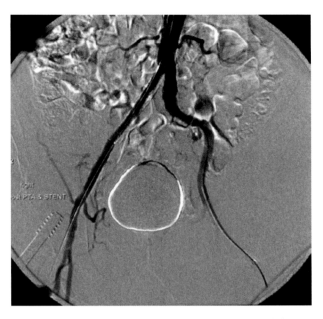

▲ 图 87-3　右髂总动脉置入覆膜支架，但右髂内动脉未显影

流术治疗。近 1 年来，上肢桥血管一直保持通畅状态。

【讨论】

Sachwani 等回顾分析了 100 例患者的 103 条血管经皮腔内治疗（髂动脉支架置入术）的结果，并与 101 例行腹主动脉 - 股动脉转流术的结果进行了比较，结果发现，与主动脉 - 股动脉转流术相比，髂动脉支架置入术的并发症发生的概率低，住院时间短，远期血管通畅率相当，但近期通畅

率较低 [1]。

在过去的 10 年中，越来越多的数据支持支架移植物在长段髂动脉闭塞中的应用。对伴有严重钙化的髂动脉闭塞患者，使用裸支架可能会导致术中血管破裂，特别是使用较大的支架。Piazza 等报道了自膨式聚四氟乙烯涂层支架与裸金属支架治疗慢性髂动脉闭塞的结果，与裸金属支架相比，覆膜支架的中期通畅率更高。如果髂总动脉闭塞长度＞ 3.5cm，且钙化累及动脉周长的 70% 或以上，则最好使用覆膜支架 [2]。

参考文献

［1］　Sachwani GR, Hans SS, Khoury MD, King TF. Results of iliac stenting and aortofemoral grafting for iliac artery occlusions. J Vasc Surg. 2013;57(4):1030-7.

［2］　Piazza M, Squizzato F, Dall'Antonia A, Lepidi S. Outcomes

of self-expanding PTFE covered stent verses bare metal stents for chronic iliac artery occlusion in matched cohorts using propensity score modeling. Eur J Vasc Endovasc Surg. 2017; 54:175-85.

病例 88 覆膜支架置入治疗开胸术后急慢性髂动脉缺血

Covered Iliac Stenting for Acute on Chronic Ischemia Following Thoracotomy

【病史与体格检查】

患者男性，66 岁，因肺癌于 2015 年 11 月 25 日行开胸右肺上叶切除术。既往合并慢性阻塞性肺疾病（嗜烟史，80 包 / 年）、冠状动脉旁路移植术后和颈动脉内膜切除术后。多普勒超声未见右下肢动脉血流（胫后动脉及足背动脉）。左侧踝肱指数（ABI）0.6。急诊行腹主动脉 CTA 显示

肾下腹主动脉扩张伴少量附壁血栓。右髂总动脉（CIA）闭塞，伴右髂外动脉狭窄以及疑似血栓导致的充盈缺损。左 CIA 远端狭窄，左髂外动脉中度狭窄（图 88-1）。

【诊疗过程】

切开右股动脉，置入 5F 血管鞘。采用微穿刺

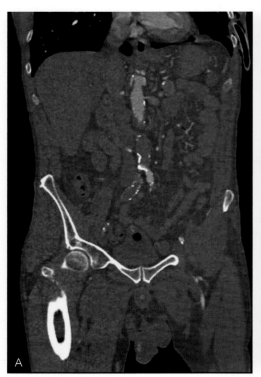
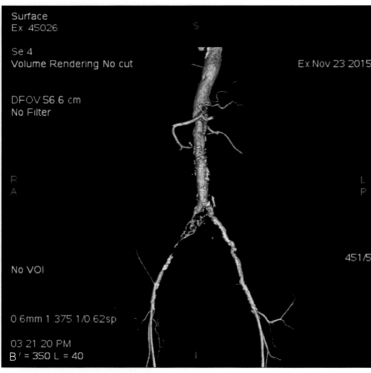

▲ 图 88-1　腹部 CTA 显示主动脉远端扩张并伴有血栓形成，右髂总动脉及髂外动脉近端闭塞伴左髂总动脉及左髂外动脉狭窄

技术经皮穿刺左股动脉，并置入 5F 血管鞘。试图将导丝经左股动脉引入腹主动脉，但是导丝进入动脉内膜下，并未进入真腔。后经右股动脉引入导丝及 Omniflush 导管（AngioDynamics, Latham, NY），导丝导管相互配合进入腹主动脉，造影获得腹主动脉影像（图 88-2）。经 Omniflush 导管，引入一根 180cm 长的 0.035 导丝，经左 CIA，超选进入左股总动脉（图 88-3）。在左髂外动脉放置 1 枚 9mm×8cm 的自膨式支架（Smart-Cordis），左 CIA 放置 1 枚 8mm×4cm 的 Omnilink 球扩支架（Abbott, Abbott Park, IL），两支架重叠 5mm（图 88-4）。将右 6F 鞘管更换为 11F 鞘管，右侧 CIA 置入 10mm×5cm 的 GORE® VIABAHN® Endoprosthetic（W. L. Gore, Newark, DE）支架，右髂外动脉置入 8mm×5cm 的 GORE® VIABAHN® Endoprosthetic 支架。分别用 10mm×5cm OPTA® Pro 球囊（Cordis, Hialeah, FL）和 8mm×5cm OPTA® Pro 球囊后扩张右 CIA 及右髂外动脉支架（图 88-5 和图 88-6）。去除血管鞘和导丝；右股动脉行内膜切除术并应用牛心包补片血管成形，逐层关闭右侧腹股沟切口。患者最后一次就诊为 2019 年 10 月，双侧 ABI 均为 1.0。

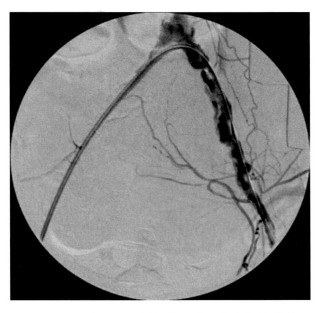

▲ 图 88-3　左 CIA 置入翻山鞘和左股总动脉引入导丝

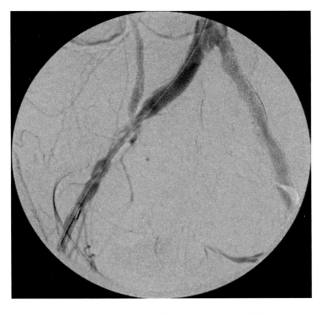

▲ 图 88-4　左 CIA、髂外动脉及右 CIA 放置支架

【讨论】

本病例使用复合手术方法处理髂总动脉和髂外动脉血栓导致的急性下肢缺血，同时行股动脉内膜切除术。Chang 等[1] 报道了（1997—2006 年）171 例接受股总动脉内膜切除术和髂动脉支架置入术的患者，其中 46% 的患者临床表现为间歇性跛行，其余患者表现为静息痛或下肢坏死。

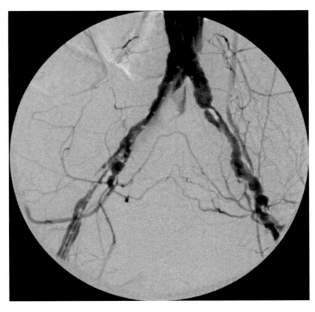

▲ 图 88-2　主动脉造影显示右 CIA 及髂外动脉血栓形成伴髂总动脉远端及髂外动脉近端狭窄

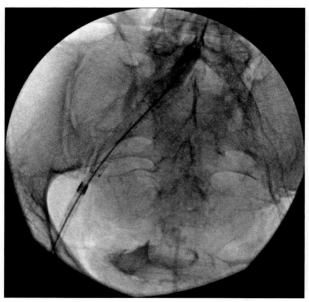

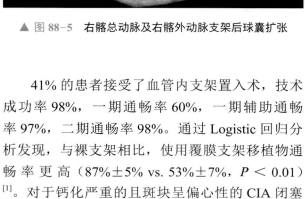

▲ 图 88-5　右髂总动脉及右髂外动脉支架后球囊扩张

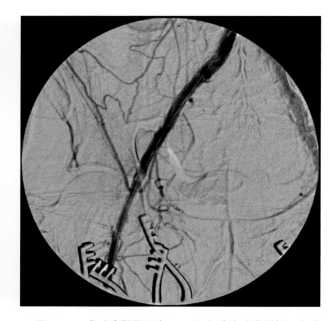

▲ 图 88-6　术后造影显示右 CIA 及右髂外动脉通畅，右髂内动脉未见显影

41% 的患者接受了血管内支架置入术，技术成功率 98%，一期通畅率 60%，一期辅助通畅率 97%，二期通畅率 98%。通过 Logistic 回归分析发现，与裸支架相比，使用覆膜支架移植物通畅率更高（87%±5% vs. 53%±7%，$P < 0.01$）[1]。对于钙化严重的且斑块呈偏心性的 CIA 闭塞患者，覆膜支架更适合。上述患者使用裸支架行支架成形术时，血管破裂风险很高。在覆膜支架置入过程中，应精确计算支架长度，避免不慎覆盖髂内动脉[2]。此例患者右髂内动脉起始处狭窄，覆盖髂内动脉未导致盆腔缺血。在慢性动脉闭塞性患者中，若出现容量不足而引起的低血压时可继发急性缺血。因此水化和心脏状态的改善应该同时进行（如果条件允许的话）。

参考文献

[1] Chang RW, Goodney PP, Beak JH, Nolan BW, et al. Long-term results of common femoral endarterectomy and iliac stenting/stent grafting for occlusive disease. J Vasc Surg. 2008; 48(2):362–7.

[2] Kim H, Harth K, Kashyap VS. Endovascular management of aortoiliac occlusions. In: Hans SS, Shephard AD, Weaver MR, Bove PG, Long GW, editors. Endovascular and open vascular reconstruction: a practical approach. Boca Raton: CRC Press; 2018. p. 27–34.

病例 89 髂动脉支架内血栓的处理
Management of Iliac Stent Thrombosis

【病史与体格检查】

患者女性，58 岁，因间歇性跛行入院，诊断为双侧髂动脉闭塞性病变，于 2006 年 3 月行双侧髂动脉支架置入术。内科并发症包括高血压、高脂血症、嗜烟史（80 包 / 年）。2008 年 12 月，患者行走 50～60m 出现左髋疼痛症状。静息状态下踝肱指数（ABI）右侧为 1.08，左侧为 0.82。运动实验后，右侧 ABI 下降至 0.962，左侧 ABI 下降至 0.56。2009 年 1 月 5 日发现左髂总动脉支架内狭窄并行球囊扩张成形术。然而，血管成形术后第 3 天支架内血栓形成。患者于 2009 年 2 月 9 日再次行腹主动脉造影，证实左髂总动脉及髂外动脉闭塞。血管外科主治医生对患者行腹主动脉 - 股动脉转流术（图 89-1）。患者于 2009 年 2 月 27 日来作者所在医院就诊，多普勒超声检查示 ABI 右侧 1.01，左侧 0.57。主动脉造影显示左 CIA（支架）及髂外动脉血栓形成伴肠系膜上动脉扩张。

【诊疗过程】

经皮穿刺左股总动脉，并行左髂外动脉和左髂总动脉内溶栓。在腹主动脉和左髂总动脉支架远端及左髂外动脉放置长 10cm 的溶栓导管。

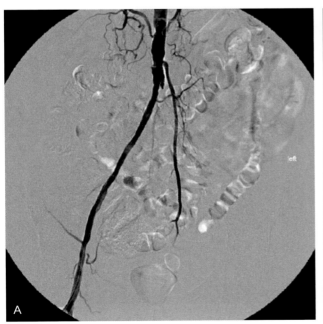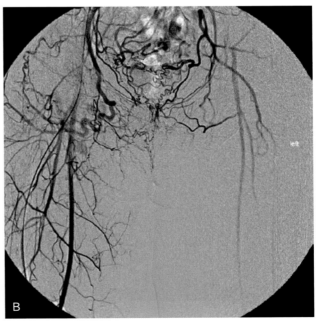

▲ 图 89-1　腹主动脉造影显示左髂内支架闭塞，左髂外动脉血栓

TPA 负荷剂量 4mg，0.5mg/h，持续给予 24h，血栓几乎完全溶解，左髂总动脉和髂外动脉通畅（图 89-2）。使用 1 枚 8mm×4cm OPTA® Pro 球囊（Cordis, Hialeah, FL）扩张左髂总支架（图 89-3），1 枚球囊（8mm×3cm）扩张左髂总延伸至髂外动脉支架（图 89-4）。术后残余狭窄＜20%（图

89-5），间歇性跛行症状缓解，ABI（1 左右）正常，治疗效果满意。2011 年，患者因左髂总动脉（CIA）支架内狭窄，反复出现跛行症状（图 89-6），给予 8mm×4cm 球囊扩张左髂总动脉，治疗效果满意（图 89-7）。2014 年患者症状复发，需再次行血管成形术治疗左 CIA 支架内狭窄（70%）。

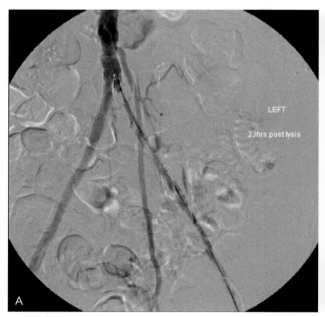
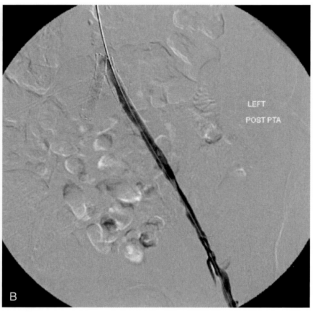

▲ 图 89-2　经左股动脉行腹主动脉造影图像

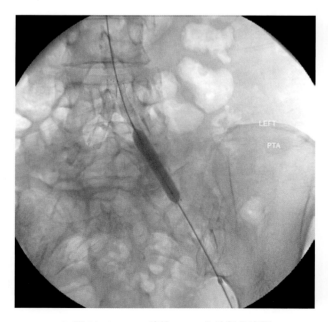

▲ 图 89-3　TPA 溶栓 23h，血栓部分溶解

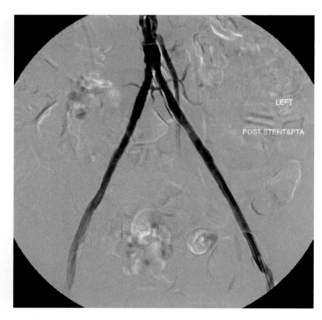

▲ 图 89-4　溶栓后 48h 后，对先前放置的左髂总支架进行球囊扩张成形术，并放置新的髂总支架

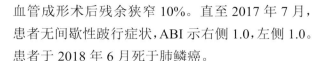

血管成形术后残余狭窄 10%。直至 2017 年 7 月，患者无间歇性跛行症状，ABI 示右侧 1.0，左侧 1.0。患者于 2018 年 6 月死于肺鳞癌。

【讨论】

球囊扩张成形和支架置入术后，动脉发生炎症反应，导致动脉内膜增生和组织生长。髂动脉支架置入术后，1 年内发生症状性狭窄的概率为 10%，在长期随访中可能更常见，并且在病变越复杂的患者中越常见[1]。标准的治疗方法包括血管球囊扩张成形术、切割球囊血管成形术或置入覆膜支架。对于本患者，由于支架内血栓形成，TPA 溶栓很有必要。髂动脉支架内再狭窄和血栓形成是由多种因素引起的。长段病变、闭塞性病变、糖尿病、肾衰竭和支架直径过小等原因常与支架内血栓形成有关。对于支架内发生狭窄的患

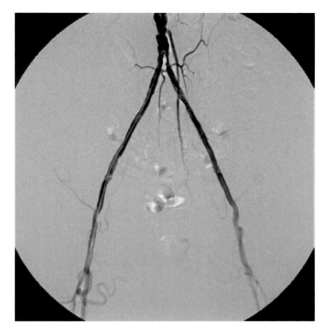

▲ 图 89-5　患者左髂总动脉支架狭窄＜ 20%，左髂外动脉通畅

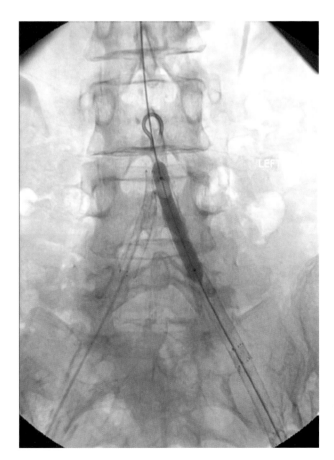

▲ 图 89-6　左髂总支架内狭窄

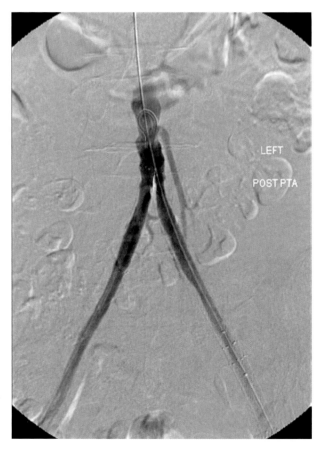

▲ 图 89-7　术后显示支架内残余狭窄＜ 20%

者，可能需要多次血管成形术，如本例患者溶栓后进行了 2 次手术。

在球囊血管成形术和支架技术问世之前，对于 TASC C 级和 D 级病变的患者常采用主动脉－股动脉旁路移植术进行治疗，该技术具有良好的一期通畅率，但并发症发生率和病死率较高。我们和他人的研究表明，与主动脉－股动脉旁路移植术相比，髂动脉支架置入术治疗 TASC C 级和 D 级病变，患者住院时间更短，围术期并发症发生率更低，虽然一期通畅率较低，但是二期通畅率相当 [2, 3]。

参考文献

［1］ Kudo T, Chandra FA, Ahn SS. Long-term outcomes and predictors of iliac angioplasty with selective stenting. J Vasc Surg. 2005;42:466–75.

［2］ Hans SS, Desantis D, Siddiqui R, Khoury MD. Results of endovascular therapy and aorto bifemoral grafting for transatlantic inter-society types C and D aortoiliac occlusive disease. Surgery. 2008;144:583–90.

［3］ Sachwani GR, Hans SS, Khoury MD, King TF, et al. Results of iliac stenting and aortofemoral grafting for iliac artery occlusion. J Vasc Surg. 2013;57(4):1030–7.

病例 90　髂动脉支架置入术并发髂动脉破裂
Iliac Stenting Complicated by Iliac Artery Rupture

【病史与体格检查】

患者男性，62 岁，2006 年 9 月因"左髋间歇性跛行 6 个月"就诊，跛行距离 50～60m。内科并发症包括高血压、高脂血症、长期吸烟（90 包 / 年）。左下肢股动脉及以下动脉搏动均未触及。右侧踝肱指数（ABI）为 1.0，左侧 ABI 为 0.69。患者于 2006 年 10 月 1 日行动脉造影检查，主动脉及双下肢造影检查示左髂总动脉及左髂外动脉闭塞，髋关节上方可见侧支供应的左股总动脉（TASCD 病变）（图 90-1 和图 90-2）。

【诊疗过程】

经皮穿刺左股动脉，置入 6F 鞘。使用 FRONTRUNNER® XP CTO 导管（Cordis, Hialeah, FL）引入导丝，导丝在内膜下平面通过后，再次进入主动脉真腔，后经 Kumpe 导管（Cook Medical, Bloomington, in）注入对比剂行主动脉造影。6mm×10cm 的球囊预扩张后置入 2 枚自膨式支架（Smart 10mm×6cm），支架置入后用 8mm×6cm 的球囊后扩张。造影显示左髂总动脉（CIA）及髂外动脉通畅，但左髂外动脉近端可见

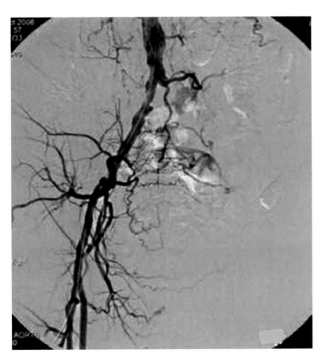

▲ 图 90-1　左髂外总动脉闭塞（TASC D）

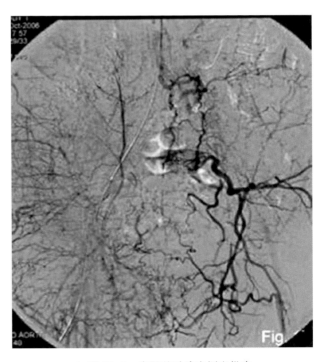

▲ 图 90-2　左股总动脉由侧支供应

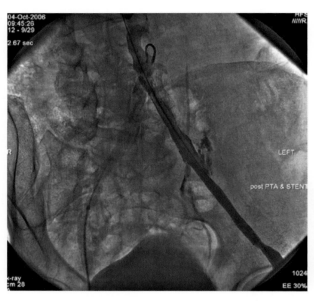

对比剂外渗（图 90-3）。患者血压降低（收缩压90mmHg）。输注 500ml 生理盐水扩容，鱼精蛋白拮抗肝素化，8mm×6cm 长球囊加压至 4 个大气压维持 10～15min（图 90-4）。患者恢复良好，血压升高至 60/120mmHg。最终造影未发现对比剂外渗（图 90-5）。患者最后一次就诊于 2019 年 10 月，左髂动脉介入术后 13 年，双侧 ABI 正常（1.0）。

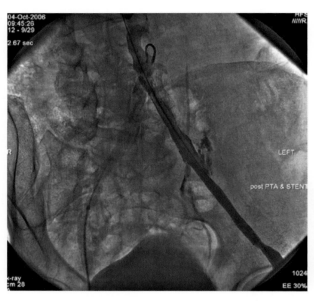

▲ 图 90-3　髂动脉血管成形术 / 支架置入术后对比剂外渗

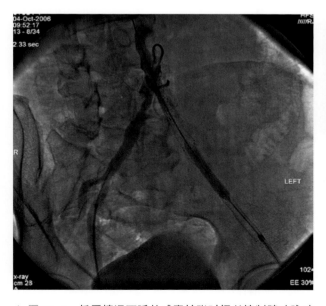

▲ 图 90-4　低压情况下延长球囊扩张时间以控制髂动脉破裂后出血

【讨论】

血管成形术 / 支架置入术和 EVAR 术中髂动脉破裂是一个少见的并发症。Allaire 等[1] 报道的血管成形术中髂动脉破裂的发生率为 0.8%，与 Palmaz 等[2] 报道的 0.9% 相近。髂动脉破裂常表现为背痛、腰痛、休克。

血管成形术中髂动脉破裂的主要预测因素是严重钙化的斑块和血管成形术后球囊过度扩张。最佳治疗包括即刻球囊压迫止血和放置覆膜支架。在该例患者中，长时间的低压球囊扩张压迫成功地封堵了动脉破口。然而，置入覆膜支架是更好的选择，因为有报道称球囊成功封堵的破口可能会延迟破裂。因为在破裂部位有大量的血肿及破裂动脉中存在支架，所以开放手术治疗往往导致更高的并发症发生率和病死率。

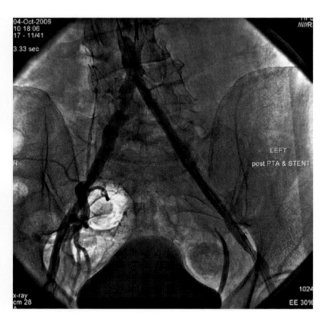

▲ 图 90-5　左髂外动脉破口未见对比剂外溢

参考文献

[1] Allaire E, Melliere D, Poussier B, Kobeiter H, et al. Iliac artery rupture during dilatation. Ann Vasc Surg. 2003;17(3):306–14.

[2] Palmaz JC, Laborde JC, Rivera FJ, et al. Iliac artery rupture with a Palmaz stent: experience from a multicenter trial. Cardiovasc Intervent Radiol. 1992;15:291–7.

第二十五篇　主动脉－髂动脉支架置入术
Aorto-Iliac Stenting

病例 91　主动脉支架置入治疗肠系膜下动脉水平的孤立性主动脉狭窄　　　　　/ 312

病例 92　支架覆盖双侧髂动脉并延伸至髂总动脉治疗远端近闭塞的主动脉病变　/ 315

病例 91 主动脉支架置入治疗肠系膜下动脉水平的孤立性主动脉狭窄

Aortic Stenting for Isolated Aortic Stenosis at the Level of the Inferior Mesenteric Artery

【病史与体格检查】

患者女性，78 岁，半年前开始出现双下肢间歇性跛行（距离约 100m），右下肢症状显著。患者有高血压病史，嗜烟史，以及慢性阻塞性肺疾病（COPD）病史；2008 年因冠心病行冠状动脉支架置入术。查体双侧股动脉、腘动脉、胫后动脉及足背动脉均未触及。术前 ABI 提示左侧 0.76，右侧 0.75；CTA 检查回示该患者肠系膜下动脉开口水平腹主动脉重度狭窄（图 91-1）。

【诊疗过程】

该患者于 2017 年 3 月 23 日在 DSA 手术室行腔内治疗。右股动脉置入 5F 鞘管后行腹主动脉造影见患者肾下腹主动脉中段重度狭窄（图 91-2），交换 8F 鞘管后，经 Amplatz 导丝引入 11mm×59mm VBX GORE® 覆膜支架并释放

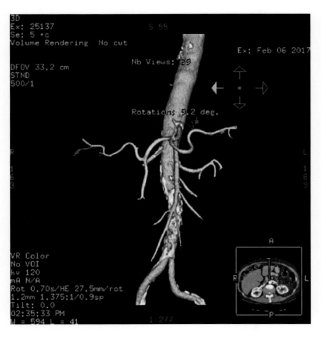

▲ 图 91-1 CTA 提示肾下腹主动脉的严重钙化导致管腔重度狭窄

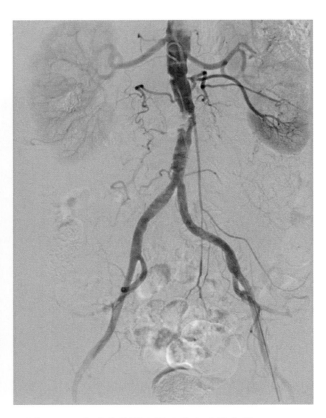

▲ 图 91-2 主动脉造影见肾下腹主动脉中段 80%～90% 狭窄

（图 91-3），复查造影示支架头端可见局限性夹层，利用 12mm×40mm 球囊扩张后见残留狭窄＜ 10%（图 91-4）。查体患者双下肢动脉搏动可触及，加压包扎穿刺点后结束手术。2019 年 4 月 26 日（术后 2 年 9 个月）患者最近一次复查时，双侧 ABI 均为 1。

【讨论】

局限性的肾下腹主动脉狭窄临床上相对罕见，主要见于长期吸烟、合并高脂血症或者卵巢功能早衰的年轻女性患者。主动脉内膜切除或旁路搭桥手术是治疗此类疾病的传统术式。开放手术的远期通畅率高，但也导致了较高的并发症发生率和死亡率。对于男性患者，开放手术重建主动脉血流会导致性功能不全，如逆向射精。近 30 年来，随着腔内技术及器械的不断发展，腔内治疗被越来越多的应用于主动脉局限性病变当中，且治疗结果满意。1998—2005 年，Simons 等通过置入支架治疗了 17 例肾下腹主动脉局限狭窄患者，技术成功率为 82%（14/17）[1]；技术成功率的定义是残留狭窄率＜ 50%，或者狭窄部位近远端压力阶差＜ 10%。同样，2003—2006 年，Klonaris 等治疗了 12 例患者，技术成功率为 91.7%，其中 1 例术后出现血肿[2]。该研究还描述了主动脉狭窄的两种病变类型：①肠系膜下动脉开口附近的局限性狭窄或者闭塞；②累及双侧髂动脉的腹主动脉末端长段病变。该研究中患者多合并肠系膜下动脉开口重度狭窄，虽然置入支架会覆盖肠系膜下动脉血流，但是结肠缺血风险并不高，这可能与病例数较少有关。需要注意的是，在合并肠系膜上动脉或者髂内动脉病变患者

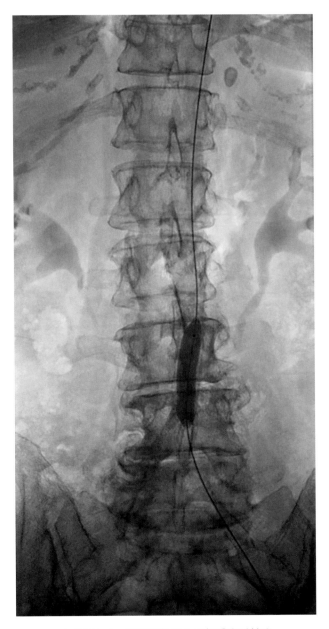

▲ 图 91-3　覆膜支架置入后行球囊后扩张

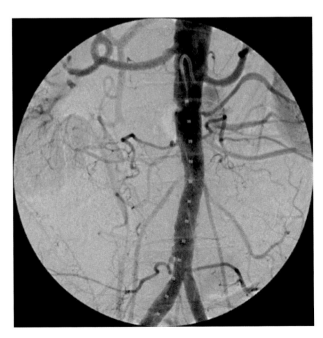

▲ 图 91-4　复查造影见支架近端残留轻度狭窄

中，还应尽量避免支架覆盖肠系膜下动脉。基于这些鼓舞人心的结果，腔内治疗被首推用于治疗此类病变 [3]。当然，每位患者都应该制订个体化

的治疗方案。对于低风险或者主动脉完全闭塞患者，我们更推荐选择开放手术，且为了防止远端栓塞，一般不主张预扩张。

参考文献

[1] Simons PCG, Nawijn AA, Bruijninckx CMA, Knippenberg B, et al. Long-term results of primary stent placement to treat infrarenal aortic stenosis. Eur J Vasc Endovasc Surg. 2006; 32:627–33.

[2] Klonaris C, Katsargyris A, Tsekouras N, Alexandrou A, et al. Primary stenting for aortic lesions: from a single stenosis to total aortoiliac occlusion. J Vasc Surg. 2008;47:310–7.

[3] Grimme FA, Reijnen MM, Pfister K, Martens JM. Polytetrafluoroethylene covered stent placement for focal occlusive disease of the infrarenal aorta. Eur. J. Vasc. Endovasc. Surg. 2014;48:545–50.

病例 92　支架覆盖双侧髂动脉并延伸至髂总动脉治疗远端近闭塞的主动脉病变

Covered Bilateral Iliac Artery Stenting with Extension into Common Iliac Arteries for Near Occlusion of Distal Aorta

【病史与体格检查】

患者女性，58岁，因下肢间歇性跛行就诊，间跛距离约50m。患者既往有高血压病史、慢性阻塞性肺疾病（COPD）病史和原发性慢性肾上腺皮质功能减退症（Addison病）病史。查体双侧股动脉、腘动脉、胫后动脉及足背动脉均未触

及搏动。术前ABI示左侧0.63，右侧0.73；CTA提示该患者腹主动脉末端至双髂总动脉近端可见严重钙化导致管腔重度狭窄（图92-1）。

【诊疗过程】

患者于2019年5月2日在DSA手术室行腔

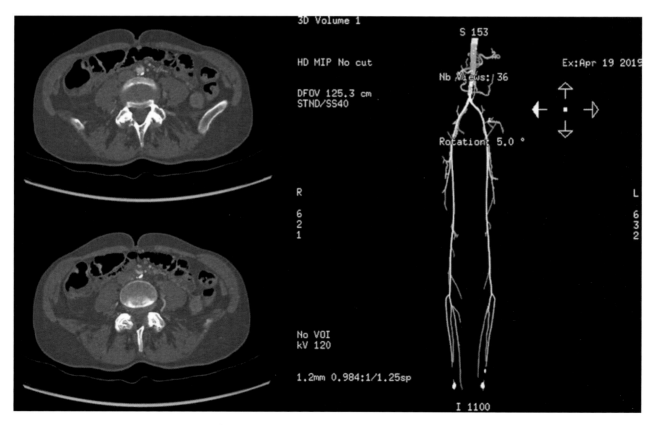

▲ 图 92-1　CTA 提示腹主动脉末端至双侧髂动脉开口处严重的钙化性狭窄病变

内治疗。应用微穿刺技术，双侧股动脉置入 5F 鞘管后行腹主动脉造影提示腹主动脉分叉处重度狭窄（图 92-2）。交换 7F 鞘管后，双侧经导丝分别引入两枚 8mm×39mm VBX GORE® 覆膜支架，支架远端定位于髂总动脉近端 1/3 处"对吻"式释放（图 92-3）。复查造影示支架位置良好，

释放满意。术后患者双侧足背动脉搏动可触及。2019 年 11 月患者复查 ABI，双侧均为 1。

【讨论】

临床上，局限的肾下腹主动脉狭窄或者闭塞病变常见于女性患者，其往往合并长期吸烟史、高脂血症或者卵巢功能早衰。在腔内治疗出现之前，主髂动脉内膜切除术或主动脉 - 双侧股动脉旁路术是治疗此类疾病的经典术式。但开放手术的围术期并发症发生率（15%～20%）和死亡率（2%～4%）较高，并且恢复时间较长。随着腔内技术出现后，无论选择金属裸支架还是覆膜支架，此类患者都获得了满意的治疗效果。由于具有更高的径向支撑力，所以更推荐选用球扩式覆膜支架。由于部分患者疾病进展导致支架内或者支架近远端狭窄而症状复发者，若无法实施腔内治疗，还可以选择开放手术。有学者报道通过支架置入术治疗此类局限性病变的成功率高达 90%[1-3]。在合并肠系膜上动脉、髂内动脉狭窄或闭塞患者中，尽量避免覆盖肠系膜下动脉以预防结肠缺血。鉴于一些依从性较差的患者腔内治疗后二次干预并不少见，我们还需要关注长期随访结果。

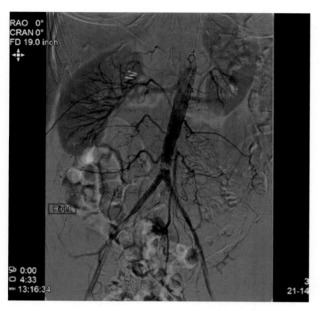

▲ 图 92-2　造影见腹主动脉末端次全闭塞

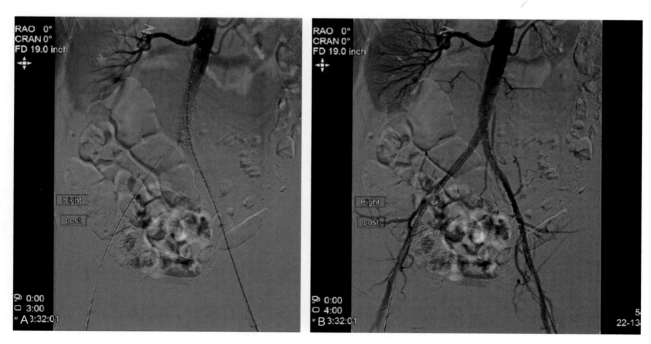

▲ 图 92-3　复查造影见 2 枚覆膜支架"对吻"式释放，无残留狭窄

参考文献

［1］ Simons PCG, Nawijn AA, Bruijninckx CMA, Knippenberg B, et al. Long-term results of primary stent placement to treat infrarenal aortic stenosis. Eur J Vasc Endo Vasc Surg. 2006; 32:627–33.

［2］ Klonaris C, Katsargyris A, Tsekouras N, Alexandrou A, et al. Primary stenting for aortic lesions: from a single stenosis to total aortoiliac occlusion. J Vasc Surg. 2008; 47:310–7.

［3］ Grimme FA, Reijnen MM, Pfister K, Martens JM. Polytetra-fluoroethylene covered stent placement for focal occlusive disease of the infrarenal aorta. Eur J Vasc Endo Vasc Surg. 2014; 48:545–50.

第二十六篇　腹股沟韧带下动脉疾病的腔内治疗

Percutaneous Intervention for Infrainguinal Arterial Disease

病例 93　腔内治疗伴有足跟溃疡的腹股沟动脉闭塞性疾病　　　　　　　　　　　　/ 319

病例 94　股动脉 - 胫动脉原位静脉旁路狭窄的血管成形术　　　　　　　　　　　/ 324

病例 93 腔内治疗伴有足跟溃疡的腹股沟动脉闭塞性疾病

Percutaneous Intervention for Infrainguinal Arterial Occlusive Disease with Heel Ulcer

【病史与体格检查】

患者女性，68 岁，因右足跟巨大溃疡伴蜂窝织炎于 2018 年 1 月 20 日入院（图 93-1）。并发症包括 2 型糖尿病、稳定型冠心病、高血压病、周围神经病变和腰椎管狭窄症。

有吸烟史，已于 2010 年戒烟。右足跟溃疡（3.5cm×3.5cm）伴有疼痛感，细菌培养结果

提示为耐甲氧西林金黄色葡萄球菌（Methicillin-resistant Staphylococcus aureus，MRSA）和革兰阴性菌。入院前曾接受静脉滴注万古霉素及哌拉西林 / 他唑巴坦抗感染治疗。无创性多普勒动脉检查显示右膝下动脉严重闭塞，右踇趾无血流。2018 年 1 月 26 日，患者通过左股动脉入路进行右下肢动脉造影，显示右股浅动脉（superficial femoral artery，SFA）弥漫性轻 - 中度狭窄，右腘动脉近闭塞，胫腓干和腓动脉近段狭窄（图 93-2）。

【诊疗过程】

首先对患者的胫腓干和腓动脉近段行血管成形术（图 93-2 和图 93-3），随后置入 Supera™ 自膨式支架（Abbott, Abbott Park, IL）。动脉造影显示成形效果满意。患者 SFA 的近 - 中段可见斑块，狭窄< 50%，未予处理。向腘动脉闭塞段置入 Supera（5mm×6cm）支架（图 93-4）。术后溃疡面积显著减小。2018 年 8 月 31 日复查无创性动脉检查，结果显示右侧踝肱指数（ankle brachial index，ABI）为 0.44，左侧为 0.64。由于溃疡并未如预期般进一步愈合，该患者接受了下肢 CTA 检查，结果显示 SFA 近段几乎闭塞，中 - 远段严重狭窄接近闭塞，腘动脉近段明显狭窄，腘动脉支架通畅（图 93-5）。2018 年 9 月 24 日，患者通过左股动脉入路导入 6F 45cm PINNACLE® DESTINATION® 长鞘（Terumo, Somerset, NJ），进

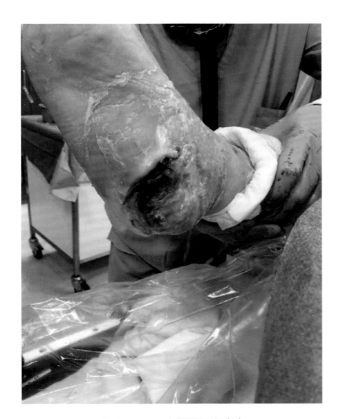

▲ 图 93-1 右足跟巨大溃疡

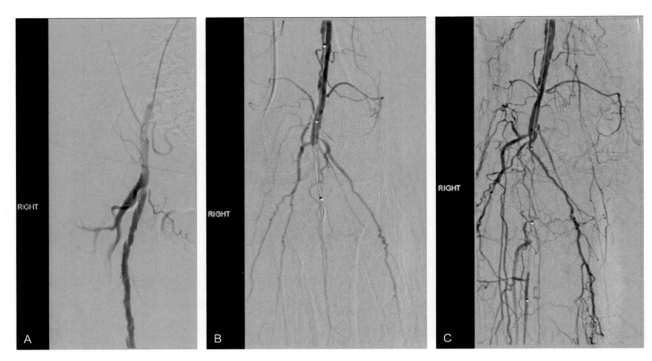

图 93-2 胭动脉与膝下动脉严重闭塞性病变，导丝及 **Quick-Cross** 导管位于胭动脉及腓动脉

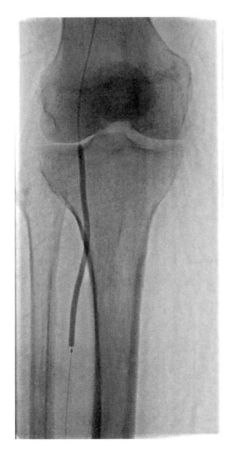

▲ 图 93-3 对胫腓干及腓动脉行球囊扩张成形术

行了右下肢动脉的经皮介入治疗。术中见右 SFA 近段有 5～6cm 闭塞；其余节段的 SFA 管腔可见广泛的严重狭窄，中段接近闭塞。胭动脉支架通畅，胫前动脉和腓动脉可见血流。使用 GLIDEWIRE® 导丝（Terumo）（0.035×260cm）和 Quick-Cross 导管（Philips, Amsterdam, Neth-erlands）配合，尝试通过右侧 SFA 闭塞段，但导丝进入内膜下层面。使用椎动脉导管将导丝引回真腔。

在椎动脉导管配合下，导丝下行至胭动脉远段。然后尝试在 0.035 导丝上进行球囊扩张血管成形术，但球囊导管无法跟进；因此，我们更换了一根 300cm 的 0.014BMW 导丝（Abbott, Abbott Park, IL），使用逐级扩张技术，从 3mm 球囊开始，逐级扩大到 4～5mm 球囊，最终使用 5mm×6cm 球囊进行血管成形。其后，我们成功将 0.014 导丝更换为 0.035 导丝，并使用 5mm×25cm 的 Armada® 球囊（Abbott）进行血管成形术，扩张压力为 8atm。随后置入 2 枚支架。第一枚支架为 S.M.A.R.T.CONTROL 6mm×15cm 自膨式支架（Cordis, Hialeah, FL），释放于 Supera 支架上方；第二枚支架为 6mm×10cm 的 LIFESTENT®（Bard,

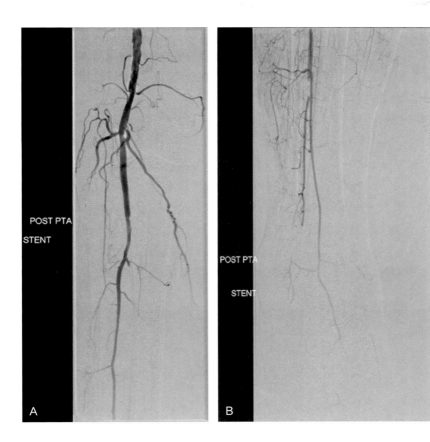

◀ 图 93-4　**Supera**™ 支架释放至右腘动脉后的造影情况

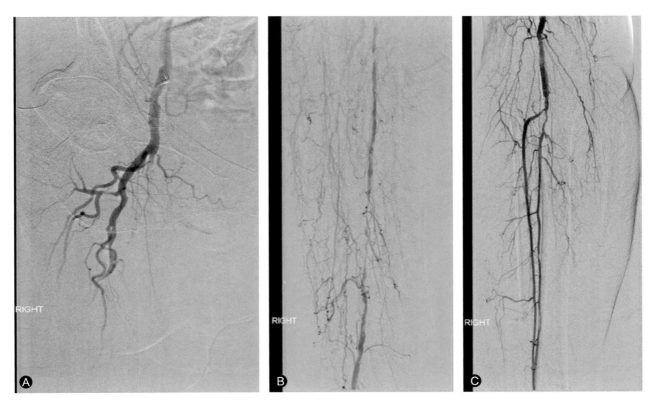

▲ 图 93-5　右 **SFA** 近段闭塞；**SFA** 中段重度狭窄；**Supera**™ 支架内血流通畅

New Providence, NJ），释放于 SFA 近段。最终动脉造影显示效果满意，残余狭窄＜ 10%（图 93-6 和图 93-7）。右腘动脉支架（Supera）通畅，具有两条远端流出道（图 93-7）。溃疡面积显著减小（图 93-8）。2019 年 4 月行动脉多普勒检查，显示右侧 ABI 为 0.63，左侧为 0.62。

2019 年 12 月患者因右足和小腿多发小溃疡入院。患者入院后先予以静脉应用抗生素治疗，无创性动脉多普勒检查显示右侧 ABI 为 0.29。动脉造影显示右股浅动脉和腘动脉近段闭塞（支架内血栓形成）。尽管如此，腘动脉的 Supera 支架仍然保持通畅。流出道为腓动脉和胫前动脉。然而，胫前动脉在踝关节水平闭塞。向患者告知可以选择股动脉 - 腓动脉旁路术或截肢术。患者选择了后者，并于 2020 年 1 月 16 日进行了膝下截肢术。

【讨论】

该患者的腹股沟以下动脉闭塞为 TASC C 级病变。由于蜂窝织炎导致右小腿明显肿胀，腔内重建应为首选术式。尽管经皮介入治疗需要进行数次，但仍优于动脉旁路这一开放术式。由于患者右下肢存在慢性蜂窝织炎改变，其大腿及小腿增粗，外科手术切口感染的风险极高。另一个

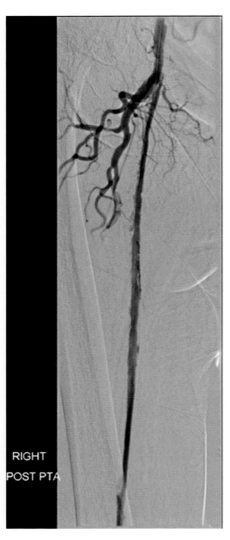

▲ 图 93-6　SFA 及腘动脉近段自膨式支架释放后，SFA 可见残余狭窄约 20%

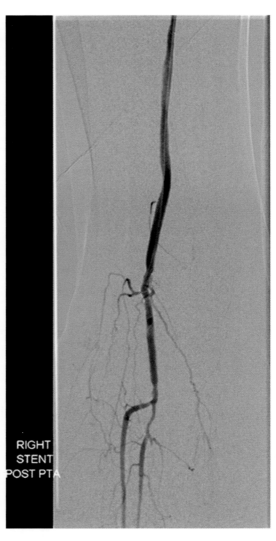

▲ 图 93-7　腘动脉支架通畅，可见 2 条流出道

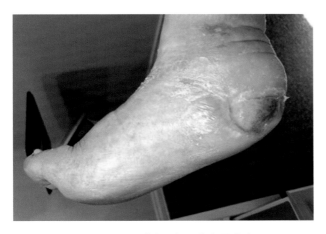

▲ 图 93-8　随访 1 年后的右足溃疡

原因是，该患者的大隐静脉（greater saphenous vein，GSV）质量欠佳。患者目前在创面治疗中心接受积极的伤口局部治疗，一旦溃疡完全愈合，我们认为即使出现复发（很有可能），亦未必需要再次行经皮介入治疗，因为患者截肢的可能性不大。

与间歇性跛行症状相比，慢性肢体缺血的自然病程明显更差，超过 25% 的患者在 1 年内需要进行大截肢[1]。尽管直接比较开放旁路与腔内治疗的研究数量有限[1]，很多血管外科医生已将腔内手术作为首选术式。英国 BASIL 试验对比了旁路与腔内成形术治疗下肢严重缺血的效果。结论是，与旁路手术相比，接受腔内成形术的下肢严重缺血患者在 2 年无截肢生存率以及生活质量方面均无显著性差异[1]。在随访 1 年时，手术组的费用比腔内成形术组高出 1/3。到随访 3 年时，这种差异不再显著，因为腔内成形术组需要再次干预的可能性更大[1]。

当同侧或对侧股动脉入路难以通过股腘动脉或膝下动脉狭窄闭塞段病变时，可考虑选择远端逆行穿刺。在下肢严重缺血患者中，多达 20% 的膝下动脉闭塞难以顺行开通[2]。在超声引导下，使用微穿刺针可建立足背动脉或踝关节水平的胫后动脉入路[2, 3]。穿刺足背动脉时，足部应取跖屈位；而穿刺腓动脉远段时，足部应取内翻位[3]。使用 0.01mm×8mm 导丝通过病变，以此为支撑，导入 2.0mm×2.5mm 球囊[3]。当逆行导丝被抓捕进入顺行导管后，顺行入路可用于治疗所有需要置入支架的病变[3]。

本病例说明了对腹股沟以下动脉闭塞性疾病患者进行再次干预的必要性。大多数患者的足部溃疡与糖尿病有关，因此由血管外科专家、糖尿病专家、感染性疾病专家和足踝部骨科专家组成的多学科团队诊治对于获得良好的治疗效果至关重要。不幸的是，即便采取所有可能的保肢策略和措施，仍有一些患者最终需要截肢。

参考文献

[1]　Mohammad F, Nypaver TJ. Percutaneous interventions for femoral popliteal artery occlusive disease. In: Hans SS, Shephard AD, Weaver MR, Bove PG, Long GW, editors. Endovascular and open vascular reconstruction: a practical approach. Boca Raton: CRC Press; 2018. p. 35–41.

[2]　Strot SEB, Cuff R. Percutaneous interventions for infrapopliteal occlusive disease. In: Hans SS, Shephard AD, Weaver MR, Bove PG, Long GW, editors. Endovascular and open vascular reconstruction: a practical approach. Boca Raton: CRC Press; 2018. p. 43–8.

[3]　Bazan HA, Le L, Donovan M, Sidhom T. Retrograde pedal access for patients with critical limb ischemia. J Vasc Surg. 2014;60(2):375–82.

病例 94　股动脉－胫动脉原位静脉旁路狭窄的血管成形术

Angioplasty for Femoral-Tibial in Situ Vein Bypass Stenosis

【病史与诊疗过程】（病例 94A）

患者女性，88 岁，因缺血性坏疽行第二趾截趾术，术后由足科医生转诊。并发症包括高血压病和高脂血症。右侧踝肱指数（ABI）为 0.6，左侧为 0.8。患者因腘动脉闭塞于 2018 年 6 月行右腘动脉（膝上段）血管成形术和支架置入术。然而，2 个月后患者出现支架血栓形成，予 t-PA 溶栓治疗，并置入了 GORE® VIABAHN® 覆盖支架（W. L. Gore, Newark, DE）。2018 年 8 月 17 日，患者

因覆膜支架血栓形成而行右股动脉－胫后动脉中段原位旁路术。流出道为胫后动脉和腓动脉，但直径较小。2018 年 8 月 17 日进行开放手术重建动脉。术后患者出现手术部位感染，予创面局部清创及抗生素治疗。2 个月后，患者出现右足第三趾坏疽，行截趾术。由于截趾部位伤口不愈合，多普勒超声提示原位旁路的远端吻合口狭窄（图 94-1），于 2019 年 6 月 28 日通过左股动脉入路使用 0.014 PT 导丝和 2.5mm×2cm 球囊行远端吻

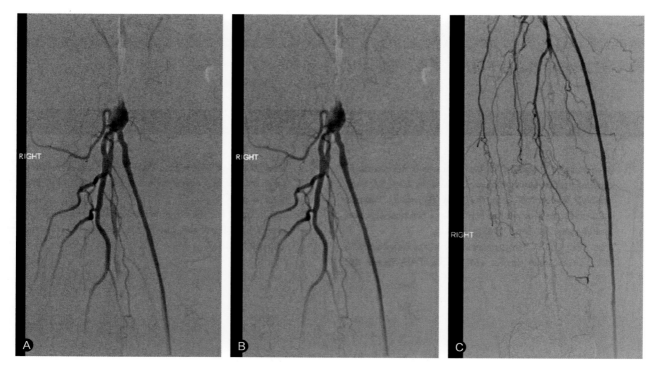

▲ 图 94-1　腹主动脉及右下肢动脉造影显示右股动脉－胫后动脉原位旁路通畅（近端吻合口处静脉瘤样扩张），远端吻合口附近狭窄

合口的血管成形术，结果令人满意，最终造影提示残余狭窄＜10%（图 94-2 和图 94-3）。随访 4 周，截趾部位的溃疡愈合情况有所改善；然而，溃疡边缘的皮肤在 2019 年 10 月开始出现缺血性变化，多普勒超声提示原位旁路远端吻合附近的收缩期峰值流速（peak systolic velocity，PSV）显著升高。患者在原位旁路远端的两处复发性狭窄段再次接受了血管成形术。通过左股动脉入路，导入 6F 45cm 长鞘、0.014 PT 导丝与 Quick-Cross 导管，使用 3mm×10cm 球囊进行血管成形术。效果良好，残余狭窄＜10%（图 94-4 和图 94-5）。截止至 2019 年 12 月 9 日最后一次随访时，患者截趾部位的愈合情况明显改善（图 94-6）。

【病史与诊疗过程】（病例 94B）

患者男性，75 岁，因左足第二至四趾坏疽，于 2015 年 4 月行左股动脉 – 胫前动脉原位旁路术。2015 年 7 月患者因左足跟溃疡不愈到医院就诊。

多普勒超声提示股动脉 – 胫前动脉原位旁路移植物的远端吻合处重度狭窄。需要注意的是，移植物远端是穿过骨间膜与胫前动脉近段吻合的。

患者于 2015 年 7 月 25 日至介入放射手术室治疗，先尝试通过右股动脉入路，使用微穿刺技术导入 5F 导鞘进行介入手术。将 GORE® VIABAHN® 标 记 导 管（AngioDynamics, Latham, NY）放置于主动脉分叉处，并将 GLIDEWIRE® 导丝（Terumo, Tokyo, Japan）推送至左股总动脉。左股动脉造影显示左股动脉 – 胫前动脉近段原位旁路通畅，但远端吻合口处重度狭窄（图 94-7）。尝试将 6F 45cm Pinnacle 导鞘（Terumo）推送至左股总动脉，未果。顺行穿刺左股动脉（原位旁路近端），置入导鞘。通过 0.014 PT 导丝导入 2.5mm×4cm 球囊，行血管成形术，最终造影见残余狭窄＜20%（图 94-8）。患者随后接受了左足第二趾、第三趾及第四趾远端截趾，足跟溃疡在 6 周内愈合。其后，患者失访，直至 2019 年 6

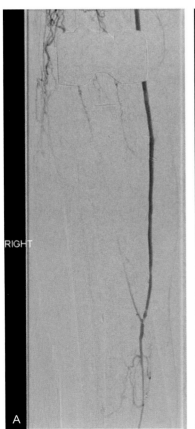
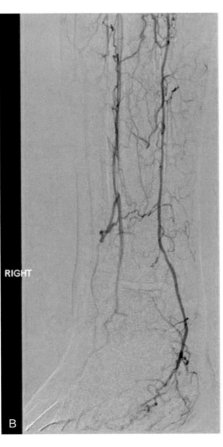

◀ 图 94-2　远端吻合口附近行血管成形术

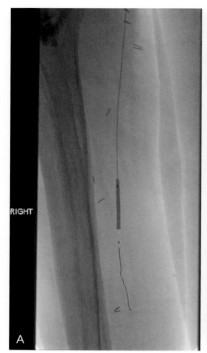
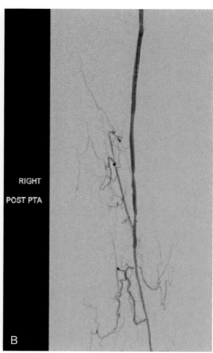

◀ 图 94-3　残余狭窄＜ 10%

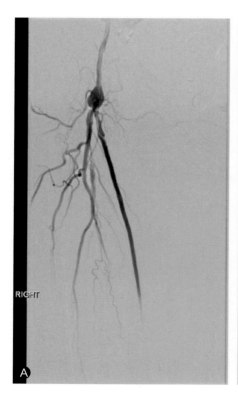
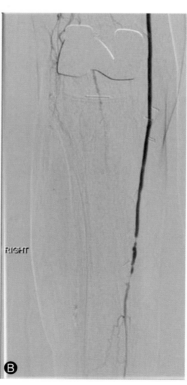

◀ 图 94-4　右侧原位旁路通畅，远端吻合口附近 2 处复发性狭窄

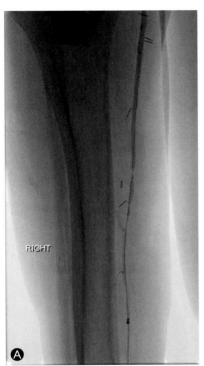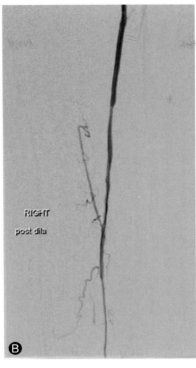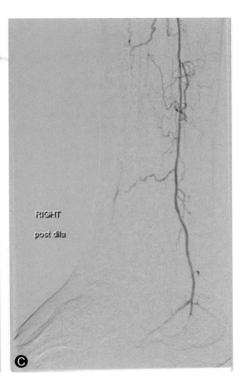

▲ 图 94-5　血管成形术后残余狭窄＜ 10%

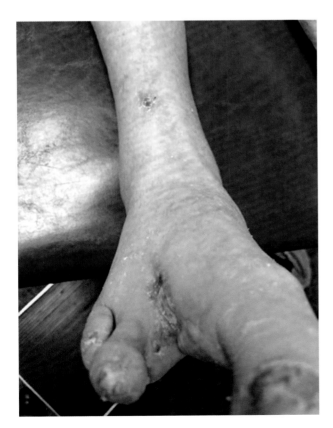

▲ 图 94-6　截趾部位愈合

月 20 日，因左足坏疽伴膝关节严重挛缩自一所护理机构转入。2019 年 6 月 26 日，该患者行左侧膝上截肢术，并在截肢术后 10 日出院，转回护理机构。

【讨论】

Berkowitz 等报道，接受倒置静脉旁路的患者中，旁路狭窄的发生率为 12%。在该研究中，大多数移植物狭窄发生在倒置静脉旁路的近端吻合口附近 [1]。1990—2001 年，Carlson 等对由多普勒超声识别和诊断为腹股沟以下旁路移植物失败的 36 例患者进行了 45 次经皮腔内血管成形术。结果显示，技术成功率为 91.7%。近端吻合口狭窄共计 3 例，旁路中段狭窄 6 例，远端吻合口狭窄共计 27 例 [2]。该研究纳入了倒置原位旁路和转位非倒置静脉旁路移植物。作者报道，在 12 个月和 24 个月的一期通畅率分别为 62.7% 和 58.2%。静脉旁路移植物 12 个月和 24 个月的累积辅助通畅率分别为 83.2% 和 78.9%[2]。两位

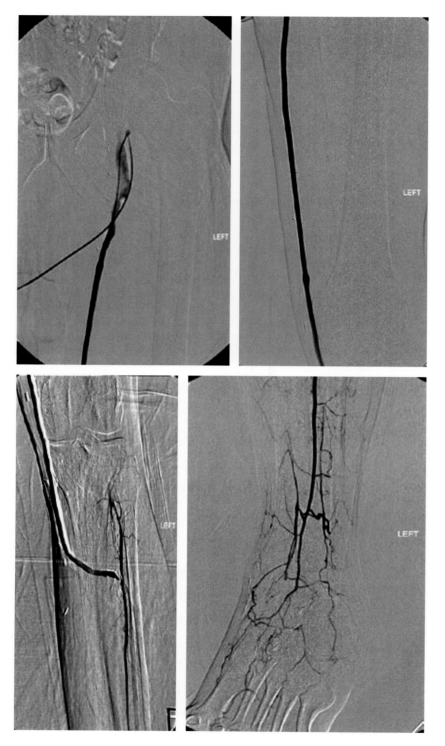

◀ 图 94-7　股动脉 - 胫前动脉原位旁路的远端吻合口重度狭窄

患者在 PTA 后出现大腿血肿并在几周内消退 [2]。作者建议，对腹股沟以下旁路移植失败的病例，应将球囊血管成形术作为首选治疗，仅在 PTA 不成功后进行开放手术 [2]。对 PTA 术后 10～12 周出现的近端或远端吻合处及其附近的狭窄，优先采用开放手术治疗，以免吻合口完全闭塞。

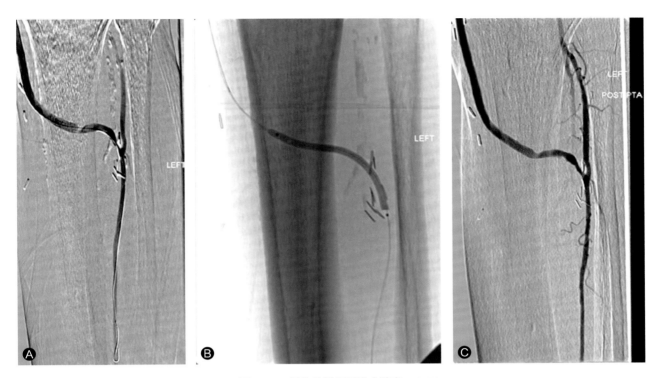

▲ 图 94-8　最终造影显示残余狭窄＜ **20%**

参考文献

［1］ Berkowitz HD, Fox AD, Deaton DH. Reversed vein bypass graft stenosis: early diagnosis and management. J Vasc Surg. 1992;15:130–42.

［2］ Carlson GA, Hoballah JJ, Sharp WJ, Martinasevic M, et al. Balloon angioplasty as a treatment of failing infrainguinal autologous vein bypass grafts. J Vasc Surg. 2004;13(39):421–6.

第二十七篇 肠系膜缺血性疾病的腔内治疗

Endovascular Therapy for Mesenteric Ischemia

病例 95　放射性肠系膜上动脉狭窄合并小肠缺血的处理　　　　　　　　　　/ 331

病例 96　肠系膜上动脉支架内再狭窄　　　　　　　　　　　　　　　　　　/ 335

病例 97　症状性腹腔干动脉和肠系膜上动脉闭塞性疾病的腔内治疗　　　　　/ 338

病例 95 放射性肠系膜上动脉狭窄合并小肠缺血的处理

Management of Radiation-Induced Superior Mesenteric Artery Stenosis with Small Bowel Ischemia

【病史与体格检查】

患者女性，70岁，因腹痛24h到医院急诊室就诊。在过去的12个月里，她曾经历间歇性腹痛并伴有呕吐和腹泻。既往手术史包括远端胰腺切除术治疗慢性胰腺炎，在切除的胰腺标本中偶然发现腺癌。患者接受了辅助放疗和化疗。腹部增强CT检查（2008年3月10日）显示广泛的气肿伴门静脉气体（图95-1），明显的腹腔干和肠系膜上动脉（SMA）狭窄及肾下小腹主动脉瘤（3.1cm×3.1cm）及脂肪肝。

【诊疗过程】

患者经左股动脉入路行内脏动脉造影，显示腹腔干50%狭窄，SMA起源处80%狭窄，肠系膜下动脉（IMA）闭塞（图95-2）。将肱动脉内的5F鞘换成6F 45cm长鞘，然后插入6F 90cm

长的引导导管，与260cm GLIDEWIRE® 0.035的导丝（Terumo, Tokyo, Japan）配合下进入SMA。

然后将导丝换成一根300cm的0.014支撑导丝，并在血管成形术前使用一个4mm×4cm的Savvy®球囊预扩（Cordis, Hialeah, FL），然后放

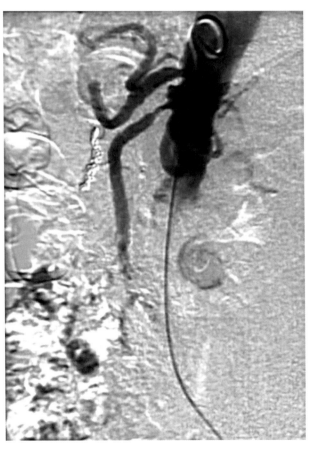

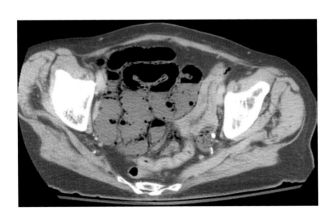

▲ 图 95-1 CTA 提示腹盆腔小肠积气

▲ 图 95-2 动脉造影显示 SMA 狭窄、IMA 闭塞和小 AAA

置一个 7mm×39mm 的 Palmaz Genesis® 球扩支架（CODIS）。由于支架没有延伸到近端 SMA 开口处，我们再次置入另一个 7mm×18mm 球扩支架进行重叠（图 95-3）。紧接着立即给患者行普外科剖腹探查术，切除缺血末端回肠和盲肠，不吻合。24h 后，患者被带回手术室，将切除的回肠与升结肠进行端端吻合，并将继发缺血的 3 英寸（7.62cm）回肠和一小部分升结肠切除。手术后，患者发生左肱动脉血栓形成，接受了左肱动脉取栓术，切除 1cm 肱动脉并行端端吻合。患者在重症监护室延长监护（7 天），总共住院 14 天后康复。患者于 2008 年 6 月 30 日因小肠梗阻而再次入院，并接受了鼻胃管引流的非手术治疗，并通过液体复苏纠正电解质平衡。由于对非手术治疗无反应，患者于 2008 年 7 月 4 日行剖腹探查手术。在先前缝合的肠吻合口近端 6 英寸处解除小肠狭窄导致的肠梗阻，并插入 Groshong® 导管（C. R. Bard, New Providence, NJ）。腹部 CTA 显示 SMA 支架血栓形成（图 95-4）。

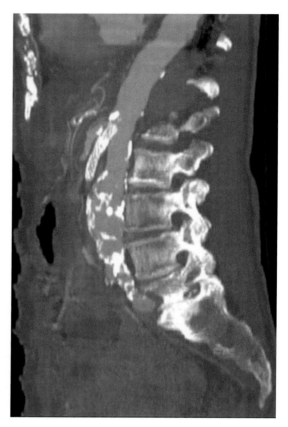

▲ 图 95-4　CTA（侧位）SMA 支架闭塞

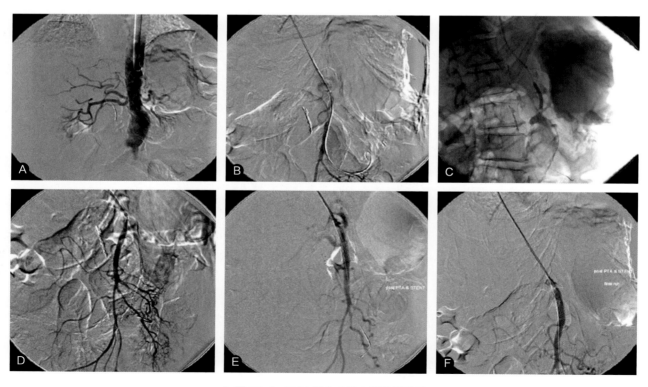

▲ 图 95-3　SMA 置入 2 枚支架进行重叠

患者行 SMA 动脉造影，并尝试通过左肱动脉（经切口）入路，使用 6F 90cm Cordis 鞘和 Magic Torque™ 导丝（Boston Scientific，Marlborough, MA）（260cm 的 0.035 导丝），但无法进入 SMA 支架。将 Magic Torque 导丝换成一根 300cm 的 0.014 BMW 导丝，并使用 Vertebral 导管作为支撑系统，将导丝和导管推进到 SMA 支架和 SMA 的远端。2 个重叠支架之间有血栓形成的迹象（图 95-5），并将 2mg TPA 在 30min 注射进 SMA。给患者注射 5000U 肝素，然后用 Vertebral 导管将 0.014 导丝与 Magic Torque™ 导丝交换。使用 7mm×4cm 的 Opta® Pro 球囊（Cordis）进行肠系膜上动脉支架血管成形术，残余狭窄＜10%，大部分血栓负荷溶解（图 95-5）。SMA 的部分分支有充盈缺损或闭塞，提示有残余血栓。2008 年 7 月 14 日腹部 CTA 复查显示 SMA 支架血栓溶解满意（图 95-6）。随后患者每年进行 1 次 SMA 超声复查，2017 年 6 月的多普勒超声显示肠系膜上动脉支架通畅。患者病情持续改善，出现腹泻症状（每天排便 3～4 次）。患者没有经历任何明显的腹部不适，直到 2019 年 6 月死于不相关的原因。

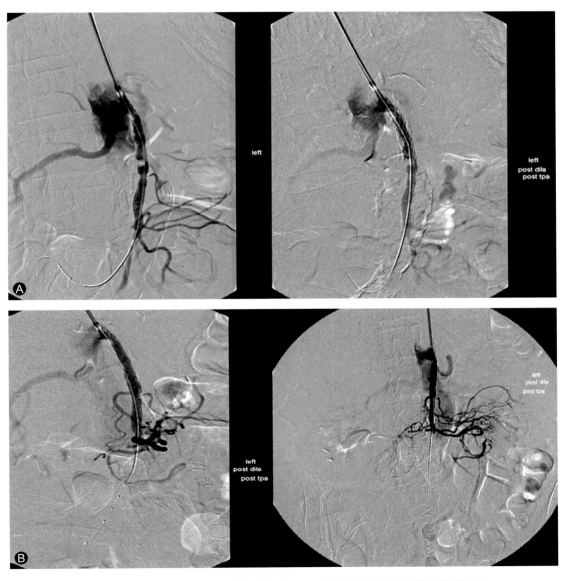

▲ 图 95-5　主动脉造影，左肱动脉入路 SMA 动脉造影，溶栓和球囊血管成形术

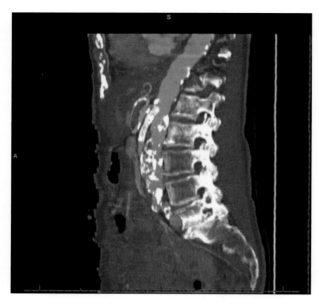

▲ 图 95-6　CTA（侧位）随访 SMA 支架通畅分支远端充盈

【讨论】

慢性动脉粥样硬化性肠系膜动脉重度狭窄的腔内治疗在绝大多数患者中技术上是成功的，患者肠绞痛症状得到满意改善，发病率和死亡率较低 [1]。然而，在患有慢性 SMA 闭塞的患者中，尽管使用了支撑导管，病变仍可能很难通过。在这种情况下，如果患者有症状且手术风险较低，顺行主动脉 – 肠系膜上动脉搭桥术可能是最好的选择。在本报道中描述的患者患有急性 – 慢性肠系膜缺血，这类患者死亡率较高，技术成功较少，通常与缺血时间、肠梗死的存在和 SMA 小分支血栓有关。对于急性或急慢性肠系膜缺血（非栓塞性）患者，尤其是因怀疑肠梗阻而行开腹手术的患者，应考虑逆行肠系膜支架置入术。肠系膜上动脉在松解 Treitz 韧带后显露于肠系膜根部。肠系膜上动脉位于肠系膜上静脉的右侧。

使用 0.018 微穿刺器获得逆行通路，并用 6F 或 7F 鞘交换 0.035 导丝。用导管 / 导丝组合小心穿过狭窄开口。一旦导丝进入主动脉腔并经对比剂注射确认，就可更换超硬导丝，并置入球扩支架，将支架张开到主动脉腔内 2～3mm。动脉破口用静脉补片闭合。当同时涉及腹腔干和 SMA 时，一些作者倾向于双血管血供重建术，但治疗的主要焦点应该是 SMA。对于经皮介入治疗，可以采用经股动脉途径或经肱动脉途径，后者为慢性闭塞患者提供了更多的支持和稳定性 [2]。使用 3～4mm 低顺应性球囊血管成形术导管进行预扩张有助于支架的大小选择和通过性 [2]。

在这例患者中，支架血栓形成的可能原因是使用了 2 个重叠的支架，以及缺血性狭窄引起的小肠梗阻和继发性脱水。使用 2 个重叠支架可能导致支架内再狭窄和血栓形成的发生率增加。应尝试置入一个在主动脉腔内突出 2～3mm 的单一扩张支架如果使用覆膜支架，应仔细确定其大小，以免一个或多个重要的 SMA 分支被隔绝在循环之外。最近，Haben 等报道 150 例患者接受了腹腔干动脉（56 条血管）和 SMA（133 条）的介入治疗，38 例患者同时接受了这两条血管的介入治疗 [3]。他们的报道显示，70 岁以上的患者比年轻患者的结局更好，这可能反映了年轻患者的恶性表现更多。多因素分析表明，开口扩张是与通畅率提高相关的因素。他们的数据支持在慢性肠系膜缺血的治疗中继续使用裸金属支架 [3]。

参考文献

［1］ Hosn MA, Katragunta N, Sharafuddin MJ. Endovascular intervention for mesenteric ischemia. In: Hans SS, Shephard AD, Weaver MR, Bove PG, Long GW, editors. Endovascular and open vascular reconstruction: a practical approach. Boca Raton: CRC Press; 2018. p. 15–8.

［2］ Oedrich GS, Macedo R, Stone DH, Woo EY, et al. Multicenter study of retrograde open mesenteric artery stenting through laparotomy for treatment of acute and chronic mesenteric ischemia. J Vasc Surg. 2018;68:470–80.

［3］ Haben C, Park WM, Bena JF, Parodi FE, et al. Improving midterm results justify the continued use of bare-metal stents for endovascular therapy for chronic mesenteric ischemia. J Vasc Surg. 2020;71(1):111–20.

病例 96　肠系膜上动脉支架内再狭窄
Superior Mesenteric Artery In-stent Restenosis

【病史与体格检查】

患者女性，71 岁，于 2013 年 3 月在门诊就诊，主诉餐后疼痛和体重减轻，但没有任何腹泻病史。在胃肠内窥镜检查阴性后，她接受了腹部和盆腔的 CTA 检查，结果显示腹腔干动脉闭塞，肠系膜上动脉（SMA）重度狭窄，肠系膜下动脉（IMA）闭塞。

【诊疗过程】

患者于 2013 年 3 月 20 日被带到介入放射病房，使用左肱动脉入路结合显微穿刺术，置入 5F 鞘。弯头导管 GLIDEWIRE®（Terumo,Tokyo, Japan）配合 Omniflush 导管（AngioDynamics, Latham, NY）

输送至 T$_{12}$ 水平。分别在前后和右前斜陡直位进行腹主动脉造影。造影显示腹腔干动脉闭塞，SMA 高度狭窄，IMA 无法显示，以及肠系膜动脉扭曲（图 96-1）。左肱动脉的 5F 鞘换成 90cm 的 6F 长鞘。使用倾斜的 Vetebral 导管和 260cm 的 0.035 Magic Torque™ 导丝（Boston Scientific, Marlborough, MA），穿过 SMA 狭窄部位（图 96-2），用一个 5mm×2cm 长的血管成形术球囊进行血管成形术。随后置入 7mm×19mm 球扩支架（Omnilink, Abbott, Abbott Park, Il），球囊扩张压力提高到 14 个大气压，确信支架的最终直径是 7.4mm。术后造影显示＜ 20% 的残余狭窄（图

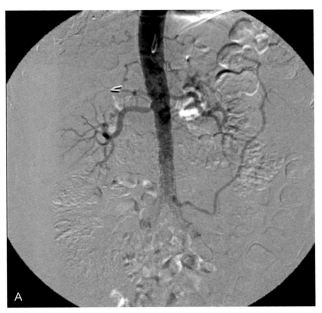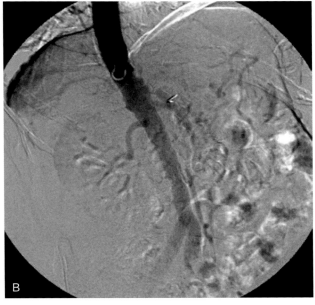

▲ 图 96-1　腹主动脉造影显示腹腔干动脉闭塞，SMA 和 IMA 开口处近闭塞，肠系膜动脉扭曲

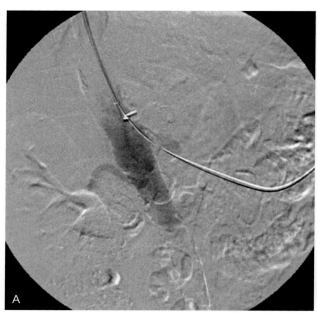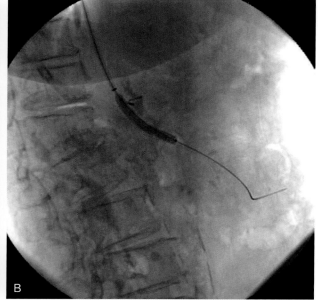

▲ 图 96-2　经大鞘和成角导管进入 SMA

96-3)。

在 SMA 支架置入后,患者出现了胃肠道症状。2015 年 3 月肠系膜上动脉超声显示峰值收缩速度(PSV)为 268cm/s,舒张期末期速度(EDV)为 48cm/s。患者在进食后出现与体重减轻有关的腹痛复发症状。2016 年 8 月,她接受了 SMA 的多普勒超声检查,结果显示 SMA(支架)的 PSV 为 462cm/s,EDV 为 198cm/s。患者于 9 月 1 日接受腹部 CTA 检查,结果显示严重的 SMA 支架内再狭窄,2016 年(图 96-4)。她接受了 SMA 支架内再狭窄的球囊扩张血管成形术,使用 7 mm×4 cm Armada®(Abbott)球囊,通过 6F 的 90cm 长鞘,在左臂进入,将其升高至 16 个大气压,扩张效果令人满意,造影显示残余狭窄小于 10%(图 96-5)。患者的胃肠道症状得到缓解。2019 年 5 月 21 日随访(最后一次)显示,PSV 为 410 cm/s,ESV 为 53cm/s,与支架内再狭窄 < 70% 一致。

【讨论】

多项研究表明,与开放修复相比,SMA 支架用于肠系膜动脉闭塞性疾病的耐久性较差,支架内再狭窄发生率较高(20%~66%)。建议对出现慢性肠系膜缺血复发症状及有闭塞性支架内再狭窄的患者进行治疗。

治疗也应考虑到并发症和支架内再狭窄的位

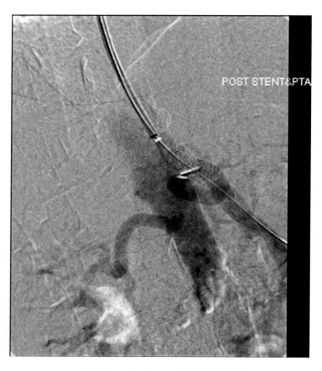

▲ 图 96-3　SMA 支架置入满意

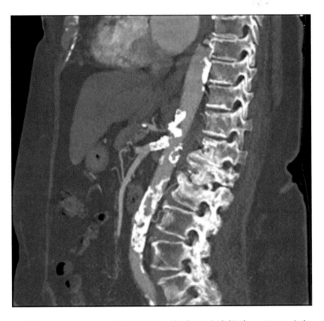

▲ 图 96-4　CTA（侧位视图）腹腔干动脉闭塞，SMA 支架内再狭窄，主动脉钙化伴 IMA 闭塞

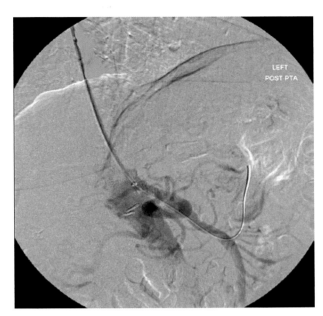

▲ 图 96-5　SMA 支架内再狭窄的血管成形术后

置。大多数情况下，使用血管成形术或支架置入的二次腔内手术能达到令人满意的效果。对于有血管闭塞或解剖不良的高危患者，应考虑采用 SMA 搭桥术进行二次腔内治疗。

在未行支架置入术的 SMA 中，峰值收缩速度＞ 275cm/s 预示着≥ 70% 的狭窄。文献报道，与未置入支架的动脉相比，有支架的颈动脉、肾动脉和 SMA 的 PSV 相对增加[1]。一条肠系膜动脉的狭窄通常会影响其他肠系膜血管的血流速度。

重度腹腔干动脉狭窄或闭塞可能影响 SMA 内支架置入后的压力梯度变化[1]。Tallarita 等报道了 30 例再次介入治疗的血管支架内再狭窄患者，其中 24 例有复发症状（21 例慢性，3 例急性），6 例无症状的闭塞前病变[2]。26 例患者接受再次腔内治疗，其中支架置入 17 例，PTA 9 例[2]。其余 4 例患者接受开放搭桥术，其中 1 例发生急性缺血[2]。7 例二次血管成形术患者发生并发症，包括 1 例再次支架置入术患者死亡[2]。2 年后无复发症状、再狭窄和再介入的患者分别为 70%±10%、60%±10% 和 50%±10%。

参考文献

［1］　Soult MC, Wuamett JC, Ahanchi SS, Stout CL. Duplex ultrasound criteria for in-stent restenosis of mesenteric arteries. J Vasc Surg. 2016;64:1366–72.

［2］　Tallarita T, Oderich GS, Macedo TA, Gloviczki P, et al. Reinterventions for stent restenosis in patients treated for atherosclerotic mesenteric artery disease. J Vasc Surg. 2011;54:1422–9.

病例 97　症状性腹腔干动脉和肠系膜上动脉闭塞性疾病的腔内治疗

Endovascular Treatment of Symptomatic Celiac and Superior Mesenteric Artery Occlusive Disease

【病史与体格检查】

患者女性，57 岁，于 2019 年 11 月 24 日经急诊入院，出现腹痛、恶心、呕吐等症状，持续48h。在过去的两天里，她的餐后腹部疼痛持续加重。在过去的 6 周里，她的食欲较差，体重减轻。并发症包括 2 型糖尿病、高血压、甲状腺功能亢进症和高脂血症。患者不吸烟。未触及右侧腋动脉、肱动脉和桡动脉搏动。双下肢（股动脉、腘动脉、胫后动脉和足背动脉）均未触及脉搏。腹部查体弥漫性压痛，但腹软。实验室数据显示，血红蛋白 10.4g/L，红细胞压积 30.4%，钠 112mg/L，钾 5.5mmol/L，肌酐 0.9mg/dl，乳酸 4.9mg/dl。经过药物治疗（禁食水和液体复苏），乳酸水平下降到 2mg/dl，白细胞计数从 13 000/ml 下降到 8600/ml。血钠水平在接下来的 24h 内上升到 124mg/L。腹部和盆腔增强 CT 显示肾下腹主动脉和双侧髂总动脉闭塞，髂外动脉侧支循环形成，双侧髂内动脉严重狭窄。腹腔干动脉狭窄 60%～70%，肠系膜上动脉狭窄 80%，肠系膜下动脉闭塞（IMA，图 97-1）。

【诊疗过程】

患者于 2019 年 11 月 26 日在放射介入室通过左肱动脉穿刺行腹部和内脏动脉造影。在超声引导下，置入 5F 鞘。在前后位，引入一条 260cm 的 0.035 GLIDE WIRE®（Terumo, Tokyo, Japan）导丝至腹腔干动脉上方行动脉造影，右前斜位显示肾下腹主动脉闭塞，腹腔干中度狭窄，SMA

起始处严重狭窄，IMA 闭塞，有较大的胃十二指肠侧支（图 97-2）。交换 5F 鞘为 65cm 长的 Arrow® 鞘（Teleflex, Wayne, PA）。使用 6mm×2cm Armada®（Abbott, Abbott Park, IL）球囊进行腹

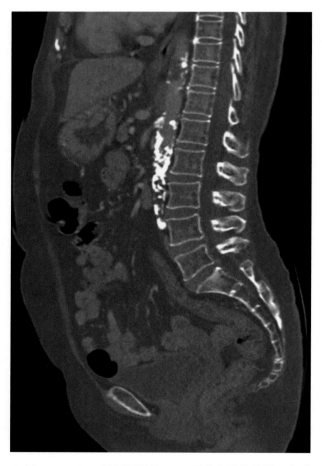

▲ 图 97-1　CTA 显示严重的 SMA 狭窄和显著的肾下主动脉钙化

338

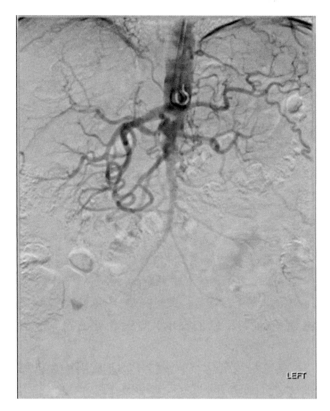

▲ 图 97-2　经左肱动脉入路腹主动脉造影显示肾下主动脉闭塞，以胃十二指肠大动脉为侧支

腔干动脉血管成形术（图 97-3）。利用 Kumpe 导管（Cook Medical, Bloomington, IN）将 0.035 超滑导丝超选到 SMA 入口（图 97-4）。Glidewire 放置在 SMA 的远端，用 6mm×2cm 长的 Armada 球囊行血管成形术，然后将一个 8mm×19mm 的 Omnilink（Abbott, AbbottPark, IL）球扩支架近端置入主动脉内 2mm。完成后动脉造影显示狭窄＜ 20%（图 97-5）。胃肠道症状明显改善，于 2019 年 12 月 2 日出院。

【讨论】

急性肠系膜缺血是一种罕见的临床问题，占所有急诊入院人数的 0.09%～0.2%，是一种罕见的腹痛原因。潜在的原因可以是非闭塞性或闭塞性的，其中闭塞性病因占 50%，SMA 血栓形成占 15%～25%，肠系膜静脉血栓形成占 5%～15%。据报道，死亡率为 16%～80%[1]，尽管现代重症监护室管理、腔内治疗和心律失常得到了更好的控制，但肠梗死合并 SMA 血栓闭塞患者的预后仍然很差[1]。对于慢性肠系膜缺血（肠绞痛）和

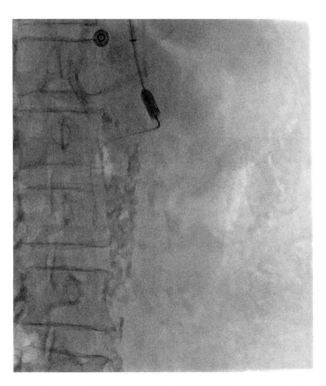

▲ 图 97-3　导丝超选至肝动脉行腹腔干动脉球囊成形术

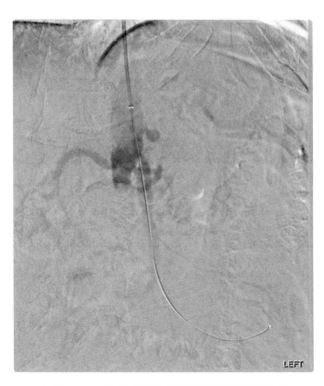

▲ 图 97-4　**SMA 起始处伴发重度狭窄的导丝入路**

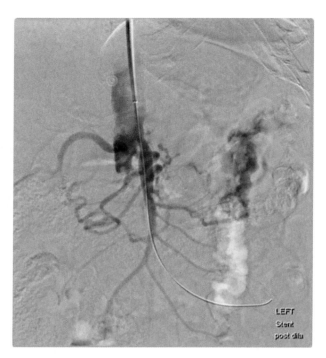

▲ 图 97-5 支架置入后残余狭窄＜ 20% 的 SMA。支架置入后胃十二指肠侧支充盈减少

选择性肠系膜血管重建术的患者，首选双血管重建术。在紧急情况下，肠系膜上动脉搭桥通常是有效的。Scali 等报道 82 例急性肠系膜缺血患者行主动脉 - 肠系膜转流术（腹腔干动脉 /SMA，n=44，主动脉 - 肠系膜，n=38），其中 76% 接受顺行转流。同时行肠切除的患者分布均匀（顺行和逆行各占 45%）。并发症发生率为 78%，死亡率为 37%。1 年和 3 年的一期通畅率均为 82% [1]。行逆行搭桥术的患者再干预率较高。

在一些患者中，存在解剖变异，因为腹腔干和 SMA 可能为共干。更常见的是，肝动脉可能起源于 SMA。Bulut 等的研究成果报道称，经皮肠系膜支架置入术治疗的腹腔干动脉和肠系膜上动脉远期通畅性良好。术后 12 个月和 16 个月的一期通畅率分别为 77% 和 45%，一期辅助通畅率分别为 90.3% 和 69.8%，总的二期通畅率分别为 98.3% 和 93.6% [2]。Mendes 等报道了 65 例使用栓子保护装置（EPD）的肠系膜上动脉支架置入术。使用 EPD 的适应证为严重钙化 22 例（34%），完全闭塞 16 例（25%），急性血栓形成 18 例（28%）。他们在 1/3 的患者身上找到了巨大的微小碎片 [3]。

伴有肠绞痛症状的腹腔干动脉和肠系膜动脉闭塞症的患者可能会经历继发于低心排血量的急性加重（脱水、高凝和心律失常）。在这类患者中，应在重症监护室进行仔细监测，以防止缺血进展可能导致的小肠或大肠全层坏死。除了肠系膜动脉闭塞的腔内治疗外，患者可能还需要剖腹手术进行肠切除。如本报道所述，除腔内治疗外，纠正液体和电解质失衡可能逆转黏膜缺血，从而阻止进展为肠梗死。

参考文献

[1] Scali ST, Ayo D, Giles KA, Gray S, et al. Outcomes of antegrade and retrograde open mesenteric bypass for acute mesenteric ischemia. J Vasc Surg. 2019;69:129–40.

[2] Bulut J, Oosterhof-Berktas R, Geelkerken RH, Brusse-Keizer M, et al. Long-term results of endovascular treatment of atherosclerotic occlusions of the celiac and superior mesenteric artery in patients with mesenteric ischemia. Eur J Vasc Endovasc Surg. 2017;53:583–90.

[3] Mendes BC, Oderich GS, Tallarita T, Kanamori KS, et al. Superior mesenteric artery stenting using embolic protection device for treatment of acute or chronic mesenteric ischemia. J Vasc Surg. 2018;68:1071–8.

第二十八篇　肾动脉支架置入术
Renal Artery Stenting

病例 98　肾动脉支架置入术治疗肾血管性高血压的孤立肾患者　　　　　　　　　　/ 342

病例98 肾动脉支架置入术治疗肾血管性高血压的孤立肾患者

Renal Artery Stenting for Renal Vascular Hypertension in a Patient with Solitary Kidney

【病史与体格检查】

患者男性，52 岁，2014 年 10 月因高血压控制不佳被肾内科医生转诊，可能需行肾动脉支架置入术。患者有高血压病史 10 年，2012 年因肾动脉闭塞继发肾萎缩行腹腔镜下肾切除术。当前采取四联降压方案（氨氯地平、美托洛尔氢氯噻嗪和可乐定）。2002 年患者的 MRA 结果显示右肾动脉闭塞（图 98-1）。2014 年 9 月肾脏超声结果显示左肾大小正常，左肾动脉狭窄率＞ 70%。

【诊疗过程】

患者于 2014 年 10 月 25 日行腹主动脉及肾动脉造影，通过右股动脉入路，使用微穿刺技术导入 5F 鞘。使用 180cm 长的 0.035 GLIDEWIRE® 导丝（Terumo, Tokyo, Japan）导入 Omniflush 导管（AngioDynamics, Latham, NY），主动脉造影显示腹主动脉轻度瘤样扩张，左肾动脉开口处狭窄率 80%（图 98-2）。将 5F 鞘更换为 6F 45cm Pinnacle 导鞘（Terumo）。

使用 SOS Omni 导管（AngioDynamics）配合 180cm 的 0.035 Glidewire 导丝，进入左肾动脉上极分支。Glidewire 导丝更换为 180cm 的 0.035 MagicTorque 导丝，将长鞘推送至左肾动脉开口附近。将 6mm×19mm Omnilink 球扩支架（Abbott, Abbott Park, IL）导入鞘内。回撤导鞘，支架定位于左肾动脉，其中支架近段 2mm 突入至腹主动脉主干内。以 14 个大气压的扩张球囊，使

支架释放后直径达到 6.4cm（图 98-3）。随访 1.5 年，未见再狭窄，血压控制佳。2014 年 11 月及 2015 年 6 月分别复查超声，均见肾动脉峰值流速良好。

然而，2016 年 6 月，肾动脉双功超声提示左肾动脉狭窄率超过 70%，血清肌酐从 0.9mg/dl 升至 1.2mg/dl。因支架内再狭窄（＞ 70%），行左肾动脉血管成形术。经皮左肱动脉入路，导入 260cm

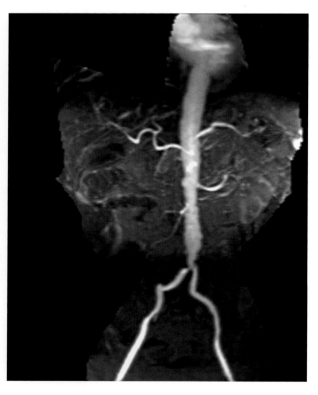

▲ 图 98-1 **MRA 显示右肾动脉闭塞**

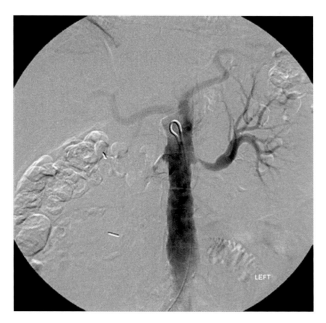

▲ 图 98-2　腹主动脉造影见左肾动脉狭窄率 > 80%

的 0.035 导丝及 6F 90cm 导鞘。手术于 2006 年 7 月 6 日进行，术中使用 6mm×2cm 球囊（图 98-4）。手术结束前患者出现左侧腰痛，伴有恶心及大汗。行腹部 CT 检查，显示左肾包膜下大块血肿，伴腹膜后少量出血（图 98-5）。经保守治疗，6h 后患者症状消失，住院 24h 后出院。最后一次随访时间为 2019 年 12 月，当时血清肌酐为 1.2mg/dl，左

肾双功超声结果正常，血压控制良好。

【讨论】

动脉粥样硬化性肾动脉狭窄占肾动脉狭窄病例的 90% 以上，最常见于 65 岁以上的患者[1]，可能是冠心病患者死亡的独立预测因[1]。急性冠脉综合征、肾血管性高血压和药物治疗效果不佳的缺血性肾病的患者最有可能从肾动脉血供重建中受益[1]。

CORAL 试验（Cardiovascular Outcomes in Renal Atherosclerotic Lesions）大幅缩窄了动脉粥样硬化性肾动脉狭窄行肾血管成形术（支架置入术）的适应证。该试验显示肾血管成形 / 支架置入术后，血压未出现有统计学意义的下降。至于通过肾血管成形 / 支架置入术来保护肾功能的可能性更低，因为肾脏介入手术未显示出优势，反而可能会出现入路相关的并发症[1]。CORAL 试验的亚组分析亦未能将高血压的严重程度确定为预测支架治疗效果的良好指标。

一项或许能预测支架治疗效果良好的基线变量是尿白蛋白与肌酐比值（urine albumin-to-creatinine ratio，UACR），该指标低则预示效果良好[2]。

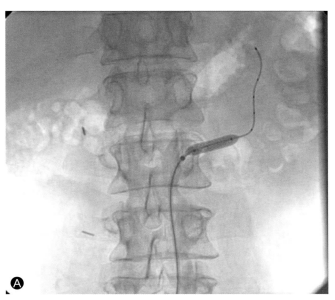

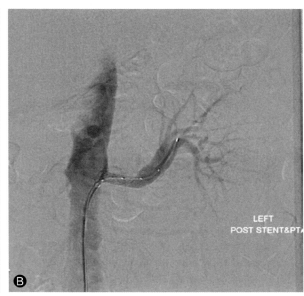

▲ 图 98-3　肾动脉支架置入后的主动脉造影

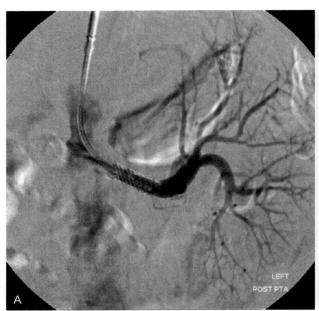
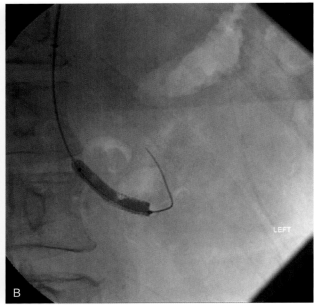

▲ 图 98-4　经肱动脉入路行肾动脉成形术治疗支架内再狭窄

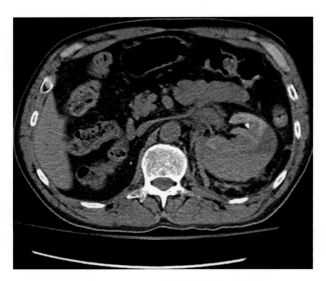

▲ 图 98-5　**CTA 显示左肾包膜下血肿**

患者围术期出现了肾包膜下血肿。因此，对肾动脉支架置入术，必须权衡该术式治疗肾血管性高血压及保护肾功能的潜在获益与可能出现并发症的风险。目前认为，不应常规进行肾动脉支架置入术[3]。然而，对部分患者而言，可能有必要在动脉瘤腔内修复术中或术后进行肾动脉支架置入术[3]。在当前的实际操作中，肾动脉支架置入术的适应证很少，应在仔细咨询肾病专家的情况下谨慎把握指征。肾动脉支架的 5 年一期通畅率＞ 80%，每年应复查 1 次肾脏超声监测是否有支架内再狭窄[1]。

参考文献

［1］　Tafur JP, White CJ. Renal artery stenosis went to revascularize in 2017. Curr Probl Cardiol. 2017;122:110–35.

［2］　Gupta R, Assiri S, Cooper CJ. Renal artery stenosis findings from the CORAL trial. Curr Cardiol Rep. 2017;19(9):75.

［3］　Alexander JQ, Green D, Sullivan TM. Endovascular interven-tion for renal artery occlusive disease. In: Hans SS, Shephard AD, Weaver MR, Bove PG, Long GW, editors. Endovascular and open vascular reconstruction: a practical approach. Boca Raton: CRC Press; 2018. p. 19–25.

第二十九篇 锁骨下动脉支架置入术

Subclavian Artery Stenting

病例 99　锁骨下动脉支架置入术治疗左手指缺血 　　　　　　　　　　　　　/ 346

病例 99 锁骨下动脉支架置入术治疗左手指缺血
Subclavian Artery Stenting for Ischemic Left Index Finger

【病史与体格检查】

患者女性，48 岁，左手各指疼痛、发绀，以示指为著，于 2018 年 10 月入院。左手同时伴有发冷与感觉异常。上述症状在入院前 2 周开始出现（图 99-1）。该患者有嗜烟史（60 包 / 年）。体格检查发现左腋、肱和桡动脉搏动消失。上肢动脉多普勒检查显示右侧腕肱指数为 1.0，左

侧为 0.68。上肢 CTA 显示左锁骨下动脉在距其开口 1.5cm 处接近闭塞。左侧椎动脉直径小于右侧。

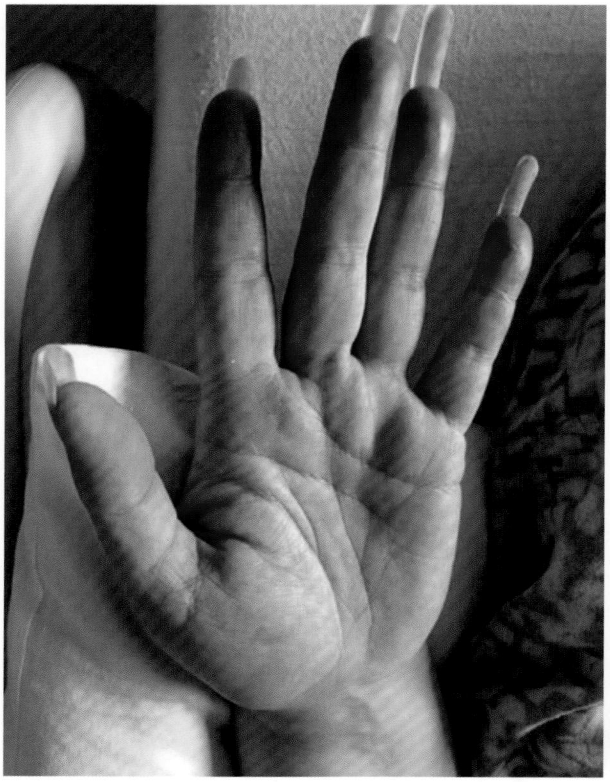

【诊疗过程】

患者于 2018 年 10 月 10 日行左肱动脉切开，左锁骨下动脉支架置入术。取横行小切口，使用血管吊索控制肱动脉，将 5F 导鞘置入肱动脉内（图 99-2）。沿 180cm GLIDEWIRE® 导丝（Terumo, Tokyo, Japan）导入 Omniflush 标记导管（AngioDynamics, Latham, NY），左锁骨下动

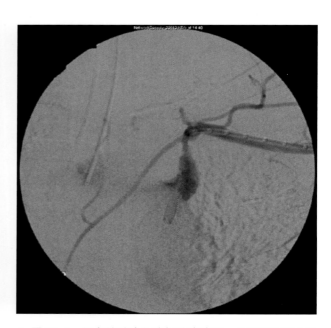

▲ 图 99-1 左示指呈发绀改变

▲ 图 99-2 经左肱动脉入路行动脉造影，见左锁骨下动脉重度狭窄

346

脉造影显示左锁骨下动脉在距离开口 1.5cm 处重度狭窄（图 99-3）。将 5F 导鞘管更换为 6F 45cm Pinnacle 导鞘（Terumo），先使用 6mm×2cm Armada® 球囊（Abbott, Abbott Park, IL）进行血管成形术，然后置入 1 枚 8mm×17mm 球囊扩张支架（图 99-3）。结束造影见效果良好（图 99-4）。使用 7-0 聚丙烯缝合线（Ethicon Inc., Somerville, NJ）缝合肱动脉。患者症状明显改善，手指缺血表现在术后 6 周内消失（图 99-5）。左肱动脉及桡动脉搏动佳。双侧腕肱指数均正常（1）。2019 年 3 月随访，左手无任何症状。

【讨论】

锁骨下动脉是头臂干各分支中最经常行介入手术的部位。开放手术搭桥效果很好，但并发症发生率甚至死亡率高[1]。因此，腔内治疗已成为治疗锁骨下动脉病变的首选，尤其是随着通畅率

不断提高，1 年及 5 年二期通畅率超过 90%[1]。尽管股动脉是治疗锁骨下动脉病变的首选入路，但肱动脉入路也很重要。肱动脉入路更适合用于通过累及锁骨下动脉开口的闭塞，因为在这种情况下导管并不总是能从主动脉弓进入锁骨下动脉开口。一个原因是，无论病变累及主动脉弓的哪一分支，都需要考虑其余分支的开口的相对位置。在各分支开口位置非常靠近的患者中，尤其是在处理钙化严重的病变时，其余分支可能受到影响[1]。在这类病例进行介入治疗时，钙化斑块移位可能导致邻近血管管腔损失。这应该通过术前 CTA 或在进行主动脉弓造影时进行评估[1]。为保护邻近血管的起始段，可预置球囊，治疗期间充盈球囊[1]。这可能需要从另一入路导入导丝，或在股动脉入路另行放置一根导丝[1]。保护球囊的尺寸应略小于血管直径，以免在充盈过程中损伤血管[1]。

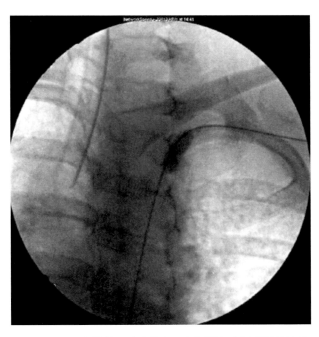

▲ 图 99-3 左锁骨下动脉狭窄，支架置入后行球囊后扩张

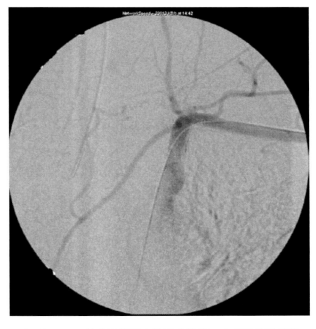

▲ 图 99-4 结束造影见少许残余狭窄，左椎动脉显影佳

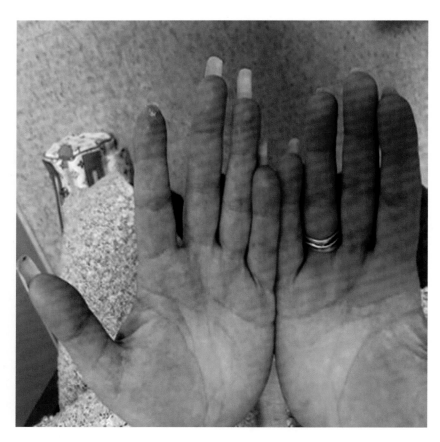

◀ 图 99-5 左手各指发绀完全消失

参考文献

［1］ Sullivan TM, Titus JM. Stenting for occlusive disease to the aortic arch branches. In: Hans SS, Shephard AD, Weaver MR, Bove PG, Long GW, editors. Endovascular and open vascular reconstruction: a practical approach. Boca Raton: CRC Press; 2018. p. 9–18.

第三十篇　后天获得性动静脉瘘
Acquired Arteriovenous Fistula

病例 100　腘动脉后天获得性动静脉瘘　　　　　　　　　　　　　　　　　　　　/ 350

病例 100　腋动脉后天获得性动静脉瘘
Acquired Arteriovenous Fistula of the Axillary Artery

【病史与体格检查】

患者男性，55 岁，因左胸壁肿胀和不适于 2009 年 10 月就诊。10 年前有二头肌肌腱撕裂史。体格检查发现，患者胸壁可见明显的侧支静脉可触及震颤，听诊可闻及杂音。患者曾于外院行手术治疗，"将肱二头肌肌腱钉入肱骨头"，具体不详。无术后并发症，无其余手术史。

【诊疗过程】

患者于介入放射手术室接受治疗，通过右股动脉入路行左锁骨下动脉 – 腋动脉造影（图 100-

1）。导入 Newton H4 导管至左锁骨下动脉 – 腋动脉，见一粗大动静脉瘘，累及左腋动脉的旋肱支。遂置入 2 枚覆膜支架（Fluency Bard, Tempe, AR）。置入后仍可见大量对比剂进入动静脉支的粗大动静脉瘘（图 100-2）。因此，遂于 3 周后在超声引导下直接穿刺左肱动脉、左头静脉和左贵要静脉（图 100-3）。使用微导管系统对所有供血血管进行弹簧圈栓塞，瘘管闭合良好（图 100-4）。随访 5 年，瘘管未复发（图 100-5），其后失访。

腋动脉分支的医源性损伤可能发生在骨科手术、起搏器置入或插入大口径导管（血液透析管）

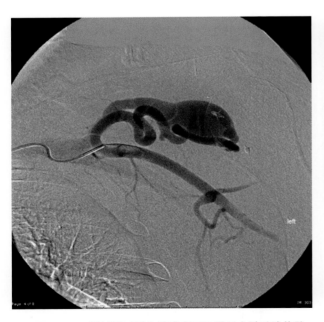

▲ 图 100-1　通过股动脉入路造影可见累及左腋动脉旋肱

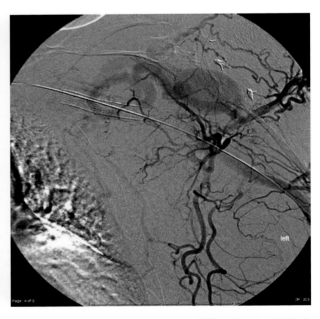

▲ 图 100-2　尽管在腋动脉中置入了覆盖支架，但动静脉瘘仍持续存在。左肩部可见骨科手术的骨钉

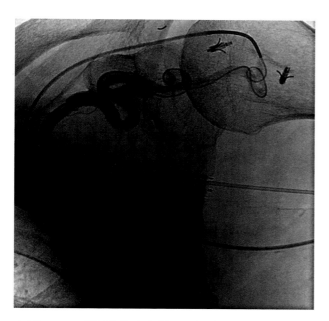

▲ 图 100-3　通过左肱动脉逆行入路，将微导管系统导入至流出道血管

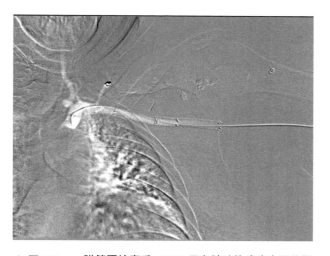

▲ 图 100-4　弹簧圈栓塞后，DSA 示左腋动静脉瘘未再显影

之后。覆膜支架可用于治疗锁骨下/腋动脉创伤和假性动脉瘤的处理，但对于累及锁骨下/腋动脉分支的粗大动静脉瘘患者，需要对供血血管进行弹簧圈栓塞，以防止血液反流进入瘘管。该患者在旋肱动脉起始段置入覆膜支架后，仍未能成功消除动静脉瘘。微导管系统非常实用，可将微钢圈导入至瘘管的小分支中 [1]。在一些复杂的病例中，尤其是对于较大的动静脉瘘，由介入放射科和整形外科医生组成的多学科团队取得最理想

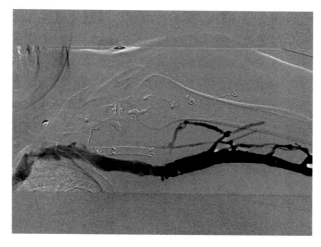

▲ 图 100-5　左上臂静脉造影显示贵要静脉通畅，未见动静脉瘘

的效果。与后天获得性动静脉瘘相比，先天性动静脉瘘更容易复发。

【评论】(来自 Nitin Jain 医生)

目前，CTA 是评估外伤性动静脉瘘的首要方法，有助于识别流入道和流出道，三维重建可能有助于选择治疗方式，制订明确的治疗方案。常规血管造影仍然是诊断的金标准，也有助于治疗动静脉瘘。只有约 2% 的外伤性 AVF 能自行消失 [2]。外伤性 AVF 的症状可能很轻微，也可能完全无症状 [3]。

对外伤性 AVF，建议及早进行诊断和治疗，以预防后续并发症发生。AVF 的手术闭合仍然是金标准 [4]，并且可能是唯一适用的选择，尤其是对于涉及轴向血管的 AVF。目前还有一些可供选择的治疗方案，包括覆膜支架、弹簧圈栓塞、凝胶注射、酒精消融等。这些方案为修复动静脉瘘提供了微创的选择，并且在小腿血管和血流动力学不稳定的患者中特别有价值 [5, 6]。在涉及轴向血管的情况下，需要切除瘘管并进行解剖学重建。长期存在的 AVF 通常有多个较小的瘘口，如果不使用高压注射器进行造影，则可能不易发现。

该患者最初的造影图像显示，流入道为一条从旋肱动脉发出到瘘管的分支，流出道为一条通

过头静脉进入左腋静脉的静脉。覆盖支架置入后成功覆盖流入道，而再次造影显示 AVF 仍持续存在，可能是来自腋动脉其他分支的另一独立流入道，血流绕过开口处进入左旋肱动脉，这是之前未观察到的，但在再次行血管造影时很明显。随后采用经皮左贵要静脉入路逆行进入左头静脉，以弹簧圈栓塞旋肱动脉，再经逆行静脉入路栓塞流出道静脉。通过经皮左肱动脉入路行最终造影

显示瘘管闭合良好。第二次手术的方法是有效的，因为它阻断了左旋肱动脉起始段和 AVF 动脉端末段的主要流入血流。此外，通过弹簧圈栓塞流出道静脉至关重要，应在栓塞流入道之前完成，以防止流入道的弹簧圈在术中移位脱落。还有一个可以考虑的方案是直接进入静脉囊，先使用弹簧圈栓塞流出道静脉，其后对静脉囊进行凝胶或 Onyx 胶栓塞。

参考文献

［1］ Hans SS, Shepard AD, Reddy P, Rama K, et al. Iatrogenic arterial injuries of spine and orthopedic operation. J Vasc Surg. 2011;53:407–13.

［2］ Perry MO. Complications of missed arterial injuries. J Vasc Surg. 1993;17:399–407.

［3］ Nagpal K, Ahmed K, Cuschieri R. Diagnosis and management of acute traumatic arteriovenous fistula. Int J Angiol. 2008; 17:214–6.

［4］ Kollmeyer KR, Hunt JL, Ellman BA, Fry WJ. Acute and chronic traumatic arteriovenous fistulae in civilians. Arch Surg. 1981;116:697–702.

［5］ Kendrick AS, Sprouse LR. Repair of a combined femoral pseudoaneurysm and arteriovenous fistula using a covered stent graft. Am Surg. 2007;73:227–9.

［6］ O'Brien J, Buckley O, Torreggiani W. Hemolytic anemia caused by iatrogenic arteriovenous iliac fistula and successfully treated by endovascular stent-graft placement. AJR Am J Roentgenol. 2007;188:306.

附录　自测习题及答案
Question Set

第一篇　腹主动脉瘤开放修复术

1. 由于肾下腹主动脉瘤开放式修复术后出现吻合口动脉瘤和内脏动脉 / 髂动脉瘤性扩张,应（　）进行 1 次腹部和盆腔 CTA 检查
   A. 每 1 年
   B. 每 2 年
   C. 每 5 年
   D. 每 10 年

2. 计划对一例近肾腹主动脉瘤的患者进行开放式修复,且该患者左肾动脉 80% 狭窄。患者服用一种药物后血压控制良好,肾功能正常。肾动脉狭窄应采取（措施）
   A. 开放修复时肾内膜切除术
   B. 主动脉 - 肾动脉旁路移植术
   C. 单侧肾动脉支架置入术
   D. 肾动脉狭窄无须干预

3. 腹主动脉瘤修复时,近端阻断钳夹在左肾动脉上方,右肾动脉下方。在完成近端吻合并松开夹子后,主动脉撕裂并累及左肾动脉。出血由腹主动脉上的 Foley 球囊控制。主动脉撕裂累及肾动脉的处理应采用（　）
   A. 一期修复
   B. 主动脉肾上段 - 左肾动脉转流
   C. 肾动脉结扎
   D. 主动脉支架主体 / 支架左支搭桥

4. 患者男性,76 岁,无症状肾下腹主动脉瘤瘤径 7.5cm,瘤颈 15mm,髂动脉正常,但胸廓内动脉和 Riolan 弓直径较大。并伴有腹腔干动脉 70% 狭窄和＜ 50% 狭窄的肠系膜上动脉。腹主动脉瘤的处理原则包括 （　）
   A. 腹主动脉支架置入术（EVAR）
   B. 开放式修复联合 SMA 重建
   C. 推迟修复,直到患者出现症状
   D. SMA 支架置入后行 EVAR

5. 患者被诊断为 6.5cm 的腹主动脉瘤。术前 CTA 显示马蹄肾,其血流供应来自 2 条源自髂总动脉的肾动脉。处理原则包括 （　）
   A. 自体肾移植联合腹主动脉瘤开放式修复术
   B. 腹主动脉瘤开放式修复术联合术中临时腋股转流以维持肾血流
   C. 盆腔肾切除术
   D. 腹主动脉瘤开放式修复术联合肾动脉重建术

6. 腹主动脉瘤开放式修复时,遇到双下腔静脉。处理方法包括 （　）
   A. 结扎左侧腔静脉
   B. 游离动脉瘤颈附近的左侧腔静脉
   C. 手术结束后重建左侧腔静脉
   D. 选择左侧腹膜后入路,避免左侧下腔静脉瘘

7. 感染性腹主动脉瘤最佳治疗方法是（　）
   A. 对感染的主动脉进行全面清创,使用冷冻

保存的人工血管或自体股、腘静脉进行重建，并长期使用抗生素

 B. 应采用与未感染的腹主动脉瘤类似的治疗方法

 C. 主动脉切除术联合旁路转流

 D. 仅使用抗生素

8. 以下最适用于接受腹主动脉瘤开放式修复的肝硬化代偿期患者（MELD ＜ 10）的是（　　）

 A. 有无肝硬化患者的围术期并发症发生率没有差异；然而，肝硬化术中失血、手术时间增加和住院时间增加的发生率更高

 B. 禁止对肝硬化患者进行开放式修复

 C. 即使 PT/INR 正常，患者也应术前输注新鲜冰冻血浆

 D. 主动脉阻断期间应在不使用肝素的情况下进行开放修复

9. 主髂动脉开放式重建期间主干静脉损伤的最常见原因是（　　）

 A. 破裂腹主动脉瘤修复

 B. 腹主动脉瘤择期修复

 C. 主动脉 – 股动脉转流

 D. 髂动脉 – 股动脉转流

10. 合并右髂总、髂内动脉瘤的感染性肾下腹主动脉瘤患者在术后出现截瘫，术中分别进行了主动脉 – 右髂外动脉、主动脉 – 左股动脉人工血管转流和右髂内动脉结扎术。该患者出现截瘫的原因是（　　）

 A. 大根动脉起源异常（Adamkiewicz 动脉）

 B. 低血压

 C. 术中主动脉阻断时间过长

 D. 盆腔动脉血流中断

11. 感染性腹主动脉瘤发生尿路梗阻的概率为（　　）

 A. ＜ 10%

 B. 10%～15%

 C. 16%～25%

 D. ＞ 25%

12. 慢性腹主动脉瘤的破裂可以被（　　）包裹

 A. 十二指肠

 B. 下腔静脉

 C. 前脊柱韧带

 D. 左肾静脉

13. 术后并发腹股沟区淋巴漏概率最高的是（　　）

 A. 主动脉 – 股动脉旁路转流术

 B. 股动脉 – 腘动脉旁路转流术

 C. 股动脉 – 胫动脉旁路转流术

 D. 股动脉 – 腓动脉旁路转流术

14. 在感染性腹主动脉瘤的患者中，感染通常是从（　　）延伸的

 A. 腹腔干动脉至髂动脉分叉处

 B. 肾动脉水平下方至髂动脉分叉上方

 C. 肾动脉水平下方至髂外动脉远端

 D. 髂动脉分叉水平至股动脉水平上方

15. 开放式腹主动脉瘤修复术后 6 年并发切口疝的发生率为（　　）

 A. ＜ 5%

 B. 5%～12%

 C. 12%～20%

 D. 不会发生

第二篇　破裂腹主动脉瘤开放修复术

16. 发生胰腺炎和十二指肠梗阻概率最高的是（　　）

 A. 主动脉 – 股动脉人工血管转流

 B. 择期进行的腹主动脉瘤开放式修复

 C. 破裂腹主动脉瘤的开放式修复

 D. 腹主动脉瘤开放式修复联合胆囊切除

17. 破裂腹主动脉瘤合并马蹄肾的患者急诊手术，决定手术方式最重要的因素是（　　）

 A. 外科医生的经验

B．开放式修复是唯一考虑的方法

C．腔内修复始终是首选

D．入路应取决于动脉瘤和马蹄肾的血供的解剖结构

18．开放式修复肾旁破裂性腹主动脉瘤时，首先要做的手术步骤是（　　）

A．肾动脉水平上方（游离左肾静脉）或肠系膜上/腹腔干动脉的控制

B．通过股动脉置入主动脉球囊

C．打开动脉瘤囊，通过Foley导管进入腹主动脉

D．肾旁破裂性腹主动脉瘤的修复不需要特殊操作

19．既往接受过腔内修复（EVAR）的患者发生腹主动脉瘤破裂。对该患者最好的处理方法是（　　）

A．再次进行腔内修复

B．腔内修复与开放修复的选择取决于CTA上腹腔和盆腔区域的结果

C．对于EVAR术后的破裂性腹主动脉瘤进行修复是致命的，不应再尝试进一步治疗

D．应始终进行开放式修复

20．患者男性，53岁，既往有破裂性腹主动脉瘤修复合并主动脉－股动脉人工血管转流术的病史,现移植物提示感染（金黄色葡萄球菌）。之后进行了人工血管切除和经低温保存的自体血管移植，其在2周后破裂。患者又接受了双侧腋动脉－股动脉搭桥和移除破裂的自体血管。在之后的2年里，人工血管出现了多处闭塞。合理的处置方法为（　　）

A．利福平浸泡过的涤纶材质人工血管行主动脉－股动脉转流

B．自体深静脉（股静脉）转流

C．腹膜后主动脉－股动脉人工血管重建

D．胸主动脉－股动脉旁路转流

第三篇　完整与破裂髂动脉瘤开放修复术

21．对于未破裂的髂总动脉瘤，推荐择期修复的指征是（　　）

A．最大直径＜3cm

B．最大直径为3～3.4cm

C．最大直径＞3.5cm

D．仅当有症状时

22．破裂性髂动脉瘤开放修复的死亡率为（　　）

A．＜5%

B．5%～10%

C．10%～60%

D．伴有出血的破裂髂动脉瘤患者不适合开放修复

23．破裂的感染性主动脉 / 髂动脉瘤应采用清创术、静脉抗生素和（　　）

A．血管内修复

B．深静脉（股静脉或腘静脉）作为自体移植血管

C．低温保存的同种异体动脉移植

D．腋动脉–股动脉搭桥

24．对于患有多种合并症的患者，破裂性髂内动脉瘤的最佳治疗方法是（　　）

A．髂内动脉流出道的弹簧圈栓塞，并从髂总动脉至髂外动脉置入覆膜支架

B．开放修复

C．Amplatze封堵器封堵

D．弹簧圈栓塞臀部动脉分支

第四篇　股动脉及股动脉吻合口动脉瘤开放修复术

25．股动脉吻合口破裂动脉瘤的最佳治疗方法是（　　）

A．腔内治疗

B．腹股沟上方腹膜后切口，近端控制后修复

C. 直接切开修复

D. 从近端闭塞处进行开放修复

26. 68 岁男性，经多普勒超声检查发现右侧股总动脉瘤，直径约 3.2cm。对侧股动脉动脉瘤的发生率为（　　）

    A. <25%

    B. 25%～50%

    C. >50%

    D. 对侧股动脉动脉瘤仅在患者合并腹主动脉瘤时存在

第五篇　腘动脉瘤开放修复术

27. 腘动脉瘤破裂的发生率为（　　）

    A. <2%

    B. 3%～7%

    C. 8%～12%

    D. 腘动脉瘤破裂仅在患者遭受外伤时发生

28. 患者男性，60 岁，行腘动脉瘤开放修复联合自体大隐静脉旁路转流术。随后他接受了对侧腘动脉动脉瘤的修复。在修复时，没有发现腹主动脉瘤的迹象。关于随访检查，下列正确的是（　　）

    A. 患者应接受腹部的终身随访检查，因为腘动脉瘤修复后数年可能出现腹主动脉瘤

    B. 患者应评估是否有锁骨下动脉瘤

    C. 患者每年应做腹主动脉造影

    D. 如果患者没有临床上可触及的股动脉瘤，发生腹主动脉瘤的概率极低

第六篇　锁骨下动脉 - 腋动脉瘤开放修复术

29. 患者女性，70 岁，左锁骨下动脉近心端 1/3 处有一直径约 3.5cm 的动脉瘤伴血栓形成。最好的治疗方案包括（　　）

    A. 动脉瘤发生血栓，无须干预

B. 腔内修复

C. 开放修复

D. 杂交手术

第七篇　颈动脉瘤开放修复术

30. 颈动脉瘤切开修复术围术期发生卒中的概率为（　　）

    A. <2%

    B. 2%～5%

    C. 6%～9%

    D. 10%～12%

第八篇　肠系膜上动脉瘤开放修复术

31. 如果不治疗，肠系膜上动脉瘤破裂的概率为（　　）

    A. <10%

    B. 10%～20%

    C. 21%～40%

    D. 50%

第九篇　颈动脉体瘤切除术

32. 恶性颈动脉体瘤的治疗方法为（　　）

    A. 肿瘤及颈动脉分支全部切除，然后化疗

    B. 放疗

    C. 化疗联合放疗

    D. 不需要治疗

33. 颈动脉体瘤切除术后卒中率为（　　）

    A. < 1%

    B. 1%～3%

    C. 约 4%

    D. > 5%

第十篇　颈动脉内膜切除术

34. 患者女性，68 岁，计划行颈动脉内膜切除术

联合自体静脉补片治疗放疗诱发的颈动脉狭窄。她有颈部淋巴结清扫的病史。颈动脉游离的最佳范围包括（　）

A．一期闭合

B．胸锁乳突肌皮瓣

C．游离微血管皮瓣

D．胸大肌肌皮瓣

35．患者男性，60 岁，发现左大脑中动脉区域轻微卒中（NIH 脑卒中评分为 4 分）。他合并左颈内动脉 90% 的重度狭窄。目前患者处于颈动脉再通的高危风险期。哪种颈动脉血管重建术（CEA/CAS）应该被选择（　）

A．等待 6 周后

B．只有在患者出现神经系统症状时才应进行手术

C．应尽早考虑 CEA/CAS（10 天内）

D．颈动脉支架置入于 CEA，应急诊进行手术

36．患者男性，70 岁，右大脑中动脉区域有近期 TIA 发作病史，合并 90% 的右颈内动脉狭窄，狭窄处斑块严重钙化并延伸至 C_1 和 C_2 椎体的交界处。最佳的处理方案为（　）

A．CAS

B．CEA 术中支架置入

C．继续内科治疗

D．全麻下经鼻气管插管，下颌半脱位后行 CEA术

37．CEA 术中使用转流可能与（　）

A．颈动脉夹层 / 栓塞有关

B．颈内动脉远端痉挛

C．术后脑出血风险增加

D．应使用肝素结合转流管以增加转流管的流量

38．CEA 后的脑出血治疗（　）

A．CAS术后不会发生脑出血

B．立即发生

C．如果患者因急性神经症状接受TPA治疗，发生率会增加

D．是高灌注的结果，通常发生在24h至5天

39．辐射诱发的症状性颈动脉狭窄通常是（　）

A．双侧狭窄并且病变累及至颅内

B．总是单侧的

C．CEA是禁忌

D．CEA与脑神经麻痹及创伤并发症发生率较低有关

40．CEA 后癫痫通常发生在（　）

A．CEA后立即发作

B．CEA后12h至7天发作

C．无症状患者更常见

D．急性脑灌注不足

41．左侧 CEA 后，患者醒来后出现右侧偏瘫和失语。经检查后发现 CEA 手术区域未发现异常。颈动脉血管造影显示大脑中动脉 M_1 段闭塞。如果医院内没有神经介入科医生。最好的处理方法是（　）

A．静脉TPA

B．静脉肝素

C．静脉依替巴肽

D．立即转移到神经介入中心进行斑块修复

42．症状性颈动脉狭窄患者 CEA 后复发应仅需（　）

A．再次行CEA

B．医疗管理

C．放射治疗

D．应首选CAS

43．患者女性，65 岁，颈总动脉支架处重度狭窄。同时合并颈内动脉起始处重度钙化病变。最好的治疗方案是（　）

A．放置另一个支架

B．球囊血管成形术

C．考虑 CEA

D．颈动脉自体静脉移植

44．高位斑块（延伸至 C$_2$）行 CEA 可能与脑神经损伤相关。最常见的损伤神经是（　　）

A．迷走神经

B．舌咽神经

C．下颌边缘神经

D．舌下神经

第十一篇　主动脉 - 股动脉人工血管旁路术

45．重做主动脉 - 股动脉转流术治疗主髂闭塞性病变的死亡率为（　　）

A．＜5%

B．5%～7%

C．8%～10%

D．＞10%

46．患者男性，60 岁，身体状况良好，表现为严重跛行，发现左髂总动脉和髂外动脉闭塞（TASC 分级 D 型）。患者合并一侧马蹄肾。最好的处理方法是（　　）

A．经腹膜入路主动脉 - 股动脉转流

B．经腹膜后入路主动脉 - 股动脉转流

C．股动脉 - 股动脉搭桥

D．应首选腔内治疗（髂动脉支架置入）作为一线治疗

47．放射引起的髂动脉闭塞的最佳治疗方法是（　　）

A．支架置入术

B．动脉内膜切除术

C．外科转流手术

D．有足够组织覆盖的外科转流手术

48．患者男性，60 岁，左髂总动脉和髂外动脉闭塞，右髂总动脉和髂外动脉未闭塞，无明显冠心病，之前进行过股股搭桥，但失败 / 闭塞。最好的处理方法是（　　）

A．股动脉 - 股动脉搭桥

B．腋动脉 - 股动脉搭桥

C．腔内治疗

D．主动脉 - 股动脉转流

49．主动脉 - 股动脉转流术后晚期桥血管闭塞继发于（　　）

A．桥血管拉伸和扭曲

B．高凝状态

C．复发动脉粥样硬化病变，继发于桥血管吻合口狭窄

D．桥血管吻合口动脉瘤

50．主动脉 - 股动脉转流治疗近肾闭塞可能需要肾上阻断钳。术后肾衰竭的发生率为（　　）

A．与肾下钳夹相似

B．大于肾下夹

C．小于肾下夹

D．肾衰仅在髂动脉上方夹持时发生

51．曾做过小腿肌肉皮瓣的患者在 ABF 人工血管搭桥后腹股沟区域暴露了人工血管。下列能覆盖这一区域的肌肉是（　　）

A．股薄肌

B．股直肌

C．阔筋膜张肌

D．外斜肌

52．患者接受主动脉 - 股动脉转流治疗双侧髂总和髂内动脉闭塞。重建术后，患者主诉右腿无力，可能继发于（　　）

A．根大动脉（Adamkiewicz 动脉）离断

B．低血压

C．主动脉阻断时间过长

D．盆腔器官动脉血流中断

第十二篇　主动脉 - 肠系膜动脉血管旁路术

53．患者女性，66 岁，主诉餐后腹痛、体重减轻

和厌食。CTA 显示腹腔干动脉狭窄 50%，肠系膜上动脉近端 2cm 闭塞伴侧枝形成，肠系膜下动脉闭塞。以下血供重建手术能提供最好远期效果的是（　　）

A．逆行主动脉－肠系膜上动脉转流术

B．顺行主动脉－肠系膜上动脉转流术

C．主动脉内膜切除术

D．腹腔干动脉支架置入联合逆行SMA转流术

第十三篇　腹股沟韧带下动脉血管旁路术

54．对于股动脉－腘动脉旁路转流，大隐静脉不足的情况为（　　）

A．＜5%的患者

B．5%～10%的患者

C．11%～14%的患者

D．15%～20%的患者

55．股动脉－腘动脉搭桥术中采用止血带可（　　）

A．不应使用止血带，因为它可能导致小腿肌肉缺血

B．改善视野，避免夹持目标血管的小钙化斑块

C．更好的一期通畅率

D．更好的二期通畅率

56．下肢搭桥术后手术部位感染发生率为（　　）

A．＜5%

B．5%～18%

C．19%～25%

D．＞25%

57．既往有右股动脉－腘动脉搭桥史伴同侧大隐静脉曲张的患者表现为右下肢缺血。重做右股动脉－腘转流术的最佳桥血管是（　　）

A．对侧大隐静脉

B．臂静脉

C．小隐静脉

D．人工血管/自体静脉联合转流或人工血管

转流

58．采用臂静脉行股动脉－腘动脉搭桥的通畅率为（　　）

A．＜50%

B．50%～60%

C．＞60%

D．臂静脉不应用于下肢动脉搭桥

第十四篇　腘动脉外膜性囊性病变

59．腘动脉外膜囊性病变的最佳治疗方法是（　　）

A．切除囊性段

B．超声引导下抽吸

C．腔内成形术

D．覆盖支架置入

第十五篇　腘动脉假性动脉瘤及动静脉瘘

60．膝关节镜检查后患者出现腘动脉假性动脉瘤和动静脉瘘。最好的治疗方案是（　　）

A．在假性动脉瘤瘤颈部注射凝血酶

B．腘静脉支架置入（覆膜支架）

C．由于瘘管和假性动脉瘤会自行愈合，无须干预

D．切开修复

第十六篇　腹主动脉瘤腔内修复术

61．使用 Aorfix™ 系统时，预测支架相关并发症的最佳指标是（　　）

A．瘤壁环周3mm血栓

B．主动脉瘤颈钙化

C．主动脉瘤颈直径和瘤腔夹角

D．瘤腔和髂动脉夹角

62．腹主动脉瘤（直径约 7.0cm）患者，主动脉颈相对直，瘤颈长 3～10mm，且伴有明显并发症，计划接受 EVAR。EVAR 的最佳策

略是（　　）

A．预开窗后置入支架

B．Heli-FXEndoAnchors联合EVAR

C．开放修复

D．常规EVAR，不需要额外治疗

63．EVAR 术后 Ⅱ 型内漏患者瘤腔增大的发生率为（　　）

A．<5%

B．6%～8%

C．9%～12%

D．>12%

64．EVAR 术中置入烟囱支架，术后早期 Ⅰ 型内漏发生在（　　）

A．<10%患者发生在第18个月，此类患者全部会自愈

B．10%～20%的患者发生在第18个月，其中>90%的患者会自愈

C．21%～29%的患者发生在第18个月，其中70%的患者会自愈

D．30%的患者发生在第18个月，其中88%的患者会自愈

65．腹主动脉瘤 EVAR 术后股动脉 – 股动脉搭桥的 5 年通畅率为（　　）

A．70%

B．71%～75%

C．75%～80%

D．>80%

66．在接受 EVAR 的患者中，髂动脉分支支架的通畅率为（　　）

A．70%

B．70%～80%

C．80%～90%

D．>90%

67．接受 EVAR 的患者晚期分支支架闭塞的发生

率为（　　）

A．<5%

B．5%～6%

C．7%～8%

D．约10%

第十七篇　破裂腹主动脉瘤腔内修复术

68．对破裂 AAA 进行 EVAR 和开放式修复（开放手术）的 IMPROVEE 试验结果表明，1 年时全因死亡率为（　　）

A．开放式手术为60%，EVAR为50%

B．开放式手术为50%，EVAR为45%

C．开放式手术为45%，EVAR为41%

D．开放式手术为50%，EVAR为60%

69．EVAR 后的患者，Ⅲ 型内漏发生率为（　　）

A．<2%

B．2%～3%

C．4%～5%

D．新一代支架从未发生 Ⅲ 型内漏

70．AAA 破裂的患者体内主动脉支架可（　　）

A．获得急性生存效益

B．获得1年生存效益

C．获得急性和1年生存率效益

D．均不获得急性和1年生存效益

71．对于既往发生 Ⅰ a 型内漏的高危患者，腔内修复破裂的 AAA 时，需要覆盖一条肾动脉。以下最能反映这种情况下的结果是（　　）

A．单个肾动脉覆盖并不会增加永久性透析/30天死亡率的概率

B．单个肾动脉覆盖会增加透析的风险，但不会增加30天的死亡率

C．单个肾动脉覆盖增加了永久性透析/30天死亡率的概率，主要是由于其对永久性透析的影响

D．单个肾动脉覆盖显著增加了住院死亡

率，不应实施

72. 根据欧洲 113 个中心的 4231 例 EVAR 患者的 EUROSTAR 数据，术后 1 年的破裂率为（　　）

　　A．＜2%

　　B．2%～4%

　　C．4%～5%

　　D．＞5%

第十八篇　腹主动脉瘤开放修复术后巨大髂动脉及髂内动脉瘤腔内修复术

73. 患者男性，80 岁，主动脉 - 双侧髂动脉人工血管置换术后 20 年，出现大的髂动脉吻合口动脉瘤。这种情况应（　　）

　　A．无须干预

　　B．通过开放修复

　　C．使用覆膜支架进行腔内治疗

　　D．通过弹簧圈栓塞进行治疗

74. AAA 开腹行主动脉 - 髂动脉移植物手术，术后 15 年发现一大的髂内动脉瘤您可以选择通过以下方式进行腔内治疗（　　）

　　A．对侧股动脉通路并置入髂腿支架

　　B．肱动脉通路和线圈栓塞髂内动脉分支并置入覆膜支架

　　C．同侧股动脉通路和置入覆膜支架覆盖髂内动脉的起点

　　D．同侧股动脉入路，弹簧圈栓塞髂内动脉流出分支和瘤体，并置入覆盖髂内动脉起点的覆膜支架

第十九篇　腹主动脉瘤腔内修复术后髂内动脉瘤腔内修复术

75. 无症状患者也应治疗的髂内动脉瘤是（　　）

　　A．＜2cm

　　B．2～3cm

　　C．3～4cm

　　D．仅在它引起症状时

第二十篇　胸主动脉瘤腔内修复术

76. TEVAR 术后 1 年，Ⅰb 型内漏发生率为（　　）

　　A．＜10%

　　B．10%～15%

　　C．16%～20%

　　D．＞20%

77. 异常的锁骨下动脉瘤，需要进行治疗的是（　　）

　　A．仅当患者有症状（吞咽困难）时

　　B．动脉瘤最大的 AP/横向直径为 2.5～3cm

　　C．直径为 3～4cm

　　D．直径为 4cm 或更大

第二十一篇　腘动脉瘤腔内修复术

78. 腘动脉瘤的血管腔内治疗（　　）

　　A．作为所有患者的一线治疗方法

　　B．仅适用于血栓形成的腘动脉瘤患者

　　C．腘动脉瘤延伸到三分叉处

　　D．主要用于解剖结构合适的老年高危患者

79. 出现腘动脉瘤破裂的患者使用抗凝药物的比例（　　）

　　A．＜10%

　　B．10%～25%

　　C．25%～45%

　　D．约 50% 的患者

第二十二篇　脾动脉瘤腔内修复术

80. 以下哪种情况，应该进行脾动脉瘤的治疗（　　）

　　A．钙化的动脉瘤＜2cm

　　B．仅适用于有症状的患者

　　C．最大瘤径超过 2～2.5cm

　　D．仅给育龄女性患者治疗

第二十三篇　颈动脉支架置入术

81. 二次行 CEA 时,脑神经麻痹的发生率为（　）
    A. <1%
    B. 1%～2.5%
    C. 2.5%～4%
    D. >4%

82. 与 CEA 相比，放射性颈动脉狭窄的结果是（　）
    A. 暂时性脑神经麻痹的发生率较高
    B. 降低 CAS 术后晚期神经功能缺损的发生率
    C. 降低颈动脉再狭窄的发生率
    D. 晚期神经功能缺损和颈动脉再狭窄的发生率较高

83. CREST 试验结果表明，长期看（　）
    A. CEA 在术后心肌梗死、脑卒中和死亡方面均有更好的预后
    B. CAS 在术后心肌梗死、脑卒中和死亡方面提供了更好的预后
    C. CAS 和 CEA 在术后心肌梗死、脑卒中和死亡方面无差异
    D. 与颈动脉支架相比，CEA 心肌梗死发生率较低

84. CREST 试验结果显示，2 年后颈动脉再狭窄的发生率为（　）
    A. CAS 组的较高
    B. CEA 组的较高
    C. CEA 后颈动脉再狭窄极为罕见
    D. 发病率相似

85. CAS 计划用于放射引起的重度颈动脉狭窄和症状性黑懵患者。由于主动脉弓解剖困难，血管鞘不能进入 CCA，最好的选择是（　）
    A. 经肱动脉入路
    B. CEA

C. 经颈动脉血供重建术（TCAR）
D. 经桡动脉入路

第二十四篇　髂动脉支架置入术

86. 对于右髂总动脉开口闭塞且左髂总动脉支架延伸至主动脉的高危患者中，采用股动脉逆行入路失败后，下一步血供重建术的最佳选择是（　）
    A. 主动脉-股动脉支架置入
    B. 左股动脉入路支架置入
    C. 左肱动脉入路
    D. 双侧股动脉-股动脉支架置入

87. 与开放的腹主动脉-股动脉人工血管置换术相比，髂动脉支架置入术治疗 TASC-C 级和 D 级病变时（　）
    A. 更好的一期通畅率
    B. 住院时间较长
    C. 一期通畅率相等
    D. 一期通畅率较差，但二期通畅率相当

88. 与金属裸支架相比，支架置入治疗髂动脉闭塞性疾病更可取的是（　）
    A. 开口完全闭塞患者
    B. 对于有大量血栓的患者
    C. 严重钙化的偏心斑块患者，减少破裂的发生率
    D. 支架置入不需要治疗对侧常见髂总动脉的对吻球囊支架

89. 术后 1 年症状性髂动脉支架内再狭窄发生率为（　）
    A. 5%
    B. 10%
    C. 15%
    D. 20%

90. 钙化 TASCD 病变置入髂动脉支架时，出现对

比剂外渗伴低血压。最佳的治疗方法是（　）

A．开放手术

B．延长气球扩张时间

C．放置覆膜支架

D．使用肝素拮抗药，因为大多数穿孔会自行愈合

第二十五篇　主动脉－髂动脉支架置入术

91．患者女性，75 岁，伴有间歇性跛行症状，出现局限性的肾下 AAA 近乎闭塞，应通过以下方法处理（　）

A．主动脉–股动脉血管置换术

B．主髂动脉腔内支架

C．覆膜支架

D．金属裸支架

92．患者女性，60 岁，有多种合并症，远端腹主动脉近乎闭塞，斑块延伸至髂总动脉，应采用（　）

A．主动脉–双侧股动脉血管置换

B．主动脉–髂动脉内膜切除术

C．主动脉支架

D．双侧对吻支架延伸至远端腹主动脉

第二十六篇　腹股沟韧带以下动脉疾病的腔内治疗

93．患有糖尿病、腘动脉疾病、膝下动脉疾病和多种疾病的患者，足跟溃疡应采用（　）治疗

A．腘动脉内膜切除术

B．远端SFA至胫骨旁路搭桥术

C．腘动脉血管成形术/Supera支架置入术

D．局部伤口护理

94．患者在股动脉－胫后动脉旁路搭桥（自体静脉）术后 6 个月，远端吻合口附近出现严重局灶性狭窄。治疗应该是（　）

A．用静脉补片开放修复

B．经皮血管成形术

C．医疗管理的双相评估

D．静脉旁路搭桥术

第二十七篇　肠系膜缺血性疾病的腔内治疗

95．SMA 狭窄和 IMA 闭塞的患者发生小肠缺血性坏疽。最好的处理方法是（　）

A．仅行肠切除手术

B．仅行SMA血管成形术和支架置入术

C．联合采用SMA支架置入术和肠切除术

D．肠切除术并二次观察手术，无须SMA支架置入术

96．SMA 支架内再狭窄的最佳治疗方法是（　）

A．搭桥手术

B．SMA内膜切除术

C．支架血管成形术

D．对SMA的进行溶栓

97．患者女性，57 岁，肾下主动脉闭塞，出现腹痛，白细胞升高，乳酸含量升高，随着水和电解质失衡的纠正改善。下一步最好的选择是（　）

A．腹主动脉和髂动脉CTA评估内脏动脉闭塞

B．剖腹手术和肠切除手术

C．剖腹手术并闭合腹部，24h后进行第二次探查

D．经腰部的主动脉造影

第二十八篇　肾动脉支架置入术

98．CORAL 试验结果显示，肾动脉血管成形术 / 支架置入术治疗动脉粥样硬化性的肾动脉狭窄（　）

A．优于肾血管性高血压的医疗管理

B．不如肾血管性高血压的药物治疗

C．相当于肾血管性高血压的医学管理

D. 在保存肾功能方面明显优越

第二十九篇　锁骨下动脉支架置入术

99. 症状性锁骨下动脉闭塞的患者，锁骨下动脉支架置入术应通过（　）进行
 A. 股动脉入路
 B. 左腋动脉入路
 C. 左肱动脉入路
 D. 右肱动脉、左股动脉联合入路

第三十篇　后天获得性动静脉瘘

100. 来自腋动脉分支的后天性动静脉瘘的最佳治疗方法是（　）
 A. 硬化治疗
 B. 覆膜支架，不覆盖腋动脉供血分支
 C. 手术切除
 D. 经肱动脉、基底静脉和头静脉进行微导管栓塞

自测习题答案

1～5	CDDBD	6～10	BAAAD	11～15	CCABB
16～20	CDABC	21～25	CCCAB	26～30	BBACC
31～35	DBCDC	36～40	DADAB	41～45	DDDDA
46～50	DDDCA	51～55	ADBDB	56～60	BABAD
61～65	CABDD	66～70	DBCBD	71～75	CCCDC
76～80	BDDDC	81～85	DDCDC	86～90	CDCBC
91～95	CDCBC	96～100	CACCD